国家卫生和计划生育委员会"十三五"规划教材
全国高等学校教材

供生物医学工程专业（临床工程方向）用

临床工程管理概论

主　编　高关心
副主编　许　锋　蒋红兵　陈宏文

编　者（以姓氏笔画为序）

王洪福　滨州医学院附属医院
尹　军　第三军医大学大坪医院
乔灵爱　上海健康医学院
全海英　首都医科大学
许　锋　北京大学第三医院
李忠贤　内蒙古医科大学
张叙天　华中科技大学同济医学院附属协和医院

张晓斌　安徽医科大学第一附属医院
陈宏文　南方医科大学南方医院
林　强　福建省立医院
郑蕴欣　上海市第六人民医院
高关心　内蒙古自治区人民医院
蒋红兵　南京医科大学附属南京医院
储晓阳　广西医科大学第二附属医院

学术秘书　李德鹏　内蒙古自治区人民医院

人民卫生出版社

图书在版编目（CIP）数据

临床工程管理概论 / 高关心主编. —北京：人民卫生出版社，
2017

全国高等学校生物医学工程专业（临床工程方向）第一轮规划
教材

ISBN 978-7-117-24573-9

Ⅰ. ①临…　Ⅱ. ①高…　Ⅲ. ①临床工程学－高等学校－教
材　Ⅳ. ①R4

中国版本图书馆 CIP 数据核字（2017）第 131328 号

| 人卫智网 | www.ipmph.com | 医学教育、学术、考试、健康，购书智慧智能综合服务平台 |
| 人卫官网 | www.pmph.com | 人卫官方资讯发布平台 |

临床工程管理概论

主　　编：高关心
出版发行：人民卫生出版社（中继线 010-59780011）
地　　址：北京市朝阳区潘家园南里 19 号
邮　　编：100021
E - mail：pmph @ pmph.com
购书热线：010-59787592　010-59787584　010-65264830
印　　刷：北京人卫印刷厂
经　　销：新华书店
开　　本：850×1168　1/16　　印张：15
字　　数：328 千字
版　　次：2017 年 7 月第 1 版　2017 年 7 月第 1 版第 1 次印刷
标准书号：ISBN 978-7-117-24573-9/R · 24574
定　　价：39.00 元
打击盗版举报电话：010-59787491　E-mail：WQ @ pmph.com
（凡属印装质量问题请与本社市场营销中心联系退换）

全国高等学校生物医学工程专业（临床工程方向）

第一轮规划教材编写说明

生物医学工程专业自 20 世纪七八十年代开始创办，经过四十多年的不断发展与努力，逐渐形成了自己的专业特色与人才培养目标。生物医学工程是工程技术向生命科学渗透形成的交叉学科，尤其是临床工程方向亚学科的逐渐形成，使其与医疗卫生事业现代化水平和全民健康与生活质量的提高密切相关。它的理论和技术可直接用于医学各个学科，为医学诊断、治疗和科研提供先进的技术和检测手段，是加速医学现代化的前沿科学。生物医学工程已成为现代医学发展的重要支柱。我国现阶段的临床工程教育是生物医学工程教育的重要组成部分，并在教学与工作实践中逐步形成了中国临床工程教育的特点。现代临床工程教育强调"紧密结合临床"的教育理念，临床工程教材的建设与发展始终坚持和围绕这一理念。

2016 年 5 月 30 日，在全国科技创新大会上习近平总书记指出，我国很多重要专利药物市场绝大多数为国外公司占据，高端医疗装备主要依赖进口，成为看病贵的主要原因之一。先进医疗设备研发体现了多学科交叉融合与系统集成。

2014 年 8 月 16 日，国家卫生计生委、工业和信息化部联合召开推进国产医疗设备发展应用会议。会上国家卫生计生委李斌主任指出，推动国产医疗设备发展应用，是深化医药卫生体制改革，降低医疗成本的迫切要求，是促进健康服务业发展，支持医药实体经济的有力举措，也是实施创新驱动战略，实现产业跨越式发展的内在需求。并强调，国家卫生计生委要始终把推广应用国产设备、降低医疗成本作为重点工作来抓紧抓实。要加强研发与使用需求的对接，搭建产学研医深度协作的高起点平台，探索建立高水平医疗机构参与国产医疗设备研发、创新和应用机制。工业和信息化部苗圩部长指出，进一步推进国产医疗设备产业转型升级；发展医疗服务新模式；引导激励医疗卫生机构使用国产创新产品，解决不好用和不愿用的问题，提升国产医疗设备的市场比重和配套水平。努力改变产学研医脱节的情况。

综上所述，我国生物医学工程专业尤其是临床工程教育亟待规范与发展，为此 2016 年初，人民卫生出版社和中华医学会医学工程学分会共同组织召开了教材编写论证会议，将首次以专业规划教材建设为抓手和契机，推动本学科子专业的建设。会上，在充分调研论证的基础上，成立了第一届教材评审委员会，并决定启动首轮全国高等学校生物医学工程专业（临床工程方向）国家卫生和计划生育委员会"十三五"规划教材，同时确定了第一轮规划教材及配套教材的编写品种。

本套教材在坚持教材编写"三基、五性、三特定"的原则下紧密结合专业培养目标、高等医学教育教学改革的需要，借鉴国内外医学教育的经验和成果，努力实现将每一部教材打造成精品的追求，以达到为专业人才的培养贡献力量的目的。

本套教材的编写特点如下：

1. **明确培养目标**　生物医学工程专业（临床工程方向）以临床工程为专业特色，培养具备生命科学、电子技术、计算机技术及信息科学有关的基础理论知识以及医学与工程技术相结合的科学研究能力，能在医疗器械、医疗卫生等相关企事业单位从事研究、开发、教学、管理工作，培养具备较强的知识更新能力和创新能力的复合型高级专业人才。本套教材的编撰紧紧围绕培养目标，力图在各部教材中得以体现。

2. **促进医工协同**　医工协同是医学发展的动力，工程科学永恒的主题。本套教材创新性地引入临床视角，将医疗器械不单单看作一个产品，而是延伸到其临床有效性、安全性及合理使用，将临床视角作为临床工程的一个重要路径来审视医疗器械，从而希望进一步促进医工协同的发展。

3. **多学科的团队**　生物医学工程是多学科融合渗透形成的交叉学科，临床工程继承了这一特点。本套教材的编者来自医疗机构、研究机构、教学单位和企业技术专家，集聚了多个领域的知识和人才。本套教材试图运用多学科的理论和方法，从多学科角度阐述临床工程的理论、方法和实践工作。

4. **多元配套形式**　为了适应数字化和立体化教学的实际需求，本套规划教材全部配备大量的融合教材数字资源，还同步启动编写了与理论教材配套的《学习指导与习题集》，形成共 10 部 20 种教材及配套教材的完整体系，以更多样化的表现形式，帮助教师和学生更好地学习本专业知识。

本套规划教材将于 2017 年 7 月陆续出版发行。希望全国广大院校在使用过程中，能够多提供宝贵意见，反馈使用信息，为下一轮教材的修订工作建言献策。

全国高等学校生物医学工程专业（临床工程方向）

第一轮教材评审委员会

名誉主任委员 彭明辰（国家卫生计生委医院管理研究所）

主 任 委 员 高关心（内蒙古自治区人民医院）

副主任委员 张　强（华中科技大学同济医学院附属协和医院）
　　　　　　李　斌（上海交通大学附属第六人民医院）
　　　　　　刘志成（首都医科大学）
　　　　　　金　东（《中国医疗设备》杂志社）

委　　　员 王　新（新疆医科大学附属肿瘤医院）
（以姓氏笔画为序） 王　溪（四川大学华西第二医院）
　　　　　　付海鸿（北京协和医学院）
　　　　　　冯靖祎（浙江大学附属第一医院）
　　　　　　刘胜林（华中科技大学同济医学院附属协和医院）
　　　　　　何文胜（安徽医科大学第一附属医院）
　　　　　　张　旭（首都医科大学）
　　　　　　张　锦（山西大医院）
　　　　　　郑　焜（浙江大学医学院附属儿童医院）
　　　　　　蒋红兵（南京医科大学附属南京医院）
　　　　　　曾明平（武汉大学中南医院）
　　　　　　蔡　葵（北京医院）
　　　　　　魏建新（石河子大学医学院第一附属医院）

秘 书 长 夏慧琳（内蒙古自治区人民医院）
　　　　　　邬　洁（人民卫生出版社）

秘　　　书 沈　翀（《中国医疗设备》杂志社）
　　　　　　崔曼曼（人民卫生出版社）

全国高等学校生物医学工程专业（临床工程方向）

第一轮教材目录

理论教材目录

序号	书名	主编		副主编			
1	临床工程管理概论	高关心		许 锋	蒋红兵	陈宏文	
2	医疗设备原理与临床应用	王 成	钱 英	刘景鑫	冯靖祎	胡兆燕	
3	医用材料概论	胡盛寿		奚廷斐	孔德领	王 琳	欧阳晨曦
4	医疗器械技术评价	曹德森		陈真诚	徐金升	孙 欣	
5	数字医学概论	张绍祥	刘 军	王黎明	钱 庆	方驰华	
6	医疗设备维护概论	王 新		郑 焜	王 溪	钱国华	袁丹江
7	医疗设备质量检测与校准	杨昭鹏		何文胜	刘文丽	刘 刚	郭永新
8	临床工程技术评估与评价	夏慧琳	赵国光	刘胜林	黄 进	李春霞	杨 海
9	医疗器械技术前沿	李 斌	张 锦	金 东	蔡 葵	付海鸿	肖 灵
10	临床工程科研导论	张 强		李迎新	张 旭	魏建新	

学习指导与习题集目录

序号	书名	主编	
1	临床工程管理概论学习指导与习题集	乔灵爱	
2	医疗设备原理与临床应用学习指导与习题集	刘景鑫	
3	医用材料概论学习指导与习题集	欧阳晨曦	
4	医疗器械技术评价学习指导与习题集	陈真诚	
5	数字医学概论学习指导与习题集	钱 庆	
6	医疗设备维护概论学习指导与习题集	王 新	
7	医疗设备质量检测与校准学习指导与习题集	何文胜	
8	临床工程技术评估与评价学习指导与习题集	刘胜林	
9	医疗器械技术前沿学习指导与习题集	张 锦	李 斌
10	临床工程科研导论学习指导与习题集	郑 敏	

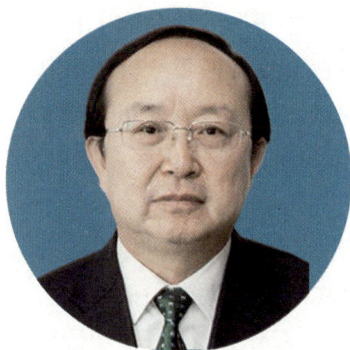

高关心

正高级工程师，硕士研究生导师，二级教授，享受国务院特殊津贴专家，草原英才，现任内蒙古自治区人民医院副院长，中华医学会医学工程学分会主任委员，中国医师协会临床工程师分会副会长，内蒙古医学会副会长，国家卫生计生委医院管理研究所临床工程研究基地首席专家，兼任《中国医疗设备》等3本国家级核心期刊主任编委和常务编委。

从1982年至今，一直从事医学工程相关医、教、研工作。作为学科带头人，2004年，率领部门率先通过了ISO 9000国际质量管理体系认证，创立了国内唯一省级医学工程重点学科，同时被中华医学会评为全国卫生系统医学工程重点学科；与北京航空航天大学建立硕士办学点和科研基地；与内蒙古医科大学联合主办生物医学工程本科专业，填补了自治区高等院校生物医学工程教育空白；在系统阐明了临床工程理论知识体系的基础上，积极呼吁要从学科确立、人员职业资格和部门核心功能实现全国行业统一，为进一步推动学科发展和建设凝聚共识和智慧。近五年，先后主持国家及省部级科研年项目6项，在 Urology 及《中国数字医学》等国内外期刊发表文章四十余篇，主编学术著作、译著、教材7部，获内蒙古自治区政府和医学会科技进步奖3项。

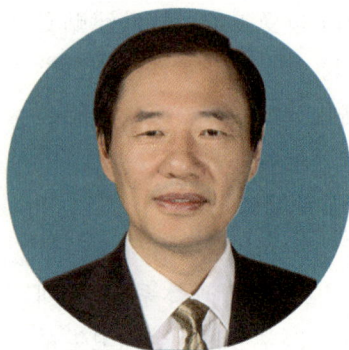

许锋

研究员，北京大学第三医院医学工程处处长。中华医学会生物工程分会委员、中国医学装备协会理事、中国医学装备协会技术保障分会副主任委员、北京市大型医疗装备评估委员会专家、北京市医疗器械使用安全专家委员会秘书长、《中国医疗设备》杂志社北京分社主编、《中国医学装备》杂志编委。

参与国家卫生计生委及北京市卫生局多个政府文件法规编制；参编著作2部。承担国家卫生标委会高频电刀、多参数监护仪质量控制标准制定，国家卫生计生委固定资产行业编码、北京市医管局医疗设备编码、中国医学装备协会器械及耗材编码研究等多项行业标准研究项目。获中国经济学会"优秀奖"、中国医师协会科技"创新奖"、北京医院协会"优秀医院管理科研成果"等多个奖项。

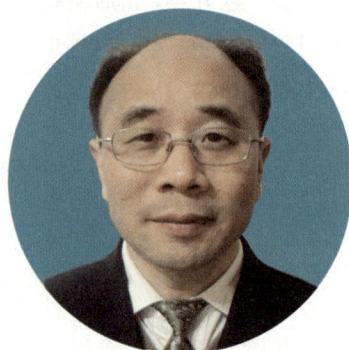

蒋红兵

研究员级高级工程师，硕士生导师，南京医科大学附属南京医院医疗设备处处长、临床医学工程教研室主任，中华医学会医学工程学分会委员、中国医师协会临床工程师分会常委、江苏省医学会临床医学工程分会候任主委。

承担东南大学、南京医科大学等校生物医学工程专业本、硕士生教学工作，主持和承担十余项局级以上科研课题，获省、市科技进步奖4项，国家发明和实用新型专利4项，参编教材、专著8部，发表期刊论文一百余篇，举办国家级继续教育项目十余项。获中华医学工程十大杰出青年、中华优秀临床医学工程师、全国医学装备管理先进个人、江苏省优秀医院管理工作者、南京市中青年行业技术学科带头人、南京市卫生青年人才培养工程第一层次人员等称号。

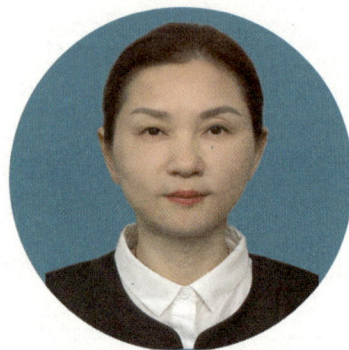

陈宏文

教授级高级工程师，南方医科大学南方医院设备器材科主任。兼任中国研究型医院学会临床工程专业委员会副主任委员、广东省医学装备学会医学装备质量控制专业委员会主委、广东省医学装备学会副理事长、广东省医学会医学工程学分会副主委、广东省高级职称评审专家和广东省医疗器械评审专家。

研究领域为医院医疗设备全生命周期管理和医疗设备质量控制管理工作。主持省市级课题十余项；发表中英文学术论文四十余篇，主编著作2本；获得军队、广东省科技成果3项和国家实用新型专利1项；率领的团队获2015年首届"十佳优秀临床工程师团队"称号。

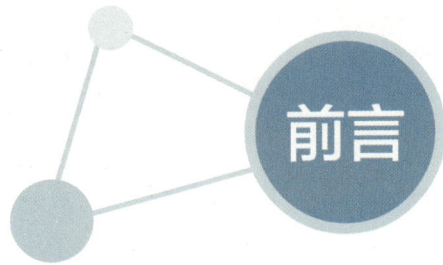

临床工程作为生物医学工程的二级学科，在医院的实践工作中得以确立、发展和升华。如果说生物医学工程的核心目标是医疗器械的研发，那么临床工程的核心目标就是对使用过程中医疗器械的技术管理。

医疗器械是临床工程的研究对象，在其产、学、研、用的生命周期中，"用"不仅是考量医疗器械产品设计思路、制造工艺的重要阶段；也是新兴医疗技术得以实践的必要途径，更是医疗器械研发与创新的思路源泉。

"临床工程"专业在医院中的作用日益凸显。患者因之有更多的质量与安全保障，医务人员因之有了更好的支持与依托，医院因之有了可信赖的技术与手段。临床工程师作为一个职业，已成为卫生技术序列的重要组成部分。尤其在现今，国际化过程中，世界卫生组织、国际知名医工学术组织、欧美发达地区医疗机构的先进理念、经验与实践使临床工程更关注质量与安全、合理使用、评估与评价等医疗切身问题，为"工程技术"贴近临床、服务临床提供了更多的依据。

《临床工程管理概论》在国内第一次以教材的形式，将临床工程在医院的工作加以概括和凝练，提炼到教材的高度。第一章概述了临床工程"是什么"与"做什么"，第二至七章介绍了临床工程的七大核心任务，第八至十章讲述了临床工程的教育、信息与创新相关领域的内容。

本教材是全国高等学校"十三五"规划生物医学工程专业临床工程方向教材之一，适用于生物医学工程专业、医学专业、影像学专业，特别是临床工程培养方向的学生学习，也适合在职临床工程人员和医务人员学习与作为应用指导。

本教材以一个全新的视角总结和描述临床工程，编者来自医疗机构、教学单位，集聚了多个专业的人才。众多单位和个人为本教材的完成提供了积极的帮助和支持，我们在此深深感谢。特别是国家卫生计生委医院管理研究所彭明辰教授对教材的设计与规划给予了重要的指导。中华医学会医学工程学分会的张强教授、李斌教授给予了大力支持。内蒙古自治区人民医院的夏慧琳老师，以及医学工程处的裴智军、朱永丽、杨涛在章节内容编撰和全书文稿汇总中付出了辛勤的劳动，北京大学第三医院的刘晓华、薛昕昀，上海健康医学院的刘洋，第三军医大学大坪医院医学工程科的颜乐先、刘相花、彭润为教材的编写也做出了贡献，在此一并致谢。

临床工程是一个年轻的领域，教材的编写也是初次尝试与探索。由于理论水平和实践经验有限，书中错误及不成熟之处在所难免，诚恳希望国内外读者、学者、同道不吝指正，以便再版时修订。

高关心

2017 年 3 月

目录

第十章　临床工程与医疗器械创新

第一章

临床工程概述

临床工程(clinical engineering, CE)发展始于20世纪60年代，是医疗器械的技术更新和在临床应用中不断发展的必然产物。临床工程的发展和进步已经影响到医学的方方面面，与医学科学息息相关、相互交融，重要性和必要性日益凸显。本章从临床工程、生物医学工程、临床工程师的基本概念及相互关系、作用和价值等基本内涵入手，介绍临床工程的发展历程、主要职能与研究范畴等，并就如何学好临床工程管理概论进行概述。

第一节 临床工程基本内涵

一、临床工程与生物医学工程

临床工程是生物医学工程学科的二级学科，学科代码4166020。临床工程是生物医学工程的一个重要分支，是生物医学工程技术在医院这个特定环境中的应用。临床工程采用医学与工程结合的方法，研究解决医院与医疗设备、医用耗材、医用器具、应用软件和体外试剂等相关的技术管理与技术支持问题。临床工程是与临床医学共同开展应用研究的交叉学科，因此，又称为临床医学工程或医学工程。

临床工程的发展对促进医疗技术水平的提高、加快医院的现代化建设和科学管理起着至关重要的作用。

生物医学工程（biomedical engineering，BME）是综合生物学、医学和工程学的理论与方法而发展起来的新兴学科。

作为正在蓬勃发展的多学科交融的学科，生物医学工程运用现代自然科学和工程技术的原理与方法，在多个层次上研究生物体特别是人体的结构、功能及其他生命现象，研究用于防病、治病、人体功能辅助及卫生保健的人工材料、制品、装置与相关系统。生物医学工程在生物医学研究、知识创新与转化和卫生保健等多个层面扮演着多重重要角色，对提高医学水平，促进医学科学的现代化发展发挥着关键的作用。

临床工程是生物医学工程学的重要组成部分，它与生物医学工程学的各组成部分相互关联、相互影响和相互促进。

生物医学工程学科的目标是将工程学的理论和技术与医学和生物学相结合，推进卫生保健治疗，包括诊断、监测和治疗，解决医学中的有关问题。临床工程的目标是保障医疗质量的安全、效率和效益，它以临床中使用的医疗器械产品为研究对象，以患者安全为核心，强调临床认识视角，通过医疗过程中各阶段的同步技术保障，推动卫生事业的进步，有其自身的研究实践特点。简言之，生物医学工程核心目标是医疗器械的研发，临床工程的核心目标是对应用过程中医疗器械的技术管理。

二、临床工程师

临床工程师（clinical engineer，CE）一词最早出现于 20 世纪 70 年代初期，由时任美国医疗仪器促进协会（Association of Advancement of Medical Instrumentation，AAMI）主席的 Cesar Caceres 医师提出，他在当时就已经认识到传统的生物医学工程师（biomedical engineer，BME）一词与其专业能力已经无法完整有效地描述及涵盖医院环境中所需的工程专业内涵。生物医学工程师的典型工作环境是在工业界、学术界与行政管理部门；相对地，在医疗院所的环境中反而更需要临床工程师所提供的专业判断与经验支持。从用词的历史变化中可以发现，对于医疗服务单位与专业人员的需求考虑而言，一开始就已经认识到其所需要的工程知识与能力的支持与传统的临床工程所能提供的内涵有所不同。

临床工程的界定与描述，从工作场所和处理问题的对象与临床有关予以概念化。发展至今，已有多个专业权威国际学术组织对其给出过相应定义：美国临床工程协会（American College of Clinical Engineering，ACCE）对于临床工程师所下的定义为"将工程与管理技能用于健康照护技术，以支持并增进病患照护之专业人员"；国际证照委员会（International Certification Commission，ICC）对临床工程师的定义为"将工程原理应用于病患环境中管理医疗系统及器材，专业聚焦于病患与器材界面的工程师"；AAMI 将临床工程师定义为"对于医疗院所具有一定程度的教育水平、经验及才能，使其能够负责、有效且安全地管理与接合医疗器械、仪器及系统与病患照护时设备使用者之专业人员"。

综合来自不同组织的个别定义，临床工程人员就是应用医学、工程及管理知识与技术，对患者在医疗服务中涉及的生物医学工程产品（如医疗设备、医用器具、医用耗材及应用软件等）相关事务予以支持和促进的复合型专业人员。

三、临床工程在医疗机构中的作用与地位

现代化的医疗服务在疾病的预防、诊断、治疗及护理上对于工程技术及其所延伸的医疗器械产品的依赖日渐加重，医疗器械及技术的发展拓展了疾病诊治的深度与广度，通过临床工程技术获取的各种信息资源，不仅是临床诊治的重要依据，同时也是临床医学创新与发展的重要源泉。医疗质量、医疗安全、效率和效益问题已成为医疗服务领域普遍关心和探索的共同课题，专一的临床部门受限于本领域的知识范畴而束手无策，而临床工程则针对上述问题提供解决方案，临床工程部门与学科已成为现代医院不可或缺的医疗技术管理部门和学科分支，在医院医疗、教学、科研等方面发挥着至关重要的积极作用。

现代化医院的临床工程，是医院医疗工作的重要组成部分，是医院现代化水平的重要标志，是医院医疗质量保证的重要前提，是医院医疗技术手段的重要内容。

四、学习临床工程学的意义

临床工程学是在总结我国医院临床工程管理的历史经验基础上，借鉴国外临床工程管理的先进理论和方法，在探讨研究适应我国医疗卫生事业和医学科学技术发展需要的临床工程管理全过程中发展起来的科学。

临床工程学包括临床工程管理的基本概念、基本理论、基本知识、基本技能及相关政策法规。涵盖赋予临床工程学内涵的医疗器械的宏观管理、购置周期管理、技术管理、应用管理、质量管理、经济管理与信息管理，即医疗器械整个生命全过程的动态管理问题。

我国临床工程师的培养源于生物医学工程专业。因此，即将成为未来临床工程师的生物医学工程（临床工程方向）专业学生是医院现代化的保证。临床工程师的主要任务是，确保临床医疗设备的安全性和可靠性，并将临床工程的研究成果更好地应用于临床医疗，解决医院现代化中技术、设备和经济管理等问题。临床工程人员是现代化医院正常运转的保证，通过临床工程人员的工作，使生物医学工程研究所产生的新设备、新技术、新方法和新材料更好地服务于临床，并使医院现有医疗资源得到充分、合理和高效的利用。

现代化的医院需要具有掌握现代技术和现代化管理的一流人才。生物医学工程（临床工程方向）专业本科学生要成为合格的临床工程工作者，必须具备从事本职的专业知识、技能，同时，需要了解医疗卫生改革与发展的总体目标和近期计划，了解医疗、科研、教学等工作的基本情况，了解医学相关学科的知识技能、工作目的和需求，了解国家医药卫生体制改革与发展的基本情况，熟悉并能自觉贯彻执行党和国家相关的方针、政策、法律与法规。了解现代医学科学技术、医疗器械的现状和发展趋势，以及国内外市场信息。

生物医学工程专业学生通过学习临床工程学，能够比较准确地描述我国临床工程的现状和问题，能够正确把握临床工程的发展方向和趋势，理清临床工程的内涵、职能和定位。

开设相应的课程，培养该领域的专门人才，不仅有利于生物医学工程专业学生未来的职业发展，而且有利于促进我国生物医学工程事业的发展。

第二节 临床工程发展历程

我国临床工程发展始于 20 世纪 70 年代中期。随着大量先进的医疗技术和现代医疗设备引进国内医院，如何正确使用仪器，确保其安全性和可靠性，提高仪器设备的完好率、利用率及效能等成为医院发展关注的重要问题。至此，各医院根据工作需要自发成立了临床工程相关部门。现在，各医院临床工程部门的技术力量，在医院所处地位以及发挥的作用也存在一定的差异。

中国临床工程四十多年的发展历程，大致分为四个阶段：从早期的设备维修到医疗器械使用质量阶段；从简单的采购供应到风险管理阶段；从面对少量的医疗仪器设备到面向日益复杂、高端精密、数字化的医疗设备及医疗系统，包括与医院信息系统集成的多元化融合发展阶段；从以设备为焦点的后勤保障转变为以患者为核心的医疗技术管理和服务阶段。

一、维修和采供阶段

我国临床工程在最初近 20 年的发展过程中，部门的主要工作职责是维修和采供。由于没有国外经验可借鉴，部门的职能多是从医院需求最迫切的工作做起，管理内容多为事务性。20 世纪七八十年代，第一批医院的工程技术人员受到了制造商良好的技术培训，也因当时医疗设备精密性、复杂性程度不高，维修工作在医院的技术保障中发挥了非常重要的作用。由于当时的医疗设备和医用耗材品种相对单一，政府招标采购还未实施，采购供应工作也比较简单，一般都是院内自行采购，医疗器械的管理模式主要为资产管理。

二、使用质量和风险管理阶段

20 世纪 90 年代后期，随着国外临床工程部门质量控制和预防性维护理念被引入国内，从影像设备到急救与生命支持设备，医疗设备质量检测与质量控制成为临床工程部门新的工作方向，国内临床工程发达地区开始尝试以预防性维护为主的医疗设备质控方案。国家将医疗器械购置并入政府采购范畴，医疗器械的管理扩展为全生命周期的设备管理模式。

全球医疗器械法规协调组织（Global Harmonization Task Force，GHTF）的成立，以及国际社会对于医疗器械不良事件的关注，将安全风险管理带入国内临床工程界。与此同时，我国医疗器械总体监管水平得到很大程度的提高，相应的法规体系开始建立。政府对医疗器械使用安全的管理规范和管理办法相继出台，临床工程部门的职能也逐步扩展为医疗风险管理，提高医疗质量，保障病人安全。

从 2008 年开始，我国开始正式实施医疗器械不良事件上报与召回制度，对上市后医疗器械风险监测程序、再评价方法和制度控制做了具体的规定，为贯彻执行医疗器械全寿命周期的风险管理、保障医疗器械的安全有效提供了法律依据，国内多数大中型医院都已经开展了相关工作。

三、多元化融合发展阶段

随着 IT 和通信技术的高速发展，医疗技术发展变革的趋势从独立向综合、从经验向精准、从模拟向数字、从离散向集成发展。

临床工程从面向少数的医疗仪器设备到面向精密、数字化的高端医疗设备以及医疗设备系统，包括与医院信息系统集成的多元化融合发展。主要体现在以下方面：

（一）数字化技术与相关医疗设备的应用

医疗技术与临床工程、信息技术共同应用推动电生理信号的可视可存。二维医学影像的数字化与四维影像信息的动态虚拟，加速了临床工程与信息技术的融合。

（二）医疗设备网络化和智能化

数字化医疗设备的普及、标准网络接口成为设备标配，海量信息数据的产生与存储，医疗物联网技术广泛的应用，实现了设备联网与在线运行、监控，数据挖掘等应用于设备评价，发现各因素间潜在的相关性。

（三）移动式设备在医疗中大量应用

多元异构的移动便携生理参数采集设备，实现了信息汇集、数据交互、联网监控，为临床诊疗提供及时、长期、综合、准确的决策依据。

（四）医疗技术与医学服务模式创新

新形式的医学服务模式实现了远程健康监护、远程急救监护、远程诊疗指导、疾病监测预警、健康状态传输。

以上各种新技术和新模式的广泛应用，推动了临床工程和信息技术的技术整合、管理整合和学科整合的多元化发展。

四、医疗技术管理与服务阶段

近年来，国际医学界对临床工程的认识又有了新的进步和发展。世界卫生组织提出，卫生技术对于运转良好的卫生系统是必不可少的，医疗器械在疾病的预防、诊断、治疗以及患者康复中是尤其重要的。医疗器械在医院不仅作为一种物质基础，更是医疗技术的重要组成部分。临床工程部门的职能也在逐步向技术管理和技术服务转型。一些新型职能，如技术评估、采购论证、合理使用、技术培训、医院物流管理、效能分析、性能监测和效果评价等与临床结合紧密的职能逐渐开始尝试。

第三节 临床工程主要职能

临床工程部门的主要任务是对医疗器械进行科学有效的技术管理，以确保临床使用的医疗器械具有可用性、安全性和可靠性。尽管不同医院在管理结构、规模和程度上差别很大，但临床工程管理的基本结构大致相同。医疗机构的临床工程部门核心功能分为：技术管理（technology management）、质量保证（quality assurance）、风险管理（risk management）、技术评估（technology assessment）、教育训练与研究发展（training and R&D）以及法规与标准的遵循（compliance with regulations and standards）六个方面。

一、技术管理

技术管理主要基于维持医院例行医疗活动中所需医疗器械的可用性（availability）为目的，临床工程部门的主要工作内容包括医疗设备的购置、验收维修与保养等设备维持功能与效能的例行工作。

二、质量保证

质量保证主要通过一系列质量管理工作的落实，以确保临床工程部门的服务及产品质量的一致性，并延伸医疗器械产品从厂商设计制造到销售的质量保证，衔接到医疗器械产品在院内的使用或维修也具有相同或相当的质量水准。

医疗设备质量保证包括医疗设备质量控制和使用安全控制，因此，必须是以医疗设备计量检测为基础，以人员规范操作为保证的全面质量控制，包括医疗设备计量、用前完好性检查、维修保养、操作培训等多方面的内容。

三、风险管理

随着生物医学工程的迅速发展，新技术、新设备不断涌现，这些技术和设备，一方面帮助人类战胜疾病赢得健康，另一方面又不同程度地存在对人体的损害，随之带来临床使用的风险与安全性等问题。在医院中，风险的定义是由于医疗技术的应用而造成对患者或医护人员伤害的可能性。

风险管理注重于适当的风险分析、评估与控制等管理技术、管理方法，落实在医院内部与医疗器械使用的安全议题的主动性管理，以及对特殊安全事件的处理中。风险管理包括风险分析、风险评估和风险控制多个方面，风险管理理论是临床工程学科的基础理论之一。

四、技术评估

技术评估设定在医院管理层以及中长期技术规划的层次，设定在对于医疗所需的技术与产品部署的评估与规划的层次。最常见为准入评估、需求评估和临床效果评价。技术评估超越了单一设备或单一部门对于当下采购医疗设备产品的价格或当下技术水平的评价工作，进行全院超越各部门广度及时间纵深的技术布局考量。

五、教育培训与研究发展

提供教育培训是对所有医疗设备操作人员进行临床工程相关知识教育及普及，常规医疗器械的原理讲座，同时也可对不同类型医疗设备进行专题培训，使其对专业设备的使用范围、运行环境、使用特点、注意事项及日常保养等达到一定水平，从而有效地防止人为因素所造成的故障和不必要的损失，以提高医疗设备的使用率和完好率。

教育培训与研究发展的工作在临床工程部门的业务范围内属于较为特殊的部分，常见于大型医院、医学中心或教学医院。教育培训与研究在探索临床工程教育的基础理论和基础方法，以及对新医疗技术与新医疗器械临床试验的推动中发挥着重要作用。

六、法规与标准的遵循

医疗器械相关管理法律法规,旨在保证医疗器械的安全、有效,保障人体健康和生命安全。法规与标准遵循指临床工程事务除必须满足医院管理层面对于经济效益与医疗质量的要求外,必须遵守国家医疗卫生的法律规范,遵循专业领域的质量标准与技术规范。

目前,我国已经建立了基本完善的医疗器械监管法规体系,相关的监管法规以《医疗器械监督管理条例》为核心,以配套规章为基础,以医疗器械生产经营许可制度和医疗器械产品注册制度为支撑,使医疗器械监管工作有法可依、有章可循,确保了医疗器械安全有效,有力促进了我国医疗器械产业的健康发展。

第 四 节 临床工程研究

一、研究对象与范畴

临床工程研究对象为临床应用中或服务于临床过程的医疗器械。其既是临床医疗过程的物质基础,又是医疗技术的一部分。临床工程研究的范畴从医疗器械产品扩展到多种产品组合而成的系统,再到人、机、环境相结合的体系。

二、研究方向

临床工程的研究随着医院现代化和医学技术的发展而发展,也随着社会、经济、环境、法律等的不断变化而变化,临床工程学科内容也由单一向多元化发展,其内涵也在进一步的丰富与完善。

临床工程的研究方向集中于医疗器械临床使用所涉及的领域,以及影响医疗安全和质量的相关因素。近年来,主要研究方向有医疗工效、可靠性工程、医院物流、生物医学测量、标准化与临床工程、卫生经济学与临床工程、合理使用以及技术评估等。

三、研究规律

临床工程的研究规律,需要从探索医疗器械在临床准入、临床使用和临床研究的规律入手。

(一)医疗器械临床准入中的医疗器械物流规律

世界卫生组织(World Health Organization,WHO)在《医疗设备维护程序概论》(Medical

Equipment Maintenance Program Overview）中提出，医院应引入医疗器械卫生技术与需求评估，研究医疗器械在采购流程、供应链、仓储、物流成本、逆向物流（退役，报废）的规律。

（二）医疗器械临床使用中质量衰减与质量保障的规律

医疗器械质量特指产品是否符合技术标准（安全性与有效性），以及产品在安装、调试、校准、维修、维护和系统集成时的工程质量。相关研究包括工程技术与方法，即基于数字技术与智能化的安装与集成、调试与校准、检查与维护、临床验收等工程技术；方法包括技术安全性监管研究，如质量管理体系，工程技术支持模式创新与系统建设。

（三）医疗器械临床使用风险及其防范的规律

研究包括产品和系统可靠性，即发生故障的概率和原因分析，预测以及预防措施；包括临床使用时在人、机、环境中医疗器械可用性评价，认知与探索医疗风险可能产生的因素与预防措施，包括人 - 机 - 环境三个维度的风险管理体系。

（四）保障与提高医疗器械临床应用实效（outcomes）的规律

开展医疗器械卫生技术评估方面的研究，包括临床应用效果和经济效益。借鉴相关理论、方法与研究成果，认知与探讨评估方法。

（五）医疗器械临床研究

开展医疗器械临床试验（产品市场准入前）与临床验证（产品入市后）临床试用阶段的评价。研究技术标准，如基础和方法标准，进行科学研究管理，如基于医疗器械在临床使用有效性以及经济学研究，建立医疗器械临床使用的管理规则，合理使用路径以及配套绩效考核指标。

第五节 如何学好《临床工程管理概论》

现代医院临床工程领域需要高素质的工程技术人才。高校培养的生物医学工程专业学生，是未来医院临床工程建设的中坚力量，只有掌握相关工程管理的基本理论、专业技术、技能，才能提高综合运用工程的方法、观点和技术手段分析解决各种临床工程问题的能力和管理能力，承担临床工程科学与技术的开发与应用任务，增强创新能力和实践能力。

一、理论学习与实践结合

医疗设备管理从理论到方法都在不断地发展和完善，理论与实践的结合是未来临床工程师走向临床工程的必经之路。

临床工程的宏观管理、购置周期管理、技术管理、应用管理、质量管理、经济管理、信息管理都需要从理论到实践，并在实践中培养提高。未来学生的知识创新，包括研发新仪器、发展新技术、探索新方法等，都需要借助于现代技术手段来实现。因此，学习临床工程管理，需要把理论和实践有机结合起来，将知识转化为能力。需要在全面了解基本理论知识的基础上，了解临床工程各项管理流程，掌握管理经验及常见管理技术，以解决实践中遇到的技术难题。

二、以应用技术为基础

国际上的生物医学工程组织对临床工程提出了三大任务，即科学管理、质量控制和科研开发应当成为中国医院临床工程部门的发展方向。

确保医疗设备的安全性已经成为临床工程部门的核心工作。临床工程与电子技术、计算机技术相结合，向生物医学工程领域渗透，使医疗装备、器械越来越向宜人化、拟人化、智能化、自动化方向发展。以应用技术为基础，开展标准化、规范化管理，充分利用计算机、网络技术进行科学管理是临床工程部门的首要任务。临床工程技术人员是现代化医院正常运转的保证。只有以应用技术为基础，精通设备的原理，掌握更多更新的应用技术，了解追踪医疗器械技术的发展趋势，才能及时解决临床工程领域所出现的各种问题，提供良好的技术支持。

三、专业资料的检索

文献资料的检索，是现代科技人员获取文献和信息的主要手段之一。临床工程技术人员需要掌握相关专业资料和文献检索的基本方法与技巧，掌握现代科学技术知识及其发展动向，使临床工程管理工作更具有前瞻性。

图书馆及其他文献信息机构收藏的文献资料有很多种类，电子期刊数据库不但种类齐全，而且检索便捷，是当今科技人员资料查找的首选。

四、管理学知识的学习

临床工程管理工作目标和发展方向的确定离不开卫生事业管理学和医学诸学科的理论指导。医院设备的配置、物资与应用管理、技术评估等需要运用设备管理学、物资管理学、技术工程学、技术经济学、卫生经济学、技术评估学、安全管理学、计量学、信息学、统计学、伦理学、物流学等学科知识；装备的安全、质量控制、维修保养需要生物医学工程学与临床工程学等技术支持。因此，要求临床工程技术人员必须学习管理学的相关知识、掌握工程管理的基本技能以及临床工程相关政策法规等知识。

在技术飞速发展的今天，未来的临床工程师要站在医学的前沿看待临床工程管理，追踪医学技术工程发展新趋势、整合分析医学发展的新动态、开拓临床工程技术管理的新思路，更好地为临床工程学科建设和医学进步服务。

（乔灵爱　高关心）

思考题

1. 什么是临床工程？简述临床工程与生物医学工程的区别与联系。
2. 简述临床工程的研究对象、范畴与研究规律。
3. 我国的临床工程经历了哪几个发展阶段？
4. 临床工程管理的主要职能包括哪几方面？
5. 如何学好《临床工程管理概论》？

第二章

医疗器械使用质量和风险管理

医疗器械使用质量和风险管理是医院医疗质量安全的重要组成部分，是患者安全的重要保证。本章从使用质量、质量检测、医学计量、风险管理、质量管理体系的基本概念与相互关系、作用意义等基本内涵入手，阐述医院中医疗器械质量管理体系、风险管理管理体系的建立及应用。

第一节 医疗器械使用质量管理

一、使用质量管理的内涵

使用质量管理

1. 质量（quality） 是一组固有特性满足要求的程度。产品质量是指产品保有其固有特性的程度。

2. 质量管理（quality management） 是指确定质量方针、目标和职责，并通过质量体系中的质量策划、质量控制、质量保证和持续改进使其实现的全部活动。质量管理的基本特征是可测量性。

3. 使用质量 是指产品上市后，使用过程中表现出来的质量。

4. 医疗器械使用质量管理 主要对象是服务于临床过程的医疗器械，主要包括：①产品固有质量：安全性、有效性、可靠性；②临床工程质量：环境、安装、集成、测试维护、维修的质量；③临床使用效果：传递信息准确鉴别疾病的能力等。医疗器械使用环节中诸多因素影响着医疗器械使用质量。

医疗器械使用质量管理主要是应用管理学原理、方法、工具、技术等确保医疗器械使用的准确诊断和精准治疗。

5. 医疗器械使用质量管理的目的与意义 医疗器械使用质量管理是医疗器械整个生命周期中最重要、延续时间最长、体现和产生价值的关键环节中的重要过程。医疗器械使用质量管理的根本目的是保证医疗诊断、治疗工作的质量。通过有效的使用质量管理，保障医疗器械临床安全，减少医疗器械临床使用风险的发生，促进医疗器械资源的合理有效利用。医疗器械使用质量管理也是医疗质量管理的重要内容。

二、医疗器械使用质量管理内容

医疗器械使用质量管理主要采用应用科学的质量管理方法和工具，按照质量管理的要素，人、机、料、法、环，开展医疗器械的使用质量管理工作。通过监督管理、技术管理、技术评价等措施，实现医疗器械使用的预期效果。

（一）准入环节的质量管理

1. 国家相关法律法规 医疗器械准入环节的质量管理主要包括严格执行国家、行业和医院各项法规、制度，严把入口质量关。医疗器械购置过程中涉及的主要政策法规有：

《中华人民共和国政府采购法》《中华人民共和国招投标法》《中华人民共和国进口计量器具监督管理办法》《医疗器械监督管理条例》《政府采购进口产品管理办法》《综合医院基本医疗装备标准》等，其中对于大型医用设备，"国家制定有大型医用设备配置规划，配置大型医用设备应当符合配置规划，并具有与之相适应的技术条件、使用能力、配套设施和具备相应资质能力的专业技术人员。医疗器械使用单位配置大型医用设备，须经省级以上人民政府卫生计生主管部门批准并取得配置许可证后，方可配置"。从法规的层面来科学决策，确保所购置的大型医疗设备的合理性、安全性和可靠性。

2. 建立合格供方名录和质量跟踪评价制度　本项内容主要用于医疗器械的采购管理，通过临床需求评估、计划制订、选型论证、招标采购等确定合格的供应商和合格的生产厂家，是确保所提供的医疗器械产品质量的前提。而质量跟踪评价制度可以动态监测合格供方名录内提供的产品、技术、服务等方面的质量，动态评价，及时调整，随时取消名录中不合格的供方，以保证临床医疗器械的使用质量。

3. 完善采购记录和档案管理　科学管控物流，完善采购记录和档案管理，做到出入口统一，台账、标识、配送、计价、成本核算管理科学，操作严密，信用记录完整，具有可追溯性。

（二）使用环节的质量管理

1. 合理使用　将医疗器械操作规范、指南或手册，纳入医疗护理操作常规，建立从业人员培训、考核和认证制度，保障使用人员严格按照使用规范和指南进行操作，不超范围使用、不过度进行医疗器械检查，杜绝滥用，保障合理有效使用。

2. 岗前培训　对新进医护人员及新操作医疗器械人员，建立岗前培训和操作上岗证制度。主要目的是为了提高操作使用医疗器械人员对医疗器械的知识水平和操作、技术水平，提高对新技术的熟练运用程度，减少因失误、错误操作造成的使用质量问题。

3. 使用评价和分析　主要根据医疗器械的具体使用情况，从医疗器械的成本、风险、效益等方面进行评价、分析，并反馈于临床，以保障医疗器械的使用合理、有效、经济、恰当。

（三）保障环节的质量管理

医疗器械保障环节的质量管理是指临床工程技术管理层面的所有保障工作，包括为医疗器械临床使用提供技术支持和保障；按照规范进行大型设备机房场地工程规划、设备安装验收管理、维修、维护保养、巡查工作；定期开展质量检测；建立设备、设施保障记录和质量档案等。

三、质量控制概述

（一）质量控制

1. 质量控制的概念　质量控制是质量管理的一部分，致力于满足质量要求。

2. 质量控制的内容　主要包括：确定控制对象；制定控制标准，即根据应达到的质量要求制定具体的控制方法，如操作规程等；明确所采用的检验方法，包括检验工具和仪器等。

3. 质量控制的目的　是控制产品和服务产生、形成或实现过程中的各个环节，使它们达到规定的要求，把缺陷控制在其形成的早期并加以消除。质量控制应该严格执行规程和作业指导书。不仅控制产生的结果，而且应控制影响结果产生的质量各因素，尤其是要控制其中的关键因素。

4. 医疗器械质量控制　主要是指医疗器械应用过程中，对医疗器械质量的控制，是医疗器械使用质量管理的重要内容；是致力于满足质量要求的一系列活动，是遵循标准与规范，运用管理和临床工程技术手段，以确保患者安全为目的实施的确保医疗器械使用质量的系统工程。譬如，影像设备中图像质量与曝光量之间的关系，放射治疗中不同疾病能量的选择等，这些都属于质量控制的范畴。

5. 医疗器械质量控制的目的与意义　质量控制主要对影响医疗器械质量的人员、机制、标准法规、应用环境和计量等进行控制，并对质量活动的成果进行分阶段验证，以便及时发现问题，查明原因，采取相应措施，防止不合格的医疗器械应用于临床。医疗器械质量控制的目的是，确保医疗器械质量满足社会、就医患者和法律法规等方面所提出的如适用性、可靠性、维修性、保障性和安全性等质量要求；在于控制过程，使之处于受控状态，即对整个质量环节中的所有阶段进行控制，消除导致医疗器械失效和出现医疗安全事故的原因。

（二）医疗器械使用质量管理与质量控制的关系

医疗器械质量控制工作是医疗器械使用质量管理的重要方法和手段。通过质量控制，确保医疗器械的质量达到预先规定的标准，完成质量保证，实现医疗器械使用质量管理的主要目的。

第二节　医疗设备质量检测与医学计量

一、质量检测与医学计量的定义及关系

（一）质量检测

1. 测试、试验（testing，test）　对给定的产品、材料、设备、生物体、物理现象、过程或服务，按照规定的程序确定一种或多种特性或性能的技术操作。测试是为了确定材料或生物体的性能或特性进行测量或试验。通常将测量和试验简称为测试，测试的结果通常出具测试报告。

2. 检验（inspection）　对产品的一个或多个特性进行测量、检查、试验或度量，并将其结果与规定的要求进行比较,以确定它们是否合格的活动。

3. 检测　检验和测试通常简称为检测。我国把对产品质量进行公证性、仲裁性检验 / 测试的机构称为产品质量检测机构。

4. 质量检测　是指检查和验证产品或服务质量是否符合有关规定的活动。

5. 医疗设备的质量检测　是指通过专业检测设备对在用医疗设备各项内容、技术参数进行测试,判断其是否满足相应标准、规程或技术规范的要求,从而对设备质量特性及可用性进行确认,及时了解和掌握在用医疗设备的性能状况,确保使用质量和使用安全,达到最佳诊疗效果,将对患者伤害的可能性降到最低程度。随着现代检测技术的发展,集成化、多元化、一体化,多测量范围,非接触式检测技术,系统智能化等都成为检测技术发展的趋势。

医疗设备质量检测的主要模式有验收检测、定期检测和维修检测三种。

6. 医疗设备质量检测的目的和意义　医疗设备质量检测的目的是,保证临床医疗工作中使用的医疗设备符合规定的技术标准和技术要求,保证设备处于安全、有效的工作状态,为临床医疗服务提供强有力的支持,确保患者得到安全、有效的救治,提高医院的综合效益。医疗设备质量检测是医院医疗质量的重要保障,是医疗设备质量管理中质量控制的重要内容,是减少设备故障、降低使用风险的有效手段。

（二）医学计量

1. 计量　是关于测量的科学,是实现单位统一、量值准确可靠的活动,是计量学（metrology）的简称。计量的基本特点是统一性、准确性、广泛性、法制性、保障性。

2. 校准（calibration）　在规定条件下,为确定测量仪器或测量系统所指示的量值,或实物量具、标准物质所代表的量值,与对应的由测量标准所复现的量值之间关系的一组操作。

3. 检定（verification）　查明和确认计量器具是否符合法定要求的程序,它包括检查、加标记和（或）出具检定证书。检定工作由法定计量技术机构承担。

校准和检定的目的是为了保证测量设备的准确可靠。

4. 计量确认　为确保测量设备处于满足预期使用要求的状态所需要的一组操作。计量确认的目的是保证测量设备的计量特性能满足使用的要求。计量确认包括对测量设备进行校准或检定,必要时进行调整或修理,以及调修后的再校准或再检定。

5. 量值传递与量值溯源

（1）溯源性:是指"通过一条具有规定的不确定度的连续比较链,使测量结果或测量标准的值能够与规定的参考标准,通常是与国家测量标准（国家基准）或国标测量标准联系起来的特性"。它反映了测量结果和计量标准的值与计量基准相联系的能力。正是通过这一连续的比较链,把全国的单位量值统一起来。

（2）量值传递:从计量基准→计量标准→工作计量器具→被测量的测量结果,逐级传递下去,以确保被测量的测量结果单位量值的统一准确,这种自上而下的过程,称为量值传递。

（3）量值溯源:从被测量的测量结果→工作计量器具→计量标准→计量基准,可以逐级或越级地向上追溯,以使被测量的测量结果与计量基准联系起来,这种自下而上的过程,称为量值溯源。

实际上量值溯源就是量值传递的逆过程。检定和校准是实施量值溯源性的重要方法和手段。

（4）量值传递和量值溯源与检定与校准的关系：检定是量值传递的重要手段，也是溯源性比较链的一个环节，检定也可以看成是把量值与计量标准、基准联系起来实施溯源性的一种行为；反之校准是量值溯源的重要手段。检定与校准区别：计量检定是计量法制管理行为，是确定计量器具的法定特性及其法定地位，而校准不具有这种地位，它只是进行量值溯源为计量器具赋值。

6. 医学计量的概念　医学计量是计量学与医学的结合，它以传统计量科学为基础，结合医学领域广泛应用的物理、化学及相关医疗设备检测而建立起来的体系，主要用于医学领域的质量保障。

7. 医学计量的目的与意义　医学计量的目的是实现医学领域计量单位的统一和对人体各种参数测量的准确一致，从而实现对患者的准确诊断和治疗。医学计量是医疗设备质量保障坚实的技术基础，它贯穿于医疗设备的商检、安装、验收、使用、调试、维修、预防性维护、报废等整个生命周期，渗透于医疗设备的各方面。

8. 医学计量的应用分类　在医学计量领域，根据医学装备的计量参数特性，将医学计量一般划分为：医用温度计量；生物力学计量；医用生理电计量；医用超声计量；医用光学计量；医用生物化学仪器计量；医用激光计量；医用声学计量；医用放射计量。

（三）质量检测与医学计量的关系

质量检测与医学计量的目的，都是为对医疗设备的质量进行控制。目前，国内质量检测主要是依据产品质量法及医疗设备的相关标准，在实际操作中有些是参照设备的使用说明书、出厂参数等进行检测，检测的项目涉及范围大，包含与临床诊疗有关的大多数内容。医学计量依据的是计量法，主要检测的是检测参数的具体量值与不确定度。某种意义上，医学计量检测可以看成医疗设备中质量检测内容中与"量"有关内容的单独成系统的检测，主要目的是保障医疗设备量值的安全有效。质量检测与医学计量各内容相互补充，共同为临床医疗服务提供强有力的支持和安全保障。

二、医疗设备质量检测

（一）医疗设备质量检测的内容

1. 外观检测　包括设备外观有无损坏，绝缘部件有没破损，裸露带电部分是否有防护，屏护装置是否符合安全要求，安全间距是否足够，保障接地是否正确、可靠，保护装置是否合理，电气连接部件是否完好，设备正常工作后电源线是否过热等。

2. 功能检测　设备通电后检查各显示、指示部件工作是否正常，各旋钮、开关、按钮能否正常调试，开启设备各项功能后有无相应输出；通过模拟非正常情况，观察设备报警功能能否及时触发。

3. 性能测试　检查设备各项参数输出量值是否符合相关标准要求。

4. 电气安全测试　检测设备额定电流、绝缘阻抗、保护接地阻抗是否合格，分别测试设备对地漏电流、机壳漏电流、患者漏电流、患者辅助漏电流在正常状态和单一故障状态下的电流值是否符合相关标准要求。

5. 计量检测　主要是针对医院中属于计量器具的一部分医疗设备。计量检测的目的是实现这部分设备的单位统一、量值准确可靠，保障临床医疗安全。

6. 使用环境监测　监测设备主电流电压、工作环境温度、湿度是否在设备正常工作要求范围内，外接气体供气压力、流量是否正常。

（二）医疗设备质量检测的方法

1. 标准体模和模拟器

（1）标准体模：常用标准体模有仿组织超声体模、剂量体模、性能体模等。

（2）模拟器：模拟肺，模拟眼，心电模拟仪，血压模拟仪，血氧模拟仪等。

2. 标准物质　包括化学成分标准物质、物理化学特性标准物质和工程特性标准物质，可以是气、液、固三态。如标准质控液、标准血、标准 pH 液，标准气体（O_2、CO_2、N_2O、AG）等。

3. 性能测试仪和校验仪　主要用于测试各类医疗设备各项性能参数的输出值，以判断被测设备是否合格，如电气安全分析仪、气流分析仪、高频电刀分析仪、监护仪检测仪器、影像设备检测器、呼吸机 / 麻醉机检测仪器等。

4. 检测标准　目前，大多数医疗设备的质量检测一般是根据产品的质量标准或设备产品说明书中的技术参数等进行。近几年，国家也相继发布了一些医疗设备质量控制的检测技术和规范，以此作为应用中医疗设备质量检测的标准，例如 GB 17589—2011《X 射线计算机断层摄影装置质量保证检测规范》及《血液净化设备质量控制检测技术》《医用超声多普勒成像设备质量控制检测技术》《婴儿培养箱质量控制检测技术》《多参数监护仪质量控制检测技术》《高频电刀质量控制检测技术》等。

三、医学计量检测

（一）医学计量相关的国家法律法规

我国的计量法律《中华人民共和国计量法》于 1986 年 7 月 1 日正式颁布实施，主要对我国境内建立测量标准，对计量检定、制造、修理、销售和使用测量器具等方面进行法律规定。

1987 年 1 月 19 日国务院批准、国家计量局发布《中华人民共和国计量法实施细则》，根据《中华人民共和国计量法实施细则》的规定，国家计量局于 1987 年 7 月 10 日发布《中华人民共和国依法管理的计量器具目录》，该目录所列的计量器具共计十大类，共约 458 种依法管理的范围。随后国家计量局又相继颁布了《中华人民共和国强制检定的工作计量器具检定管理办法》《中华人民共和国强制检定的工作计量器具明细目录》《法定计量检定机构监督管理办法》《计量标准考核办法》《计量检定人员管理办法》《国家计量检定规程管理办法》等多种法规。

强制检定，是指由政府计量行政部门所属的法定计量检定机构或授权的计量检定机构，对社会公用计量标准，部门和企业、事业单位使用的最高计量标准，用于贸易结算、安全防护、医疗卫生和环境检测四个方面，并列入国家强检目录的工作计量器具，实行定点周期检测的一种检定。

根据《中华人民共和国强制检定的工作计量器具检定管理办法》，国家计量局于 1987 年发布了《中华人民共和国强制检定的工作计量器具目录》，其中明确规定了强制性检定的计量器具 55 个项目 111 个品种，后经多次调整，截至目前目录中共收入 60 个项目 117 个品种。

其中与医学相关的项目有体温计，砝码，天平，秤，液体计量提，酒精计，密度计，糖量计，流量计，压力表，血压计，眼压计，电度表，心、脑电图仪，照射量计（含医用辐射源），电离辐射防护仪，活度计，激光能量、功率计（含医用激光源），超声功率计（含医用超声源），声级计，听力计，有害气体分析仪，酸度计，测汞仪，火焰光度计，分光光度计，比色计，水质污染监测仪，血细胞计数器，屈光度计，验光仪，微波辐射与泄漏测量仪等。

（二）医学计量检测的方法

1. 测量设备（measuring equipment） 测量仪器、测量标准、参考物质、辅助设备以及进行测量所必需的资料的总称。包括：测量器具、实物器具、测量仪器、测量传感器。

2. 测量标准（measuring standard） 用来定义、实现、保持或实现量的单位或一个、多个量值，并通过比较将它们传递到其他测量器具的实物量具、测量仪器、标准物质或测量系统。主要有国际标准，国家标准，国防最高标准，参照标准，工作标准，传递标准，核查标准，标准物质。

（三）医学计量检测的种类

1. 计量校准 校准的对象是测量仪器、实物量具、标准物质或测量系统，也包括各单位、各部门的测量标准装置。校准的目的是确定被测量的值。校准的方法是用测量标准去测量被测量，通过测量标准将测量设备的量值与整个量值溯源体系相联系，使测量设备的量值具有溯源性。校准的结果以以下三种形式之一给出：①校准值；②修正值；③校准曲线。

2. 计量检定 检定的目的是为了证明测量设备的计量特性是否满足规定的要求，因此，不仅要用测量标准对被检量进行测量，而且要将示值与标准值之差与规定的要求相比较，如果在规定的允许误差极限以内下发合格证书，否则下不合格的结论。

检定比校准具有更强的法制性。计量检定过程中的检查既包括测量设备与测量标准的技术比较，又包括将校准结果与计量要求进行比较，判断是否符合规定的准确度等级；对于符合某准确度等级的测量设备加标记和（或）出具检定证书。

3. 校准规范与检定规程 校准是测量设备管理过程中的一个技术环节，而检定是一个完整的测量设备管理过程。

（1）校准规范是经过特定组织制定并批准颁布，在一定范围内施行，作为校准时依据的技术文件。因此，校准规范必须定义下列内容：①适用范围：明确校准规范所适用的被校准测量设备；②描述测量设备测量能力的计量特性；③校准各计量特性使用的参考标准；④标准的值；⑤校准条件；⑥校准方法和程序：如何操作（获得被校值、数据处理、结果处理）。

校准规范规定的内容，主要是为了保证不同实验室的校准结果具有可比性。

（2）检定规程是由政府计量管理部门制定并批准颁布，在管辖范围内施行，作为检定时依据的技术文件。

检定规程除了校准规范必须包含的上述内容外，还需要规定被检测量设备的准确度等级划分、相应计量特性的计量要求、检定周期、是否经过型式批准等内容。同时还详细规定了标准测量设备、测量方法和测量条件，以保证在严格遵守检定规程时，检定结果的不确定度优于计量要求的 1/3，不明显影响测量设备的合格性判定。

4. 计量检测 是有关计量的测量、检测活动的统称，一个计量检测活动中包含检定、校准、测试、试验等单一或多个内容。对于单一性功能需计量的医疗设备，且国家已有标准的检定规程或校准规范，譬如温度计、心电图机，只要按照国家计量检定标准 JJG 111—2003《玻璃体温计检定规程》、JJG 543—1996《心脑电图机检定规程》分别进行检测，即可完成设备的计量；而对于复杂的含多项计量项目且国家尚未明确校准规范和检定规程的设备，进行设备计量时，就需要综合几项检定规程或校准规范进行综合检测，以确定设备性能的良好，完成计量要求。

例如，多参数监护仪，其计量方法是参照 JJG 760—2003《心电监护仪检定规程》和 JJF（京）31—2003《脉搏血氧计试行校准规范》；医用诊断 X 线机的检测标准，可以用 JJG 744—2004《医用诊断 X 射线辐射源检定规程》《医用诊断 X 射线设备质量检测规程（试用）》等多个标准和规程进行检测。对于复杂的大型医疗设备的计量检测，在计量检定的技术基础上，一般采取使用质量检测与评审的方法加以保障。

第三节 医疗器械质量管理体系

一、质量管理体系

（一）概述

伴随着工业社会的发展和进步，质量管理主要经历了质量检验阶段、统计质量控制阶段、全面质量管理阶段三个发展阶段，全面质量管理阶段认为质量是由各个过程构成，各个过程所涉及的各部门、各环节、各要素互相联系、互相制约、互相促进、不断循环形成一个有机整体。随着全面质量管理的推广和发展,质量管理体系的概念应运而生。

体系(system)是相互关联或相互作用的一组要素,管理体系是建立方针和目标并实现这些目标的体系。根据国际标准化组织(International Organization for Standardization, ISO)定义,质量管理体系(quality management system)是在质量方面指挥和控制组织的管理体系,它主要包括质量方针、质量目标、质量策划、质量控制、质量保证和质量改进等内容。其建立的目的是为了有效实现组织规定的质量方针和质量目标,对质量形成的全部门、全员和全过程进行有效的系统管理。

标准是为了在一定范围内获得最佳秩序,经协商一致制定并由公认机构批准,共同使用的和重复使用的一种规范性文件。ISO 9000 族系列标准是由 ISO 发布的世界上第一个质量管理体系的国际标准。由于该标准吸收国际上先进的质量管理理念,采用 PDCA 循环的质量哲学思想,对于世界各国工业企业的质量管理和供需双方的质量保证,具有很强的实践性和指导性。所以,该标准一经问世,立即受到世界各国普遍欢迎,掀起了贯标与认证热,并且该系列标准适用范围逐渐由工业企业拓展到服务行业。

ISO 9000 族系列标准的质量管理体系的核心思想是"所做的事情一定要写下来、写下来的事情一定要做到、做到的事情一定要有记录"。质量管理体系的七项原则是:以顾客为关注焦点,领导作用,全员参与,过程方法,改进,基于证据的决策方法,关系管理。这七项原则是构成 ISO 9000 族系列标准的基础,是最高领导者用于领导组织进行业绩改进的指导原则,它们相互影响、相互配合,是不可分割的统一体。质量管理体系的主要特征为:符合系统性,唯一性,全面有效性,预防性,动态性,持续受控等。

(二)技术保证与管理保证

1. 技术保证　质量管理体系的技术保证主要是指通过监测装置开展所需的质量监测,即定期质量检测或动态的状态监测,为产品符合确定的要求提供技术保证。监测装置应能对照或溯源到国际或国家标准的测量标准,按照规定的时间间隔或在使用前进行校准或检定,以确保测量结果有效。

2. 管理保证　按照 ISO 9000 族系列标准的要求建立质量管理体系,可以提高管理水平和工作效率,保证产品质量。体系的建立大致可以分为以下 8 个阶段:

(1)组织策划阶段:引用相关标准分析和规划,建立组织机构,制定质量目标和质量方针。

(2)制度编写阶段:制订出遵循有关法律法规的切实可行的程序控制文件(即规章制度)、作业指导书〔即流程或标准操作程序(standard operating procedure,SOP)〕。

(3)批准发布阶段:相关人员经过培训并考核,熟知制度、流程,才能确保按期望的目标去实施。

(4)试运行阶段:每年制订年度工作计划,包括采购计划、预防性维护计划、质量检测计划、使用部门和管理部门人员培训计划等,并按计划开展工作。

（5）正式实施阶段：按质量管理体系的机制稳定运行，做到各项工作有记录可循。

（6）申请认可阶段：制定质量监测指标对重要环节进行监测。

（7）考核批准阶段：年度工作总结与评估。

（8）保持发展阶段：保证体系有效运行，不断改进、提高和发展。

（三）医疗器械质量管理体系涵义

医疗器械质量管理体系是实现医疗器械质量方针和质量目标的所有相关事物构成的一个管理体系。其综合了影响医疗器械质量的技术、管理、人员和资源等因素，在质量方针的引导下，为了一个共同的质量目标，相互配合、相互促进、协调运转，共同保障医疗器械的质量。医疗器械质量管理体系的质量方针应与医院质量的宗旨相适应，体现"以患者为关注焦点"的医院服务理念；最终质量目标是确保医疗器械的安全有效。医院医疗器械质量管理体系就是医疗器械使用质量管理体系，主要是指医疗器械应用过程中质量管理的体系化建设，是医院医疗质量管理体系的重要内容。

二、医疗器械质量管理体系

（一）相关质量管理标准

ISO 9000:2015 系列标准，主要包括四个核心标准：ISO 9000:2015《质量管理体系　基础和术语》、ISO 9001:2015《质量管理体系　要求》、ISO 9004:2009《质量管理体系　业绩改进指南》和 ISO 19011:2011《质量和环境管理体系　审核指南》。其中，ISO 9001 标准是我国医院中较早采用的质量管理体系标准之一，目标是持续满足患者需要。本节讲述的医院中医疗器械质量管理体系的建立以 ISO 9001:2008 版标准为例。与临床工程相关的质量管理标准还有医疗器械质量管理体系标准 ISO 13485、医疗器械生产质量管理规范 GMP、美国医院评审标准 JCI、等级医院评审标准、实验室认证标准 ISO 17025 等。

ISO 13485《医疗器械质量管理体系用于法规的要求》是医疗器械质量管理体系标准，是法规环境下的 ISO 9001。此标准对医疗器械设计和开发、采购、生产、安装和服务提出了专用要求。2016 年新版的适用范围从旧版的生产企业扩展到全生命周期各阶段的医疗器械组织，还适用于产业链的供方或其他外部方，能更好地帮助医疗器械全行业进行提升质量管理水平。我国医疗器械行业开展的 GMP（Good Manufacturing Practice）国家医疗器械生产质量管理规范，就是以 ISO 13485 为主体核心，注重在生产过程中实施医疗器械产品的标准质量管理制度。

JCI（Joint Commission International）是美国医院评审联合委员会国际部，致力于为美国以外的国家和地区推行医院评审活动。JCI 标准是全世界公认的医疗服务标准，代表了医院服务和医院管理的最高水平，也是我国《三级综合医院评审标准》借鉴的主要国际标准之一。JCI 注重医院医疗质量的持续改善，其目标是实现医疗服务的"安全、有效"，建立相应政策、制度和流程以鼓励持续不断地改进,规范医院管理。对医院管理重点运用的管理手段是风险管理与 PDCA(plan do check action)循环,通过风险评估和信息分析发现问题,通过质量监测与年度质量评价指导持续性改进。JCI 中关于医疗器械方面的要求主要包括以下几个方面:①危险材料:医疗机构中关于危险材料的盘点、处理、贮存和使用以及危险材料和废弃物的控制和处置计划;②医疗设备的保障:医疗机构要计划和实施医疗设备检查、调试和维护程序,并记录结果;③医疗设备产品的召回制度:医疗机构有产品 / 设备召回制度。

实验室认证标准 ISO 17025 是实验室认可服务的国际标准。质量检测实验室如果通过了 ISO 17025,就标志着其已经依据国际标准建立了一套质量管理体系,实验室的技术能力就有了保障,具备了出具检测报告能力。

(二)医疗器械质量管理的工具与方法

常用于医疗器械的管理工具主要有:检查表、层别法、排列图、因果图(鱼骨图)、散布图、直方图和管制图等,而主要的方法有:戴明循环法(PDCA 循环)、追踪方法学、根本原因分析法、全面质量管理、品管圈和实效模式等。在实际的应用过程中,管理者一般会综合几种管理工具与方法来共同使用,以下主要介绍医疗器械管理体系中常用的几种工具与方法。

1. PDCA 循环 又叫戴明环,是管理学中的一个通用模型,最早由休哈特(Walter A. Shewhart)于 1930 年提出构想,后来被美国质量管理专家戴明(Edwards Deming)博士在 1950 年采纳、宣传,获得普及,从而也被称为"戴明环"。戴明循环有时也被称为戴明轮(Deming wheel)或持续改进螺旋(continuous improvement spiral)。

PDCA 是英语单词 plan(计划)、do(执行)、check(检查)和 action(处理)的第一个字母,PDCA 循环就是按照这样的顺序进行质量管理,并且循环不止地进行下去的科学程序。PDCA 循环的主要特点是大环套小环,互相促进;爬楼梯上升式循环,每转动一周,质量提高一步;综合性循环,四个阶段是相对而又密不可分的。通过 PDCA 循环可以全面监测医疗器械管理的质量并持续提高。PDCA 循环中常用的分析方法有 5W2H 分析法、鱼骨图等。

2. 失效模式(failure modes analysis,FMA) 是用来分析当前和以往过程的失效模式数据,以防止这些失效模式将来再发生的正式的结构化的程序。医工部门对常用的医疗器械如监护仪、呼吸机开展年度失效数据分析,对本年度临床的报修记录进行整理及筛选,根据统计的数据及相关保障案例,按其部件或功能将常见失效模式进行分类,对失效严重度进行分级,对发生率和可检测度进行评价,从而有针对性地定制保障策略。

3. 鱼骨图(fishbone diagram) 又名特性因素图,因形如鱼骨而得名,是日本东京大学的 ISH IKAWA 教授设计的一种找出问题原因的方法。鱼骨图清晰明了地表明了相对问题的各种原因,指出了影响问题解决的因素,使决策者对问题有整体的把握。鱼骨图作为直观分析工具,在医疗器械的质量管理中,例如分析呼吸机故障的主要原因、手术耗材成本的控制管理及其他相关方面都有重要的应用。

（三）医疗器械质量管理体系的建立

建立质量管理体系是一种有效的管理方式，医院中医疗器械质量管理体系主要包括组织机构、管理职责、质量方针及质量目标、资源管理、过程管理、风险管理和持续改进等方面内容。这些内容包含在整个质量管理体系的产品实现过程、管理活动过程、资源管理过程、测量分析和改进过程四大过程中。

1. 组织机构　医院医疗器械管理工作的最高领导机构是医院质量管理委员会，主要在制定重大决策、审核质量方针和质量目标、质量控制管理等方面发挥作用，以加强医疗器械质量的宏观管理。具体工作由医院领导与质量部门、临床工程部门和使用科室三级机构实施。

2. 管理职责

（1）医院领导与质量部门的职责：①制定医院医疗器械质量管理质量方针和质量目标，审核各部门的质量方针和质量目标，并发布实施；②为医疗器械质量管理体系的建立、有效运行和持续改进提供必要的资源；③建立、保持和改进质量管理体系，解决三级实施机构的沟通协调问题。

（2）临床工程部门的职责：①制定本部门医疗器械管理的质量目标；②负责提供医疗器械质量管理体系的技术保证；③建立健全各项管理规章制度和程序，包括建账、建档、安装、调试、验收、维修、维护、报废等工作，及医疗器械使用管理；④参加使用科室医疗器械使用质量检查与考评。

（3）使用科室的职责：①制定本部门医疗器械使用管理制度；②明确临床使用中每一医疗器械使用人员的职责，包括使用人、保管人、负责人，每一个人都应对医疗器械的每一次操作负责，对自己的工作质量负责。

3. 质量方针与质量目标　质量方针是通过技术手段与管理手段保证医疗器械质量；质量目标总体是确保医疗器械应用过程的安全、有效，如依据等级医院安全评审标准设定急救、生命支持类设备完好率高于99%、为保证呼吸机的安全使用设定呼吸机故障率低于5%、为保证耗材的合理使用设定耗占比低于18%等。

4. 资源管理

（1）人员：确定人员岗位，明确岗位职责以及教育、知识、技能及其他资质和能力的要求，制订培训计划并进行考核，对培训效果进行跟踪评价。

（2）基础设施：配置必要的基础设施资源，对基础设施定期维护，以支持医疗器械应用的开展，满足医疗器械安全有效的最终质量要求。

（3）过程运行环境：医疗器械使用环境应符合要求，包括温度、湿度、洁净度、噪声、静电和震动等环境条件，以及应避免对使用人员有不良影响而造成工作失误的环境因素。对温度、湿度等环境条件有特殊要求的，还应监测和记录温度、湿度等数据。对需控制的运行环境，保持监测和控制并进行记录。

5. 过程管理

（1）采购控制：对采购过程及供方进行控制，确保所采购的医疗器械符合规定质量要求；制定合格供方的评价准则、方法，对合格供方及其质量保证能力进行考核和评价，保存档案和质量记录。

制定医疗器械采购论证、技术评估和采购管理制度，确保采购的医疗器械满足临床需求。

采购部门应从"合格供方名录"内选择生产、经营企业购进医疗器械，应查验供方医疗器械注册证等资质文件，不购进未依法注册或备案、无产品合格证明文件、过期、失效、淘汰的医疗器械；临床工程部门与使用科室应按合同标准严格验收，由使用科室人员、临床工程人员和供方共同填写"验收报告"并签字确认。

（2）维修：医疗设备在使用过程中出现故障时，应立即停止使用，通知临床工程部门工程师维修，工程师应及时对该设备进行维修并填写"维修报告"；保修期内及无法自修的设备，及时通知厂家维修，保存好更换零部件的清单及报价单。

（3）预防性维护（PM）：医疗设备的PM分日常巡查和周期性PM两部分。

日常巡查包括：①科室医疗设备和耗材库房的日常管理情况，包含医疗设备的清洁消毒保养、标识的检查、蓄电池充放电、台账核对等；耗材库存与账务的一致性、耗材存放、产品效期等；②临床工程人员定期巡查大型设备和高风险设备。

周期性PM计划依据设备风险等级分类制订，由临床工程部门工程师实施，内容有外观及附件检查、性能检测、电气安全检测、保养调校等，并填写"PM报告"。

（4）质量检测：每年制订质量检测设备目录和检测计划，按计划定期对目录上设备的精度、技术指标参数、功能等进行检测和校正，做好记录并粘贴有效标识。新购进或维修后的设备在目录范围内的需检测合格后才予以使用。

（5）耗材质控：对植入类和介入类耗材建立使用记录，使用记录永久保存，相关资料纳入信息化管理系统，确保信息可追溯；使用无菌耗材前，检查包装及有效期限。包装破损、标识不清、超过有效期限或可能影响使用安全的，不得使用；对灭菌后方可使用的耗材必须按规定消毒灭菌；一次性使用耗材不得重复使用，按国家有关规定销毁并记录。

（6）报废：由使用科室提出医疗器械报废申请，临床工程部门根据报废条件提出鉴定意见并报领导审批，报废医疗器械及时收回废品库房。

6. 风险管理　根据临床应用医疗器械的风险分级，针对性进行管理。定期开展医疗设备电气安全检查与预防性维护工作；对高风险医疗器械重点管理；建立各级各类应急预案；建立不良事件监测制度及上报平台等，确保医疗器械安全、稳定运行。

7. 持续改进　医疗器械质量管理体系采用PDCA循环持续改进所有过程。根据质量方针和质量目标，临床工程部门设定质量监测指标，对各项工作过程进行质量监测，指导采取措施持续改进。年度工作总结与评估发布质量监测报告，是推动PDCA循环持续进行的重要环节。临床工程部门可在医院质量管理委员会上报若干质量报告，如"年度医疗器械临床使用安全控制与风险评估报告""年度大型医疗设备临床使用综合评估报告""年度新购医疗器械评估报告"等。

（四）医疗器械质量管理体系的作用

通过医疗器械质量管理体系的实施，不断提高医院医疗器械应用的安全性、管理的科学性，真正做到为临床诊疗提供优质、满意的服务。

1. 通过对医疗器械采购过程的层层把关，保证了医疗器械配置的合法性与合理性，提高了医疗器械的质量可靠性和有效性。

2. 医疗器械的质量检测、状态监测和规范化使用保证了提供给患者的诊疗服务是有效、可靠、安全的。

3. 通过规范医疗器械采购、使用、维修保障等一系列工作并持续改进，使医院医疗器械的管理始终在规定的程序控制下进行，保障了医疗器械使用质量。

三、医疗器械质量监管

医疗器械是与大众医疗健康和生命安全密切相关的特殊工业产品，在医疗器械生产企业、应用单位质量管理的基础上，政府行政机构的严格监管是医疗器械安全有效的主要保障。医疗器械质量监管主要包括医疗器械产品生产环节的质量监管和医疗器械使用环节的质量监管。世界各国为了加强医疗器械质量的监督管理，各国政府都制定了相关的政策法规并建立了相应监管体系。

（一）国外医疗器械监管

美国于1938年颁布了《联邦食品、药品和化妆品法案》，并首次将医疗器械纳入管理，该法案经多次修订、完善后，逐渐成为各国制定本国医疗器械监管法规的主要参考标准。美国医疗器械监管机构包括商务部（DC）、美国食品药品管理局（FDA）以及医疗卫生工业制造商协会（HIMA），而这些组织机构在各自的职能范围内相互合作。FDA将医疗器械按风险等级分为Ⅰ、Ⅱ、Ⅲ三类，Ⅲ类风险等级最高，Ⅰ类风险最低。按照美国相关法规，法定概念范围内的医疗器械产品，在美国市场销售时都应获得FDA认证或批准；同时，美国海关有责任对进入美国市场的医疗器械产品进行检查。但从美国出口的医疗器械产品既不受FDA认证或批准的制约，也不受美国海关的检查制约，因此从美国进口的医疗器械产品未必已通过FDA认证。

英国、德国、法国等欧洲国家于20世纪70至80年代相继颁布了医疗器械监管的法律、法规，并于1990年起，欧盟开始逐步实施统一的"医疗器械指令"（MDD），其目的是为了达到欧盟内法律的一致性。目前，欧盟发布的医疗器械指令，已陆续转化为欧盟成员国的政府法规。欧盟的医疗器械监督管理，基本上已采用欧盟各国协调一致的标准，改国家认证为欧盟认证（CE认证）。在医疗器械领域内，除已准许临床试用的、自制的医疗器械外，所有的医疗器械需有CE认证标志才能在欧盟市场流通并实行分类管理。不同类别的医疗器械获取CE标志的条件不同：Ⅰ类产品通常是指不接触人体或只接触完整皮肤的医疗器械,又分成 I-m(测量)医疗器械和 I-s(灭菌)医疗器械,制造商需按规定履行质量保证声明程序,才能使用 CE 标志;Ⅱa 类产品一般是指暂时使用的侵入式器械等,有能量交换或测量的有源医疗器械,制造商按相应规定履行质量保证声明程序和相关的质量认证程序,才能取得 CE 标志;Ⅱb 类产品一般指会对人体有潜在风险或者是长时间使用,制造商应按相应规定履行质量保证声明程序、相关的样品审查程序及相关的质量认证程序,才能取得 CE 标志;Ⅲ类一般是植入人体、用于支持和维护生命的产品,制造商应按更为严格的规定履行质量保证声明程序和相关的样品审查程序及相关的质量认证程序,才能取得 CE 认证标志。Ⅱa 类、Ⅱb 类和Ⅲ类医疗器械的 CE 标志由政府管理部门认可的第三方机构认证后获取。欧盟成员国生产的医疗器械产品、境外生产而在成员国内流通的医疗器械产品以及欧盟成员国生产的出口其他国家的医疗器械产品,一律应有 CE 标志。欧盟各成员国政府主管部门需认定第三方机构,承担产品检测、产品认证、质量体系认证和 CE 标志的发放。认定的第三方机构在各成员国通告。

日本于 1948 年颁布了《药事法》,并于 1960 年修订了《药事法》,正式将医疗器械监管内容列入监管范围内。日本的医疗器械监管部门是厚生省,厚生省在药务局内设立医疗器械课,依据《药事法》对医疗器械进行管理,并会同监督指导课一起进行质量体系检查。马来西亚政府 2008 年 10 月根据进口医疗器械产品对人体的安全程度、危险级别(由低到高)分成 A、B、C、D 四大类。越南国家医疗器械管理司 2009 年起规定,有 40 种医疗器械产品进口须该司审批并由越南进口企业申请批文。新加坡自 2010 年 5 月起,所有进入该国的医疗器械产品必须注册才能销售。

(二)国内医疗器械监管

我国医疗器械监督管理机制是以我国医疗器械行业发展的实际情况为核心,借鉴了发达国家医疗器械监管(主要是美国 FDA)经验,建立起与我国国情相适应的法律、法规,以保证医疗器械在生产、流通和使用领域的安全,促进了医疗器械产业的健康发展,提升了我国的现代医疗水平。我国医疗器械监管体系主要包括法律法规和标准两个部分。

我国医疗器械监管工作起始于 20 世纪 80 年代,并从 1998 年第一轮药品监督管理体制改革后,开始对医疗器械实施全过程依法监管。自 1993 年起,医疗器械管理法规的立法项目多次列入国务院立法计划中,原国家医药管理局(于 1978 年成立)和原卫生部从不同角度对医疗器械的立法进行了大量工作;1998 年原国家药品监督管理局组建(2013 年更名为国家食品药品监督管理总局),承担医疗器械监管职能,而由发改委负责贯彻实施医疗器械产业政策。2000 年 1 月,国务院颁布了《医疗器械监督管理条例》(以下简称为《条例》),并于 2014 年 2 月 12 日国务院第 39 次常务会议修订通过,《条例》明确了国务院食品药品监督管理部门及各级机构所负责的医疗器械监督管理工作范围。目前,我国以《条例》为核心,建立起一套医疗器械监管法规体系。

为了不断完善医疗器械监管法规体系,2004 年,国家废止了原来的《医疗器械生产企业监督管理办法》《医疗器械经营企业监督管理办法》两个规章,并代之以《医疗器械生产监督管理办法》和《医疗器械经营许可证管理办法》以弥补原有规章的不足；2008年，国家颁布了《医疗器械不良事件监测和再评价管理办法》，弥补了医疗器械不良事件监测环节监管规定的缺失；2010年1月和2015年9月，原卫生部和国家食品药品监督管理总局分别发布了《医疗器械临床使用安全管理规范（试行）》和《医疗器械使用质量监督管理办法》，从而建立起医疗器械使用环节的监管制度。根据其规定的食品药品监管部门和卫生计生主管部门的职责分工，对使用环节的医疗器械质量监管制度进行了细化，从采购、验收与贮存、使用、维护与转让等6个方面涵盖了医疗器械使用的各个过程，并通过严格质量查验管理要求、加强维护维修管理、完善在用医疗器械转让和捐赠管理以及强化分类监管和信用监管等，督促医疗器械使用单位建立并执行覆盖质量管理全过程。

医疗器械产品的安全、有效使用，依赖于安全、合理的产品设计和持续稳定的质量体系保证都需要医疗器械标准的支撑。根据《医疗器械监督管理条例》，医疗器械国家标准由国务院标准化行政主管部门会同国务院药品监督管理部门制定，医疗器械行业标准由国务院药品监督管理部门制定。我国医疗器械国家标准和行业标准包括基础标准、管理标准、安全标准、方法标准、技术性能标准等，根据约束力的不同，将标准分为强制性标准和推荐标准。这些医疗器械的标准都是国家监督管理部门作为实施监督管理的主要法定技术依据。

第四节　医疗器械风险管理

一、医疗器械风险管理基础

（一）风险相关概念

1. 风险（risk）　ISO 14971标准里给予风险的定义是损害发生概率与该损害严重程度的结合。也就是说，可以用损害发生的概率和损害的严重程度来度量风险，损害发生的概率越大、损害的严重程度越高，风险越大。

2. 损害（harm）　对人体健康的实际伤害，或是对财产或环境的损坏。

3. 危害（hazard）　损害的潜在来源。

4. 危害处境（hazardous situation）　人员、财产或环境处于一个或多个危害之中的境遇。

风险与危害、危害处境、损害的关系如图2-1所示。当人员、财产或环境处于危害处境之下，会以一定的概率造成损害，这就是此危害处境带来的风险，而损害发生的概率与严重程度决定了风险的高低。

5. 安全（safety）　泛指没有危险、不出事故的状态。安全是一个相对的概念，它是一种模糊的数学的概念。

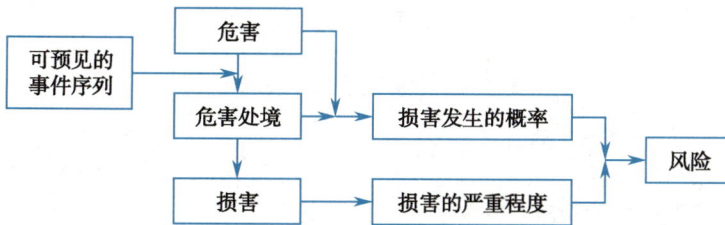

图 2-1　风险与相关概念的关系

（二）医疗器械风险管理过程

医疗器械生产企业风险管理（risk management）是建立和保持一个持续的过程,用以分析判定产品有关的危害、评价估计相关的风险,控制这些风险,并监视上述控制的有效性。此过程既作为产品设计的一部分,产品上市投入使用后,也继续保持。此过程包括:风险分析（risk analysis）、风险评估（risk estimation）、风险控制（risk control）和剩余风险的可接受性评价。

1. 危害的判定　系统性地判定在正常和故障两种条件下的可预见的危害。

2. 对每种危害处境相应的风险进行估值　风险只可能在危害处境被判定时进行评定和管理,主要依据能把危害转化为危害处境的可预见事件序列进行系统地评定和管理。

3. 风险评价　依据在风险管理计划中规定的风险可接受性准则对风险进行评价。

4. 风险控制措施产生的风险　单独的或组合的风险控制措施可能引入新的有时是完全不同的危害,并且风险控制措施降低一个风险可能增加另一个风险。

5. 风险控制的完整性　进行完整性检查是为了确保在错综复杂的风险分析中,没有遗漏任何危害。

6. 剩余风险/受益分析　某些情况下产品风险大于生产企业的风险可接受准则,本分析可以说明医疗器械的受益已经超过了风险。

7. 全部剩余风险的可接受性评价　生产企业在设计制造医疗器械产品时,即使单个剩余风险没有超过风险可接受性准则,全部剩余风险也有超出该准则的可能。若出现此种状况,企业也可以进行综合的剩余风险/受益评价,以便决定该高风险、而高受益的医疗器械是否应当制造上市,若上市应将全部剩余风险告知用户。

（三）医疗器械风险管理的方法

1. 风险分析　医疗器械风险分析需要依靠各种案例报告、知识和相关经验来指导完成,通过问题判定危害示例如下,危害处境判定示例如表 2-1:

（1）预期用途是什么? 是否用于植入? 是否会和患者或其他人接触?

（2）是否有能量或物质提供给患者或从患者身上提取?

（3）是否以无菌形式提供或打算由使用者灭菌? 是否打算由用户进行常规清洁和消毒?

（4）是否打算与其他设备、医药或医疗技术联合使用?

（5）是否使用警报系统？在何种情况下可能被有意地误用？

表2-1　危害和危害处境示例

危害	可预见的事件序列	危害处境	损害
无输出（气体）	吸气阀故障 送气控制程序错误	患者无自主呼吸，而呼吸机不送气	窒息死亡
生物污染	一次性导管重复使用且灭菌不彻底	患者使用了带菌导管	院内感染

常用风险分析方法有4种：初步危害法（PHA）、故障分析树法（FTA）、失效模式和效应分析法（FMEA）、危害和可运行性研究法（HAZOP）和危害分析和临界控制点法（HACCP）。

2. 风险评估　常用矩阵法进行风险的定性或半定量评估。以5×5矩阵为例，表2-2、表2-3分别是定性的损害严重度和半定量的损害发生概率，由此估算风险结果如表2-4。估计概率的常用办法有7种：利用相关的历史数据，利用分析方法或仿真技术，利用试验数据，可靠性估计，生产数据，生产后信息。

表2-2　损害严重度定性分5级示例

严重度等级	可能描述
灾难性的	导致死亡
危重的	导致永久性损伤或危及生命的伤害
严重	导致要求专业医疗介入的伤害或损伤
轻度	导致不要求专业医疗介入的短暂伤害或损伤
可忽略	不会引起伤害或仅短暂不适

表2-3　半定量的损害发生概率示例

损害发生概率等级	可能描述	损害发生概率等级	可能描述
经常	$\geqslant 10^{-3}$	很少	$\geqslant 10^{-6}$ 且 $< 10^{-5}$
有时	$\geqslant 10^{-4}$ 且 $< 10^{-3}$	非常少	$\leqslant 10^{-6}$
偶然	$\geqslant 10^{-5}$ 且 $< 10^{-4}$		

表2-4　半定量的风险矩阵示例（黑色为需要控制的风险，灰色为需研究降低的风险，白色为可接受风险）

		定性的严重程度				
		可忽略的	较小的	严重的	危重的	灾难性的
半定量概率	经常的					
	有时					
	偶然					
	很少					
	非常少的					

3. 风险控制　有如下三种常用风险控制方法，实际中可以组合使用（表2-5）。

（1）用设计取得固有的安全性。

（2）在产品本身或者在其生产过程中施加的防护措施。

（3）设置安全警示信息。

表 2-5　风险控制措施示例

产品	危害	设计固有安全性	防护措施	警示信息
呼吸机	无输出（气体）	保证送气阀与控制软件高可靠性	开机自检程序	窒息报警
一次性使用导管	生物污染	使用后自毁	第一次使用后与未用过有明显差异	对重复使用的警告

4. 剩余风险的可接受性评价示例　X 线是一种危害，设计师在设计 X 线机或 CT 时，应在不降低影像质量的情况下降低辐射剂量，这些措施之后，需通过风险 - 收益比较评价剩余风险是否可接受。

（四）医疗器械风险管理应用

1. 在行业监管中的应用

（1）医疗器械风险分级监管：《医疗器械监督管理条例》里首先明确对医疗器械按照风险程度实行分级管理。第一类风险程度低，实行常规管理；第二类具有中度风险，严格控制管理以保证其安全、有效；第三类具有较高风险，需要采取特别措施严格控制管理以保证其安全、有效。

（2）对生产企业的监管：国家监管部门抓住产品风险管理的首要责任主体——生产企业制定风险控制措施，包括：

1）标准：2000 年 7 月国家药监局发布 YY/T 0316—2000《医疗器械：风险管理对医疗器械的应用》行业标准，等同于国际标准 ISO 14971:1998，之后随 ISO 14971 的修订而推出更新版 2003、2008 版，要求生产企业在产品全生命周期的任一阶段，都要运用风险管理的方法识别和解决风险问题。

2）上市前监管：对于产品上市前以下几个要点进行专门要求：产品说明书、标签和包装标识，临床试验，并规定第二、三类产品注册时，应提交产品的风险分析资料。

3）上市后监管：依靠不良事件监测与再评价、产品召回办法，监测与控制医疗器械风险。经过各级药监局和各企业、医疗机构的共同努力，初步建成全国性不良事件监测网。国家药监局定期发布不良事件年度监测报告，并及时在网上通报医疗器械召回通告。

（3）对医疗机构的监管：2010 年原卫生部颁布《医疗器械临床使用安全管理规范（试行）》，建立医疗器械临床使用的安全控制及监测评价体系。

对于重点设备如大型医用设备、电离辐射设备、特种设备，以及有不良信用记录的医疗器械使用单位加以重点监管。

2. 在生产企业中的应用

（1）设计中的风险管理：医疗器械风险管理应从产品设计之初就介入，主要有以下内容。

1）调研产品需求：重点之一应是产品所涉及的安全因素。

2）概念设计：即原理论证应确定风险可接受准则。

3）系统设计：经风险分析识别主要危害，分析危害处境，设计风险控制措施。

4）详细设计：从产品零部件或局部到整体进一步识别出尽可能多的危害，对危害与危害处境进行评估，详细设计每一风险相应的风险控制措施，即固有安全性设计、防护措施、警示信息一项或多项组合。

5）样机试制后可进行全部剩余风险的可接受评价，若不可接受，返回修改设计。

（2）产品上市后的风险管理：产品上市后，企业应多与使用单位沟通，追踪产品临床应用情况，关注不良事件监测信息，积极及时应对产品不良事件，改进产品设计或制造工艺，提升产品安全性。

二、医疗器械风险管理的主要内容

医疗器械风险管理是医疗安全重要组成部分，主要工作内容应包括：建立健全医疗器械风险管理体系、使用培训与人员资质管理、医疗器械风险监测、高风险设备设施风险监测与控制、不良事件上报与危害报告等工作。

（一）风险管理体系的构建

1. 体系的构建　遵照国家监管部门要求，医疗机构应建立由院领导负责的医疗器械临床使用安全管理委员会，并由其构建医疗器械使用安全管理体系（即风险管理体系），可从如下几方面着手建设：①系统规划全院医疗器械风险管理：设置此项工作的归口部门，通常是医工部门或医院质量管理部门，并全面、整体风险分析与评估，依据评估结果分类管理；②制定风险管理制度、流程、各项重点事件的应急预案；③监管日常风险管理工作；④年度风险管理评估报告并规划次年工作。

2. 风险评估与分类　全面的医疗机构医疗器械风险分析可由低到高分三个层次：单一产品风险，多产品一起协同工作形成的系统风险，人机环境整体的医疗风险。人员风险有使用人员风险、患者风险、临床工程师风险，环境风险有物理风险、化学风险、生物风险，产品风险有信息风险、可靠性风险、性能偏差风险等，管理风险有制度风险、风险分析与评估的风险、信息化管理的风险等。现在并没有医院设备设施风险分析的统一标准，以下是国内某医院实例：

（1）风险分析：从5个方面分析：临床功能风险、设备故障风险、预防性维护作用风险、人为事故风险、因设备故障造成财产损失风险。

（2）风险评估与分类：风险评估是在风险分析之后对风险等级的评估。上述医院在风险分析5方面设置等级，综合就得到特定设备的风险值（表2-6）。依据ABC分类法，由风险值评定风险等级为高中低三级，呼吸机/麻醉机、心肺复苏类、电刀类、血液净化类设备、婴儿暖箱等8类设备被该院定为高风险设备。

表 2-6　呼吸机风险评估示例

风险	权重	分数	风险	权重	分数
临床应用风险			**预防性维护作用风险**		
不接触患者	1		预防性维护对设备的可靠性没有影响	1	
直接接触患者	2		预防性维护对设备的作用不明显（设备的故障无法预计）	2	
用于患者的诊断或直接监护	3		预防性维护能提示设备故障类型	3	
用于直接为患者提供治疗	4		预防性维护能避免设备常见故障	4	4
用于生命支持	5	5	需要特殊检测，必须由设备制造商来主导预防性维护	5	
设备故障风险			**人为事故风险**		
故障不会导致风险	1		没有事故历史	1	
故障导致低风险	2		有显著的事故历史	2	2
故障会导致诊断错误、治疗失误或监护失效	3		**财产损失风险（因设备故障造成）**		
故障可能导致患者或使用者严重损伤甚至死亡	4	4	没有	1	
			有	2	2
总分			17		

3. 投入使用前的风险管理　包含：做好医疗器械购置前的技术论证，安装验收阶段的风险分析和防范，电气安全性及电磁兼容性的风险防范，放射防护评估，制定医疗器械设备的操作规程，加强使用者的操作培训等。

4. 投入使用后的风险管理　包含：加强使用者的操作培训，基于风险评估的 PM（预防性维护），加强高风险类医疗设备设施、高风险科室医疗设备的风险控制，加强高风险植入性材料的使用安全监管，重视一次性卫生材料的用后管理，不良事件的监测与再评价等。

其中基于风险评估的 PM 是医疗设备设施风险控制的重要措施，以风险分级设置 PM 周期，如高风险设备半年一次，中风险一年一次，低风险两年一次。还可依据年度风险评估结果调整 PM 周期。使用前后风险管理的其他内容在第一节已有阐述，医用耗材的安全管理在第五章阐述，此处不再赘述。

（二）使用培训与人员资质管理

据国内外调查，因使用不当引起的医疗设备故障占 70% 以上。浙江省医疗设备质控中心曾对 41 家三级医院急诊科医生护士现场考核除颤仪的操作使用，结果有 21.95% 不熟悉除颤仪原理，24.39% 不熟悉操作，17.07% 有操作错误。原因是：仅凭一次验收前培训医护人员难以掌握，人员流动大，缺乏新人上岗前培训。

目前国家法规已给予使用培训高度重视：①医疗器械使用单位应加强对工作人员的质量控制、操作规程等相关培训，按照产品说明书、技术操作规范等要求使用医疗器械；②建立医疗仪器设备使用人员操作培训和考核制度，使用人员考核合格后方可上岗操作等。

使用培训是一个持续的过程,方式可以有三级培训:①院级培训:主要针对通用设备如监护仪、呼吸机等;②科级培训:由高年资医工人员培训设备原理、使用操作、日常保养,以及设备管理制度;③个别培训:如对新人上岗前培训,可以由科室内熟悉设备操作使用人员指导。

(三)高风险设备设施风险监测与控制

医院高风险医疗设备设施通常有急救/生命支持设备、手术设备、电离辐射类、特种设备类、大型医用设备。根据风险分级管理原则,这些设备设施是医院投入最多人力财力资源进行风险监测与控制的重点。

1. 急救/生命支持设备、手术设备 包括电动吸引器、除颤仪、呼吸机、婴儿暖箱、麻醉机等,此类设备直接关系患者生命安全,是重中之重关注的设备。其风险管理内容包括:①加强日常维护保养,特别保养电池;②节假日前巡检;③半年一次 PM,定期质检;④建立急救设备调配中心及相关制度、应急预案,并进行应急演练。

2. 电离辐射类设备 在医疗机构,电离辐射类设备主要受到放射诊疗许可和辐射安全许可两方面的外部监管。此类设备风险管理内容包括:①严格执行相关法规、标准和规范等;②健全相关制度与应急预案;③重视人员健康监护和防护;④定期质检与 PM;⑤定期监测机房外辐射剂量,评估剩余风险。

3. 特种设备 是指涉及生命安全、危险性较大的设备设施,医院特种设备主要是压力容器,如制供氧设备、高压灭菌器、高压氧舱、氧气瓶等。此类设备风险管理内容同上一类的①、②、④点。

4. 大型医用设备 此类设备风险主要是财务风险,一旦因故障停机经济损失大。其风险控制措施包括:①每日开机检查;②每月技术人员巡查;③定期质检与 PM;④维修合同中加入条款保证开机率。

(四)不良事件监测与报告

1. 不良事件监测网 2008 年,原国家药监局发布《医疗器械不良事件监测和再评价管理办法(试行)》和《医疗器械召回管理办法》,经过不懈地推广,逐步形成全国范围的医疗器械不良事件监测网。

2. 医院不良事件上报 医院可依据上述相关法规结合自身情况制定本院的医疗器械不良事件上报制度与流程,开展不良事件监测与上报工作。

例:某院医疗器械不良事件上报流程为使用科室配备有专/兼职人员负责不良事件监测与上报,医工部门也指定专人每日定时对上报平台进行监测,不良事件响应时间不超过 24 小时,处理时间不超过 3 天。临床工程部门保存不良事件监测记录至标明的使用期后 2 年。

(五)危害报告

危害报告是指医院从不同渠道接收到有关医疗器械产品或配件的危害性信息或警告。

危害报告通常是重要的风险信息,医院医工部门应安排专人负责处理这类报告,并制定相应制度流程,规定接收、追踪危害报告与实施风险控制措施的办法,整个处理过程应文件化记录保存。

危害报告来源有卫生主管机构的通知公告,药监局不良事件或召回通报,及制造商、医疗风险研究机构、院内人员等。美国急救医疗研究院(ECRI)是国际著名医疗风险研究机构,每年底都会发布来年十大医疗技术危害的预警,2017年十大医疗危害中涉及医疗器械的有9项:忽略输液泵安全操作步骤、复杂的可重复使用医疗器械清洗不彻底、呼吸机警报麻痹与故障、心胸外科手术中使用的变温水箱所致感染、医疗设备软件管理缺陷、杂交手术室职业辐射危害、智能药柜操作错误、手术吻合器滥用和故障、清洁保养不当致设备故障。这些信息提醒相关管理者重视和防范这些危险。

(六)意外事件调查

所谓"意外"(incident)系指"可能涉及对个人确实伤害或造成危险或者对医疗院所之财产设施造成损伤之超出常规的事件"。医院中较常见的意外事件有病患跌倒或自床上跌落、用药错误等,随着医疗器材逐渐于医疗服务的环境中增加,与医疗器材有关的意外事件发生的频率亦随着增加。与医疗器材相关的意外事件常见者至少包括下列几种类型:

1. 医疗设备、耗材或医院设施功能失效、误用或故障,造成对医疗照护品质或与病患(或其他人)的安全有不利的影响(adverse affect)。

2. 当病患与医疗器材连接后,突然发生非预期性的受伤或死亡的事件。

3. 任何涉及医疗器材并导致医疗院所意外事件报告的事件。

(尹　军　高关心)

思考题

1. 医疗设备质量检测的内容有哪些?

2. 什么是医疗器械质量管理体系?

3. 如何建立医院医疗器械质量管理体系?

4. 简述医疗器械使用质量管理与质量控制的关系。

5. 医疗器械风险管理有哪些主要工作?

第三章

医疗器械准入评估

医疗器械准入评估可以对相关医疗器械及其技术可能带来的影响进行定性定量的全面研究，从而对其利弊得失作出综合评估，以使最优化和最适化的医疗器械得以准入，为医院管理者在购置医疗器械时提供决策依据。因此，医疗器械准入评估逐渐成为医院层面决策的重要工具。本章分别介绍准入评估的含义、发展、意义、具体内容和需求评估一般评估流程，重点介绍并举例说明了医疗器械的有效性及安全性评价、经济学评价、社会适宜性评价等内容。

第一节 概 述

一、准入评估的概念和发展

（一）准入评估的概念

卫生技术评估（HTA）往往是通过国家或多机构合作对卫生技术进行宏观层面的分析，HTA评估也适用于医疗器械及其技术的评估。但是各种资源的获取及分析需要耗费大量时间，医院管理者在决定每年的医疗器械购置计划时，并没有足够的时间及资源开展大规模的HTA，如何能利用HTA的基本原理，为医院医疗器械的购置提供决策依据？基于此，医院层级的技术评估应运而生。

准入评估，又称医院层级的技术评估，是通过对某种医疗器械及其技术可能带来的影响进行定性定量的全面研究，从而对其利弊得失作出综合评估，以使最优化和最适化的医疗器械得以准入，为医院管理者在购置医疗器械时提供决策依据。

在世界卫生组织提出的医疗器械标准购置流程中，列出了医疗器械的七项任务，即技术评估，器械评价，计划与需求评估，采购，安装，试运行，监测。其中前三项是准入评估范畴。

1. 技术评估 是一个多领域的流程，采用系统、透明、公正和可靠的方法，总结有关卫生技术使用的医学、社会、经济和伦理学问题等资料。它的实施是国际或国家级别的相关组织，如卫生技术评估国际网络机构INAHTA、卫生技术评估国际组织（HTAi）等，通过多方证据形成的技术评估报告。评估报告可以用于判断一种既有的技术能否满足某种卫生需求，然后获得医院采购计划所需的指南。

2. 医疗器械评价 是针对某个指定的医疗器械进行性能和功能的专业评价。这些专业评价可以是专家撰写的概述性循证医学资源，也可以是通过国际电工组织（IEC）或者国际标准化组织（ISO）标准（或者本地相同级别）的认证得到的信息，用于检验某种特定的器械是否按照生产商所宣称的方式运作，或具有哪些实际的诊断和治疗效果。该阶段通过调查研究获得的信息可以避免后期因错误导致的高代价和耗时。采用国家认证和同行评议的资源可以保证数据的完整性。

3. 计划和需求评估 是采用适时的方式和合理的成本来协调和整合活动，以满足商品、服务或工作的需求。它是将医疗卫生服务的要求转化为未来采购要求的基本过程。该项的实施包括建立采购策划小组，根据医院战略及实际情况建立准入评估标准，基于现有器械和市场调查进行数据收集和处理、关键部分的描述和全面需求评估等。

本章主要介绍医疗器械的技术评估和需求评估。

（二）准入评估的发展

卫生技术评估一直是用于国家和政府层面的综合性评估，它关注的是一项技术对社会和市场的影响。如手术机器人的出现对社会和整个卫生系统会产生怎样的影响。美国技术评估办公室 1973 年首次开展 HTA，3 年后才提交第一份正式的 HTA 报告。所以，对于国家卫生技术评估机构所做的综合性的卫生技术评估来说，存在以下问题：做分析时间太长交付晚（通常是 12～18 个月），数据分析太复杂，不利于医院医疗决策者使用；与医院的问题不相关，无法考虑本地数据，政策建议不能反映当地的重点和实际情况等。对于需要快速决策但资源有限的医院而言，开展综合性的 HTA 存在诸多困难，且不符合医院决策的现实需求。因此，卫生技术评估越来越呈现出地方化趋势。

在每次决定要引进新的药物、新的治疗方法、新的医疗设备的时候，地方和医院的决策者要求根据自己的数据评估做决定。考虑到有助于改善资源的优先级和支持有力的决策，决策者有越来越大的兴趣在地方和区域层面的卫生服务当中使用卫生技术评估，尤其是医院层面的技术评估。

1999 年，西班牙首次提出针对医院层面的 HTA 工具，这是最早关于医院层面 HTA 的报道。2003 年，Greenberg D 提出制订相关医疗技术计划需要根据医院本身情况进行，同时提出创建一个基础研究工具对以色列卫生系统的功能进行医疗技术评估。2005 年，他再次提出决策者在医院范围内需要采用新技术对卫生技术进行评估。同时 McGregor 也提出增强 HTA 在医院层面应用非常重要，并且提供了大量相关证据。2005 年，丹麦卫生技术评估中心（Danish Centre for Health Technology Assessment，DACEHTA）首次提出"迷你技术评估"（mini-HTA）的概念，很快受到广泛关注，其开发和不断完善的 mini-HTA 工具也被越来越多的医疗机构所使用和认可，逐渐成为全球医院层面卫生决策的重要工具。

目前，丹麦、加拿大等国均有较成熟的 mini-HTA。全球主要有 8 个 mini-HTA 评估机构，包括：New South Wales Health（Australia）、Southern Health（Australia）、Alberta Health Services-Calgary（Canada）、mini-MTV（Denmark）、La Agencia de Evaluación de Technologías Sanitarias de Andalucía（Spain）、Landstinget iösterg tland（Sweden）、Västra Götaland（Sweden）、Agency for Healthcare Research and Quality（USA）。这些评估机构在实施 mini-HTA 时的共同点包括：无论是否为新技术，均要对该技术的特性进行阐述；评价患者群体、临床效应、安全性；进行成本 - 效应分析；所评估的技术是基于提升专业能力的需要；考虑了对机构的影响；评估伦理等社会适应性特性。

二、准入评估的内容

医疗设备的购置工作对于医院的学科发展和运营管理都有着举足轻重的作用。作为医院固定资产的重要组成部分，医疗设备的折旧成本以及使用情况也直接关系到医院的经济效益和运行效率。因此，医院应建立一套严格的可行性论证及评估体系用于把控医疗设备的购置，使得医院可以将有限的成本投入到最有价值之处，预防和避免医疗设备使用率低下问题的出现。医疗设备、耗材的采购前的准入评估是对申购的设备或耗材立项过程进行全面的论证评价以获得决策依据的过程。

医疗器械的准入评估的内容主要包括技术评估和需求评估。技术评估是对医疗器械的临床安全性、有效性、经济学特性和社会适应性等进行的评价，主要是针对一台医疗器械及其相应技术的。医疗器械需求评估是一个复杂的、包含大量的变量分析过程，它以分析医院需求为目的，为医疗机构决策者引入相适应的医疗器械提供必要的信息优先考虑和选择的参考依据，更是一个战略规划和需求计划制订的必要步骤。

（一）技术评估

医疗器械技术评估运用了卫生技术评估的原理和基本方法。卫生技术评估（health technology assessment，HTA）是指运用循证医学（evidence-based medicine，EBM）和卫生经济学的原理和方法，对卫生技术的技术特性、临床安全性、有效性（效果和生存质量）、经济学特性（成本 - 效果、成本 - 效益、成本 - 效用）及社会适应性（社会、伦理、法律、政治）进行系统全面的评价，为各层次的决策者提供合理选择卫生技术的科学信息和决策依据，对卫生技术开发、应用、推广与淘汰实行政策干预，从而合理配置卫生资源，提高有限卫生资源的利用质量和效率。医疗器械的卫生技术评估主要评估以下内容：

1. 安全性评估　医疗器械的安全性评估是准入评估的首要内容。若不能确保一台设备、一件器械、抑或植入性材料等的安全性，则没有必要评价其有效性和经济性，以及其应用后对社会、文化、伦理和道德的影响。安全性是相对于风险而言，风险是对人体健康伤害的可能性及严重程度的测量指标，是指在特定使用条件下，特定人群中患有特定疾病的个体接受某医疗器械治疗、检查后，发生不良反应或意外损害的概率及其严重程度。现实中并没有绝对安全的以医疗器械为载体的技术，安全性代表了对医疗器械可接受程度的价值判断。若一项以医疗器械为载体的技术的应用，对健康的可能益处远超过其任何可能带来的风险，且其风险可以被患者、医务人员以及相关决策者所接受，则该项技术可以被认为是安全的。

2. 有效性评估　医疗器械的有效性评估是在其安全性评估基础上进行评估的一项内容，它和安全性评估构成准入评估的基础，为医务人员、工程技术人员及医院决策者提供科学的依据。有效性是指应用医疗器械后其诊断的正确性、治疗的有效性优于或与以前所使用的方法、设备相同。根据医疗器械应用环境和结果的不同，有效性可以表示为功效和效果。功效是指在理想使用条件下，使用某台医疗器械对某一特定的疾病、患者所带来的收益，衡量其应用对健康带来的结果，而效果则是指在有外界环境或操作技术娴熟程度不同影响下，使用某台医疗器械对某一特定的疾病、患者所带来的收益。

3. 经济性评估　在医疗服务过程中，群众、医院决策者和社会最为关心的问题是如何在保证安全有效的前提下，医疗器械使用所耗费的资源是最少的，这就需要对其进行经济性评估。医疗器械的经济性评估是在评估其安全性和有效性的基础上，对其成本、成

本 - 效益、成本 - 效果和成本 - 效用等经济性指标进行分析与评价。其中，医疗器械的成本是指在提供医疗服务过程中所消耗的物化劳动和活劳动的货币表现，如低值耗材、人力成本、行政管理费等；效果是指采用某医疗器械之后所节省的卫生资源、健康的改善及生命的延长，所减少的其他方面的经济损失，抑或减轻、避免了患者身体及精神上的痛苦，以及康复带来的舒适和愉快等有用的结果；效益用货币价值表示医疗器械应用的效果，是效果的货币表现；效用是指个体或社会对特定的健康结果可能有的偏好或价值判断。总而言之，医疗器械的经济性是指医疗器械使用的成本、费用以及由医疗器械对疾病的作用所产生的效果与效益的比较。

4. 社会适应性评估　医疗器械作为医学技术的重要组成部分，其应用应尽可能地与社会政治、经济、文化、伦理与道德等方面相符合。社会适应性评估是医疗器械评估中最具有挑战性与困难性的一个内容。社会适应性是一项技术发展或进步所引起的社会环境变化，包括社会、伦理、理论和法律的变化。由医疗器械技术引起的各种作用显著地影响着人们的社会价值观，包括社会的伦理与道德观。一项技术的伦理影响来自技术固有的、潜在的使用，这种影响或多或少威胁着社会道德准则。社会适应性评估应在医疗器械评估执行和结果分析过程中引入伦理和公平性视角，以问题为导向利用医学伦理学的方法分析医疗器械评估执行过程中涉及的所有社会伦理和公平性要素。

（二）需求评估

准入评估并非只是对于一个器械及其技术在临床使用状况下是否能够达到其所宣称之目的或目标的能力进行评估，也应对该项技术对于整个医院的技术所造成的冲击影响有所了解，因此调研医院自身的信息也尤为重要。延伸一下，对于整个地区的医疗服务环境的影响也应有所考虑和关注。这就是需求评估需要考虑的问题。

需求评估是一个用来确定和解决目前的情况或条件与期望情况之间差距的过程。这是一个战略活动和计划过程的一部分，旨在改善当前的性能或纠正不足之处。需求评估是一个复杂的、包含大量的变量过程，其为决策者提供必要的信息，优先考虑和选择与相应的国家、区域或医院的水平相适当的医疗设备。

如今的医疗机构正面对着服务者的高质量要求和成本的双重压力，医疗科技产品及其技术明显地增大对于医院成本与诊疗技术的冲击。因此，医疗机构在购置医疗器械时，要基于医院层级技术规划的角度，针对当前医院对技术的需求以及中长期技术的需求与布局，对医疗器械产品与技术进行科学性、综合性评估，分析潜在性和复杂性问题，且必须进行跨领域及部门的研究与工作。因此，在进行准入评估时，还需要注意以下医院层级技术规划的问题。

1. 找出医院内部现有的与之对应的临床服务系统　根据规划程序，界定出医院所提供的该项临床服务内容。需注意的是，此规划是基于医院管理层级的经营管理规划，而非基于科室本身。通常拟购置的医疗器械是为此临床服务系统提供技术或改善、拓展该项临床服务系统。

2. 分析拟购新设备对既有服务系统的效果　拟选择的设备和技术会影响到医院现有的临床服务,找出其可能造成的潜在冲击(包括技术、经济以及发展策略等)极为重要。

3. 诊疗过程的效率和质量评估　对现有诊疗过程中的效率和质量进行评估,找出引入新技术前后相应诊疗过程的效率和质量的变化(例如患者每例诊疗成本、诊疗技术难度、患者就诊人数、患者诊疗时间等),这将是社会适应性最重要的因素。此外,也可以将原系统中存在的潜在危险因素一并考虑。

4. 长期更换策略的评价　在技术规划中最需遵循的原则是建立长期的技术更换计划,以便使医院的资金最有效地利用,不造成浪费。然而对医疗器械来说,没有器械或技术有无限长的寿命,或者可通过维护保养来确保设备永久可用。随着工程技术的快速发展与更新,如今的医疗器械产品的技术更新周期越来越短。因此较为合理可行的规划是着重降低非预期性设备更新对于医院资本支出的冲击。

5. 寻找确认新技术　人口变化、环境因素、医疗保险给付系统以及其他因素会导致医疗需求的改变。对这些改变进行前瞻性与预测性的研究,是技术规划必要的基本工作。整合各方面的证据资源、研究信息,分析医院所提供的服务对象的设定以及专业定位,可避免医院在医疗技术(医疗器械)上不当的投资决策,并可降低不必要的资本支出。

三、准入评估的意义

卫生技术评估作为卫生政策和卫生决策的支持系统组成部分,自20世纪70年代在美国应用以来发展迅速,现已经成为许多发达国家卫生决策的前提性和基础性工作。我国的医学技术评估起步较晚,20世纪80年代引入技术评估的概念,近年来得到迅速发展。随着卫生技术评估的广泛应用,卫生技术的概念内涵与外延都发生了变化,小到一项诊疗技术和药品能否进入临床,大到卫生政策的调整或卫生改革方案的出台,都需要专业的卫生技术评估机构进行整体性评估。

卫生技术评估可从多方面为卫生决策提供科学信息。通过卫生技术评估,可为调控机构等提供药物、治疗方案或程序和其他技术是否进入市场的决策依据;可帮助卫生技术的提供者和付费者决定应列入卫生福利计划的卫生技术,确定合理的报销项目和比例;可帮助卫生部门的官员制订公共卫生计划;可帮助制定卫生技术的生产、应用、维护和再利用等方面的标准;可帮助制定卫生技术的创新、研究、开发、调控、支付和推广等方面的政策;可为医院、卫生保健网络和机构的管理人员获得和管理卫生技术提供帮助;可帮助卫生技术的提供者和消费者根据具体问题合理选择卫生保健措施;也可帮助卫生保健产品生产厂商有效地进行产品开发和市场规划。

总结来说,新技术、新设备的出现,新的生物技术、材料的应用,进入医疗卫生市场,需要建立准入机制和配置标准;卫生费用的过度增长,很大程度上与卫生技术的滥用有关,需要遏止,建立使用标准。陈旧技术的淘汰,需要选择适宜技术来替代,建立替代标准。所有这些都需要进行卫生技术评估。

医疗器械技术评估

卫生技术评估源于技术评估,但是有它独特的属性。卫生技术同其他科学技术和应用一样,具有两重性:它一方面增强了人类诊断和防治疾病的能力,提高了人类健康水平;另一方面也可能带来了一些消极影响和不良后果,如一系列的伦理问题、社会问题、医疗费用的不合理快速增长等。人们希望在享受卫生技术带来的益处,提升医疗质量的同时,能够防止、限制卫生技术带来的负效应和医疗费用过快上涨,保证卫生技术的良性发展。

一、医疗器械的有效性和安全性评价

最理想的卫生技术是绝对安全而有效的技术。但是对于人类而言,绝对安全而有效的实用卫生技术是不存在的。任何医疗技术的使用都包含着对技术潜在效益和潜伏风险的权衡与折中,两者都包含概率或偶然性的成分,没有绝对有效的技术,也没有绝对安全的技术。

(一)定义

世界卫生组织将有效性定义为医疗服务措施(服务、质量方案、药物、器械、预防和控制措施)的效益和效用。有效性可以从功效和效果两个角度测量。功效是技术在排除其他干扰因素的标准使用条件下,特定人群中患有特定疾病的人体接受医疗保健后可能获得的效益。效果是技术在真实的医疗环境中,特定人群利用医疗保健后可能获得的效应。效果的水平受功效、技术的覆盖率、医生和患者对技术的依从性等因素的影响。

安全性是指卫生技术给人体健康带来损害的可接受程度的价值判断,可以定义为特定使用条件下,特定人群中患有特定疾病的个体接受医疗保健技术服务后,发生不良反应或意外健康损害的概率及其严重程度。如果一项技术的使用,其风险可以被病人、医生、社会及相关决策者所接受,这项技术就可以认为是"安全的"。

对新技术和现存技术进行有效性和安全性评估,将有助于潜在效益高而风险相对小的技术推广使用,同时有助于限制缺乏有效性或引起过度损伤的技术,以及有潜在安全隐患技术的使用,更有助于卫生资源的合理使用。

(二)医疗器械的临床评价

1. 临床评价 医疗器械全球协调组织(Global Harmonization Task Force,GHTF)关于医疗器械临床评价部分的指导文件 GHTF/SGS(PD)N2R7 中,"临床评价"(clinical evaluation)的定义为:医疗器械制造商收集关于其医疗器械的"临床数据"(clinical data),并对这些数据进行评估和分析，以确认该器械在其预期目的下的临床安全性和临床性能。

其中，"临床评价"是指制造商证明其器械满足安全性和性能的基本要求的一个过程。"临床评价"的结果往往是指制造商提供给医疗器械评估机构或法规部门的、详细描述临床数据和质量、表明临床数据如何支持该器械满足安全性和性能的基本要求的一份报告。"临床评价"也是一个持续的过程，不仅仅局限于医疗器械上市前的某个阶段，制造商应当在该器械上市后不间断地监控临床安全性和性能的有关数据（包括不良事件报告、从进一步的临床试验和临床经验中得到的结果和发表的文献资料等）。

国家食品药品监督管理总局发布的《医疗器械临床评价技术指导原则》（2015 年第 14 号）对医疗器械临床评价做了定义，即通过临床文献综述、临床经验数据、临床试验等信息对产品是否满足使用要求或者适用范围进行确认的过程。临床评价是对医疗器械进行技术评价的一个重要方面，其主要目的是验证器械的临床有效性和安全性，包括把该器械用于预定的目标人群时所获得的预期收益评估，以及对其可能带来的不良反应的风险评估。

医疗器械预期用途是用于临床的，所以要用临床评价的实施来确认医疗器械设计。临床评价是对与医疗器械有关的临床数据的评价及分析，无论是上市前还是上市后使用过程中，都是用来证实器械的临床有效性和安全性。

以上市前临床评价为例，主管部门在对产品做符合性评价时，是以医疗器械的性能和安全的基本原则，对制造商提交的技术汇总文件进行评价。在技术汇总文件中一个重要的文件就是"临床证据"（clinical evidence）。"临床证据"是依据制造商"临床评价"后形成的报告以及其他相关证明文件而构成的。"临床评价"是由制造商在收集了"临床数据"后，对产品是否满足预期的临床目的进行分析和评价。"临床数据"可以来源于多个方面，如可以从相同的产品中上市后对其认知的程度，可以在获得的文献综述中得到数据，也可以从相同产品临床使用的经验数据中得到。如果既没有文献综述，也没有其他的方法得到足够的"临床数据"来证明产品的安全有效，则需要做"临床试验"来获得数据。临床数据来源、临床数据、临床评价和临床证据之间的关系见图 3-1。

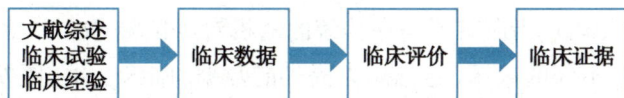

文献综述
临床试验 → 临床数据 → 临床评价 → 临床证据
临床经验

图 3-1　临床数据来源、临床数据、临床评价和临床证据之间的关系图

2. 临床试验（clinical trial）　是指任何在人体，不论是在病人或在健康志愿者身上所进行的药物系统性研究，以验证试验药物的作用，检测其任何不良反应，揭示试验药物的吸收、分布代谢和排泄，目的是确定其疗效和安全性。

临床试验是基于实验原理出发，试验设计本身有其局限性。上市前临床试验包括 RCT 所获得的有关卫生技术的有效性、安全性信息，是在理想的或受控的医疗条件下获得的，这种严格控制的医疗环境可有效地消除试验中的偏倚，由此所获得的有效性和安全性信息，是国家医药卫生监管部门批准卫生技术上市必不可少的基本依据。

医疗器械的早期研发阶段相当于药物研发的Ⅰ期和Ⅱ期临床试验。也就是说，药物的Ⅰ期和Ⅱ期临床研发问题主要是围绕着化学或者生物介质的演化以及它们如何在生理上和人体细胞组织相互作用，然后发现和评估这些药物在人体中作用之后产生的代谢产物。对比而言，医疗器械的早期研究问题通常集中在它们部件的作用上，如电路的阻抗，诊断测试的准确性、可靠性和预测性功能，以及器械产品材料的耐久性，这些内容的研发通常是在医疗器械制造商及生产工厂进行，药物的Ⅰ期和Ⅱ期临床试验在医院。

医疗器械上市前研发在很多方面相似于药物研发的Ⅲ期临床，然而研究问题也不尽相同。虽然两个行业都集中在产品和人体环境的关系上，但是器械制造商希望知道他们的设备是否能够按照预期期望去工作，是否具备有效性、安全性。如一个心脏起搏器设计在特定的心房刺激下才起搏，那么在实际工作中它是只在这种情况下起搏，还是在其他时候也会起搏，它在特定情况下会停止运作吗？人工髋关节能够稳定地黏合在所在的位置吗？心脏冠脉支架能保持张开吗？这些都是器械的有效性和安全性问题。

为了证明器械进入市场后的价值和对健康的影响，上市后的相关研究（相当于药物研发中的Ⅳ期临床）已有很长的历史。因为器械是一个特殊的产品而且基本上和机械装置最相近，所以使用过程中的医疗器械需要关注：器械是否继续履行它应该履行的功能？电池正常工作吗？起搏导线移位了吗？支架堵塞了吗？患者会关注也愿意做配合他们所使用器械的针对性随访，这也使得收集Ⅳ期临床数据相对容易。

3. 真实世界研究　由于上述临床试验设计对受试者样本量、入选条件、病情、用药等都有明确限制，这种理想的试验环境与现实医疗环境相去甚远，所获得卫生技术的有效性和安全性的信息，并非是实际医疗卫生服务环境中的真实效果及安全性，不能充分回答在现实医疗环境医患双方所面临的各种复杂问题。因此重视开展真实世界研究（real world study，RWS）的理念应运而生，并得到医药界的广泛认同。对某一卫生技术的 RWS 是基于 RCT 结论的基础上进行的更为深入的临床研究。RWS 强调在现实医疗条件下评价卫生技术的临床效果，采用流行病学理论和方法进行临床观察性研究、横断面研究、队列研究、注册登记研究等在临床实践中运用广泛。

真实世界数据（RWD）指所有不是在传统的随机对照试验（RCT）中收集的不同类型的数据的总称。其来自不同的来源，包括病人提供的数据，临床医生、医院的数据，社会和环境数据等。RWD 作为 RWS 的数据来源，经过适合的分析产生真实世界的证据（real world evidence，RWE）。美国 FDA 于 2016 年 7 月发布了 *Use of Real-World Evidence to Support Regulatory Decision-Making for Medical Devices*（草稿）。与传统的 RCT 比较，RWD 具有能够对药物／医疗器械在不同的患者群体中影响提出新的深入见解的潜力，被认为能够弥合临床研究与临床实践之间的知识鸿沟。同时专家们也强调，需要更多的努力来探讨如何将现实世界的证据纳入监管框架。包括国立卫生研究院（NIH）的合作实验室，PCORnet 和 FDA 的哨兵行动正在尝试利用这些数据来提高临床试验效率和药品安全性监测。

RWD 通常来自于医疗机构所使用的电子病历，医疗设备内和（或）在护理过程中以及家庭设备中记录患者经历的数据。包括的数据范例见表 3-1。

表 3-1　RWD 数据范例表

范围	内容
资源使用	费用、联系人、治疗手段等
医疗产出	观察指标，包括医疗记录、医院统计指标等
患者行为	与治疗手段、结果的符合性
人口健康	临床数据 - 结构化和非结构化内容（如病史、检验检查结果） 与公众健康相关的事件 - 天气，疾病暴发，地方事件；生理数据来自居家和床边监护仪和传感器
沿时间轴的患者记录	病史（诊断编码，病程记录，影像），病理学，疾病，药物信息，环境因素等
社交信息	Blog，聊天室，患者社区等社交媒体活动
健康监测和干预	来自监护设备、个人可穿戴设备及 APP 的数据流

（三）医疗器械临床评价的方法和内容

如何排除医生、患者、试验参与者的人为因素对临床试验的影响，观察治疗效果，这一直是临床治疗学研究的难点。随机对照临床试验（randomized controlled trial，RCT）是目前临床试验最佳的临床证据。RCT 就是利用随机化分组的方法将病人分为实验组和对照组，进行试验技术与对照技术（标准技术、安慰剂或其他方法）处理结果的比较研究，直接在人体中观察试验技术的功效与安全性。目前，对医疗器械进行临床评价的基本方法还是沿用 RCT 的方式，只不过评价的阶段不同。

1. 设立对照　无论是在标准实践研究中，还是在真实实践研究中，要想说明某种干预措施的疗效和安全性，必须提供可靠的参照系或比较对象。对照是从科学性的角度评价临床试验的重要原则。

对照组的设立可以根据研究的目的、要求和疾病特点的不同，对照组可有不同的内容和设立方法。如空白对照，安慰剂对照、历史对照、交叉对照、标准对照和阳性对照。

2. 随机化分组　目的是使受试对象被均匀地分配到各试验组中去，不受试验参与者主观意志或客观条件的影响，即医生和患者不能事先知道或决定患者将被分到哪一组接受治疗，也不能从上一位患者已经进入的组别推测出下一位患者将被分配到哪一组。其结果是使各种已知的和未知的影响预后的因素被均匀地分配到各研究组中，从而达到各组均衡可比的目的。常用的随机化方法有简单随机化，区组随机化和分层随机化。

3. 盲法试验　控制潜在的混杂因素的另一个机会是对期望控制。研究者和患者可能都会对创新治疗的效果有过高的期望，众所周知，这些期望会对结果产生影响。减少这种影响的方法之一就是采用盲法。

单盲法是指受试对象不知道给予措施的形式，不知道自己被分配在实验组还是对照组，但医生和研究人员是清楚的。单盲法可以避免来自病人方面的干扰，缺点是不能避免研究人员和医务人员的倾向性偏倚。

双盲法是指受试对象与试验担当医生均不知道临床试验的分组情况，只有研究者或研究者指定的人员知道。器械试验产品要制成大小、形状、颜色与试验品相同的安慰剂或对照产品。

4. 病例注册登记研究（registry study） 是21世纪医药学界与政府部门日益重视的观察研究设计，不同于在同质人群中进行的临床试验。

病例注册登记是一个有组织的系统，为达到一种或多种预定的临床或政策目的，利用观察性研究方法收集统一的数据来评估某一特定疾病、状况或暴露人群的特定结果。登记数据库是一个或多个来自登记的文件，可以表达疾病的自然史，确定卫生技术的临床效益或成本效益，监测安全性和有害性，衡量医疗服务质量。

病例注册登记研究与临床试验注册登记管理不是同一件事。前者是临床科研方法，后者是临床试验透明化机制。

5. 样本量和统计功效分析 样本量和样本选择的问题是研究设计的关键因素，尤其在医学诊疗器械研究等患者人群较少的案例中。小样本人群或较少的研究结果会增大抽样误差。因此研究需具有充分的把握度，即要有足够的患者来精确地回答干预的健康结果是不是真正干预结果。为了研究确定最优样本量的最适合方法是统计学把握度分析。把握度分析提供了一个客观的方法来确定在研究中具有充分统计学意义的样本量大小。

6. 研究人群纳入和排除标准 谁可以参加临床研究同时取决于可获得性和安全性。必须在合理的时间内获得把握度分析需要的样本规模。因此，研究需要有足够数量的患者可以参加。这些患者要具有研究需要的条件或特征。解决获得足够样本存在困难的常见方式之一是进行多中心试验。多中心试验的主要问题在于不同中心间的质量控制和研究程序的标准化，这样试验中心因素本身不会成为检验治疗功效的误差和混杂因素的来源。

（四）医疗器械有效性和安全性评价实例

下面以市场某型号的完全可降解聚合物基体药物洗脱支架系统为例，具体说明如何利用医疗器械的临床试验评价其有效性和安全性。

1. 研究设计 本试验是一项前瞻性、多中心的可降解支架临床研究的单组研究部分，通过本研究评价该支架在原发性冠状动脉狭窄病变中的有效性和安全性。受试者植入该型号的完全可降解聚合物基体药物（西罗莫司）洗脱支架系统。共计划招募825名受试者参与该单组目标值注册研究部分。在术后30天、3个月、6个月、9个月、1年、2年、3年、4年、5年对受试者进行随访。以术后1年靶病变失败复合终点（target lesion failure，TLF）为主要终点指标，评估该型号完全可降解聚合物基体药物（西罗莫司）洗脱支架系统的有效性和安全性。

所有受试者按照统一的入选/排除标准进行筛选，参加研究前需要签署知情同意书，然后使用网络应答系统，植入试验器械，并按照试验方案的要求完成相应的随访。所有受试者完成1年随访后，进行数据的统计分析，研究者根据统计结果编制临床试验总结报告，将对所有受试者进行术后为期5年跟踪随访。

2. 研究终点 研究的主要终点包括：靶病变失败复合终点（TLF），包括心源性死亡（cardiac death）、靶血管相关的心肌梗死（TV-MI）以及临床驱使的靶病变血运重建（iTLR）（术后1年）。次要终点包括：①器械使用成功率（病变水平）（手术期间）；②手术成功率（受试者水平)(术后 7 天或出院前);③靶病变失败复合终点(TLF),包括心源性死亡(cardiac death)、靶血管相关的心肌梗死(TV-MI)以及临床驱使的靶病变血运重建(iTLR)(术后 30 天、3 个月、6 个月、9 个月、2 年、3 年、4 年、5 年)。

3. 入选 / 排除标准　参与本临床试验的病人必须符合以下所有标准:

(1)年龄 18～75 岁,男性或者非妊娠期女性。

(2)具有心肌缺血证据(如稳定型心绞痛、不稳定型心绞痛、陈旧心肌梗死或无症状心肌缺血患者),适合进行 PCI 手术;对于稳定型心绞痛或无症状心肌缺血患者,若病变直径狭窄<70%,则必须具有心肌缺血的客观迹象,可根据以下其中一种检查判定:超声心动图,核素扫描,动态心电图或负荷心电图。如果无创性检查没有缺血迹象,则必须做 FFR 且结果表明缺血。

(3)一个或两个原位冠状动脉病变,若为两个病变,须位于不同的心外膜血管。

如果具有以下任何一种情况,该患者将被排除参与研究:

(1)1 周内的任何急性心肌梗死;心梗后心肌酶没有恢复正常。

(2)慢性完全闭塞性病变(术前 TIMI 血流分级 0 级)、左主干病变、开口病变、需要处理的多支病变、分叉病变(分支血管直径≥2.0mm,分支开口狭窄≥50%,侧支需要使用保护导丝或需要球囊预扩张)和桥血管病变;靶血管内有可见血栓。

(3)不能成功预扩张的严重钙化病变和扭曲病变,不适宜支架输送和展开的病变。

(4)支架内再狭窄病变。

4. 临床试验持续时间及其确定理由　临床试验观察期设在 30 天、3 个月、6 个月、9 个月、1 年、2 年、3 年、4 年、5 年,与国外同类产品临床试验惯例一致。根据《全降解冠状动脉药物洗脱支架临床试验审评原则》,单组目标值以至少 12 个月靶病变失败率(TLF)为主要研究终点,因此靶病变失败率(TLF)随访时间定为术后 1 年。

5. 每病种临床试验例数及其确定理由　本研究为单组目标值法设计,主要研究终点为术后 1 年靶病变失败率[年靶病变失败率(TLF)]。根据 SPIRIT Ⅳ,Resolute All-Comers,XIENCE V USA,TARGET Ⅱ Registry 等大型试验随访结果以及 ABSORB 临床试验结果,结合医生的判断,认为临床试验结果,对于可降解支架,1 年时间内 TLF 的发生率不应超过 8.5%,保守估计该支架术后 1 年的 TLF 发生率为 6.0%。如果以 8.5% 为目标值,当统计学显著性水平取双侧 0.05、把握度 80% 时,样本量计算公式如下:

$$N = \frac{[Z_{1-\alpha/2}\sqrt{P_o(1-P_o)} + Z_{1-\beta}\sqrt{P_r(1-P_r)}]^2}{(P_r - P_o)^2} \tag{3-1}$$

式中,P_o——预期产品性能指标;

P_r——目标值;

检验效能 $1-\beta = 0.8$;

显著性水平 $\alpha = 0.05$(双侧)。

计算至少需要 784 例,考虑临床随访最大 5% 的脱落率,共需入选 825 例,满足统计要求。

6. 试验用器械支架规格　见表3-2。

表3-2　支架规格表

长度（mm）	直径（mm）		
12	2.5	3.0	3.5
15	2.5	3.0	3.5
18	2.5	3.0	3.5
24	2.5	3.0	3.5

7. 试验流程按照以下程序进行（图3-2）　①病例筛选；②签署知情同意书；③病例入

试验过程	入组及治疗				随访								
时间点	筛选术前7天内	手术过程	术后6~24小时	出院	1月	3月	6月	9月	1年	2年	3年	4年	5年
窗口期（±）					7d	15d	30d	30d	30d	30d	30d	30d	30d
知情同意	X												
入排标准	X												
退出标准		X			X	X	X	X	X	X	X	X	X
病史/人口学资料	X												
妊娠试验	X（1）												
体格检查（2）	X												
生命体征（3）		X		X									
血、尿常规	X			X									
血生化（4）	X			X									
CK，CK-MB（5）	X		X										
TnT或TnI（5）	X		X										
临床评价		X											
12导联心电图检查	X		X										
超声心动图检查	X												
心绞痛CCS分级	X			X	X	X	X	X	X	X	X	X	X
生活质量调查（6）	X				X	X	X	X	X	X	X	X	X
抗凝、抗血小板用药	X	X		X	X	X	X	X	X	X	X	X	X
MACE记录（7）				X	X	X	X	X	X	X	X	X	X
不良事件记录	X	X	X	X	X	X	X	X	X	X	X	X	X

1. 仅适用于妊娠妇女。
2. 体格检查　身高和体重。
3. 生命体征　收缩压、舒张压和心率。
4. 血生化　总胆固醇、甘油三酯、低密度脂蛋白、高密度脂蛋白、肌酐、空腹血糖、谷氨酸氨基转氨酶、天冬氨酸氨基转移酶。
5. 术前必须进行CK、CK-MB、TnI或TnT检查；术后检测心肌酶，术后6~24小时测定CK、CK-MB、TnT或TnI，如结果异常须在48小时内复查。术后24小时内需查心电图，如异常，出院前复查。
6. 生活质量调查问卷表包括SAQ、EQ-5D、SF12。
7. MACE：为心源性死亡、心肌梗死（包括Q波心梗或非Q波心梗）及临床症状驱动的靶病变血管重建（iTLR）的复合终点。

图3-2　试验流程图

选；④完成基线冠脉造影、支架植入术及术后即刻造影检查；⑤随访评估（术后、30天、3个月、6个月、9个月、1年、2年、3年、4年、5年进行门诊或电话随访，记录心血管临床事件）。

二、医疗器械的经济学评价

（一）定义

"卫生经济学评价"一词更多地被表述为"卫生经济分析与评价"或者是"卫生经济评价"。如前文所述，卫生资源是稀缺的，所以需要"最佳、有效和公平"地使用，卫生经济评价是这样的一个过程：利用经济学的方法对不同卫生方案的成本和产出进行全面分析和比较，从而选出最能够使有限资源发挥最大效益的方案。

医疗器械可以分为设备和医用耗材两大类，近年来医用耗材中的植入和介入类器械增长尤为迅猛，这些器械在欧美国家被称作"医生偏好器械（physician preference items，PPIs）"，因为虽然医院是这些器械的实际采购者，但是是由医生决定对具体患者选择使用何种器械。由于这类器械占据了医院供应成本的61%，所以越来越受到医院管理者的关注。美国一项针对其323个成员医院的研究显示，2010年在骨科及心脏的12种病例（MS-DRG）治疗中由于医院实际成本超出Medicare（美国老年和残障健康保险）所支付的费用共损失18.2亿美元，而PPIs的成本增长是其原因之一。Premier的首席医学官Richard Bankowitz说："不可否认植入性技术挽救了数以百万的生命，但是在这个产业中由于制造商主导了运用这些植入器械进行手术的标准程序，直接影响了医生的工作方式。"Richard Bankowitz同时指出，"医院在缺乏质量和成本信息的情况下被迫作出对这类器械的采购决定"。随着老年人要求更高的生活质量，同时器械制造商极力推介产品，这种趋势有可能会加重医院的亏损。Kurtz等在2006年预测在接下来的25年里，美国髋关节置换术将增长174%，膝关节置换术将增长673%。美国国家卫生统计中心（National Center for Health Statistics，NCHS）的统计显示65岁及以上的老年人是髋膝关节置换的主要人群，从2000年到2004年，这个年龄人群中进行髋关节置换的比例从25.7%上升到了37.3%，膝关节置换比例从61.2%上升到了80.3%。而作为主要支付者的Medicare自2003年到2005年在植入性器械手术支付方面的费用从100亿美元上升到了140亿美元。

世界卫生组织也早已注意到了医疗器械造成的健康支出的增加。新技术、新产品的上市可能解决了一些过去无法治疗的疾病或适应证，但是长期以来这个市场一直被"供应拉动"（supply-driven），这些增长中有多少是必须的、合理的？世界卫生组织呼吁各成员国加强卫生技术评估、卫生经济学等相关学科的力量，在对医疗器械投资前加强评估，减少卫生资源浪费。

（二）成本-效益分析

1. 成本（cost） 是卫生保健服务机构在提供卫生技术的过程中所消耗的物化劳动和

活劳动的货币体现。需要注意的是，成本和费用是两个不同的概念，成本是资源的实际消耗，费用则是卫生技术服务价格和服务量的综合表现。如心脏起搏器成本，从医疗机构角度看，包括心脏起搏器本身的购置成本和仓储、管理和劳务成本，而心脏起搏器费用，则是医疗机构按照物价部门核定的收费标准或价格和使用量计算得到的费用值。因此，计算医疗器械的成本要全面考虑，不能仅局限于某项技术单一的物质资料的成本，应该扩展出去，包括该项医疗器械在使用的过程所消耗的其他直接和间接成本等。

成本可以分为两大类：一类是直接成本，一类是间接成本。针对医疗器械来说，直接成本是指医疗卫生机构专为提供某项医疗服务而发生的费用，"直接"的意思是指该项支出与卫生服务有着明确的一对一的匹配关系，这种费用可以根据凭证而直接计入该项卫生服务项目，如人员的劳动成本、卫生材料、低值易耗品等。直接成本的高低主要取决于卫生技术服务量的大小。间接成本指有些费用与卫生服务间接相关或其成本不是针对某项卫生技术服务的，无法直接计入该项卫生技术服务项目，是因伤病或死亡所引起的社会成本或代价，它包括休学、休工、因病或死亡所损失的工资、资金或丧失劳动生产力所造成的产值的减少等。

2. 效益（benefit） 是有用效果的货币表现，即用货币表示卫生服务的有用效果。效益一般可分为直接效益（direct benefit）、间接效益（indirect benefit）和无形效益（intangible benefit）。直接效益是指实行某项卫生计划方案后所节省的卫生资源。间接效益指实行某项卫生计划方案后所减少的其他方面的经济损失。无形效益是指实行某项卫生计划方案后减轻或避免了患者肉体和精神上的痛苦，以及康复后带来的舒适和愉快等。

3. 成本效益分析（cost-benefit analysis，CBA） 是通过比较不同备选方案的全部预期成本和全部预期效益来评价备选方案，为决策者选择计划方案和决策提供参考依据，即研究方案的效益是否超过它的资源消耗的机会成本，只有效益不低于机会成本的方案才是可行的方案。成本效益常见分析方法包括静态分析法和动态分析法。

静态分析法即不考虑货币的时间价值，即不计利息，不计贴现率，直接利用成本和效益的流转额，以增量原则计算方案投资在正常年度能带来多少净收益。常用的静态分析指标包括：

（1）投资回收期：指以投资项目的各年现金净流量来收回该项目原投资所需要的时间。计算公式如下：

$$投资回收期 = \frac{原投资额}{平均每年现金净流量} \tag{3-2}$$

$$投资回收期 = \frac{各年末尚未收回的投资余额}{各年末累计现金净流量} \tag{3-3}$$

现金净流量＝经营收入－营运成本 或 现金净流量＝经营净利＋折旧。

若各年现金流量相等时，可采用公式（3-2）计算，若不相等则采用公式（3-3）计算。

（2）简单收益率：指达到设计产量的年份（即正常年度）所取得的现金净流量与原投资额之比。

$$简单收益率 = \frac{平均每年现金净流量}{原投资额} \tag{3-4}$$

（3）追加收益率：指两个方案现金净流量之差与原投资额之差的比值，即单位追加投资所带来的年现金净流量的增值。其计算公式如下：

$$追加收益率 = \frac{方案2的现金净流量 - 方案1的现金净流量}{方案2的原始投资额 - 方案1的原始投资额} \tag{3-5}$$

（4）折算费用：指项目方案中年营运成本与简单收益和原投资额相乘之积的和。用于比较多个方案，不需两两对比，简化分析步骤。各方案比较时，折算费用最小的方案为最优。

$$折算费用 = 年营运成本 + 标准简单收益率 \times 原始投资额 \tag{3-6}$$

以上四个指标的测算对方案的评价、决策有一定的参考价值，但都存在局限性，即未考虑货币资本的时间价值。

静态分析评价的优点是经济意义明确直观，计算简便；投资回收后的收益就是利润。对投资者来说，容易加以把握应用；不需要对回收期之后的收益进行精确预测。缺点是只考虑回收前的效果，不考虑回收后的情况，无法完整反映盈利水平，不够全面；没有考虑到资金时间价值，故称为是静态评价指标。

动态分析法既要考虑货币的时间价值，把不同时间点发生的成本和效益折算到同一时间进行比较，又要考虑成本和效益在整个寿命周期内的变化情况。资金是有时间价值的，现在获得100万和1年后获得100万价值不同，和10年后获得100万差异更大。例如项目需要投资300万，运行20年，每年收回30万元。表面上看总投资花10年收回，投资回收期10年，之后还收回300万利润。但如果项目主要来自贷款，年利率10%，则回收额仅能支付利息。

（1）净现值法：净现值（net present value，NPV）是根据货币时间价值的原理，消除货币时间因素的影响，计算计划期内方案各年效益的现值总和与成本现值总和之差的一种方法，是反映项目在计算期内获利能力的动态评价指标。计算公式为：

$$NPV = \sum_{t=0}^{n} \frac{B_t - C_t}{(1+i)^t} \tag{3-7}$$

式中，B 为效益，C 为成本，i 为贴现率，t 为年限。

贴现（discount）是将不同时间所发生的成本和效益，分别按相同的利率换算成同一"时间点"上的成本和效益的过程。贴现使用的利率称为贴现率（discount rate）。对方案的成本和效益进行贴现便于各方案之间进行合理的比较。

简单来说，净现值就是将所有投入产出折算为当前值，也就是说，该项目相当于现在挣了多少。举一个简单例子，加入期望收益率为10%，则

$$NPV = -\frac{1000}{1+0.1} + \frac{500}{(1+0.1)^2} + \frac{500}{(1+0.1)^3} + \frac{500}{(1+0.1)^4} = 221.3 \tag{3-8}$$

如 NPV 小于0，则说明投资收益没有基准利率或者期望收益率高，不合算。如大于0，则可以投资。

（2）内部收益率法：内部收益率（internal rate of return，IRR）指方案在计划期内使其净现值等于零时的贴现率，即：

$$\sum_{t=0}^{n}\frac{NCF_t}{(1+IRR)^t}=0 \tag{3-9}$$

内部收益率考虑了资金时间价值，以及项目寿命期受益，一般来说，低于 IRR 的折现率下净现值都为正。因此，它利用收益率的形式对项目进行判断。将设备投资视为一种银行提供的理财产品，则内部收益率为这种投资提供的年度回报率。

（3）年当量净效益法：年当量净效益（net equivalent annual benefit）即将方案各年实际发生的净效益折算为每年的平均净效益值。它是净现值考虑贴现率时的年平均值。

$$A=CR\times NPV \tag{3-10}$$

式中，A 为年当量净效益；NPV 为各年净现值之和；CR 为资金回收系数。

（4）效益成本比率法：效益成本比率（benefit-cost ratio）是卫生计划方案的效益现值总额与成本现值总额之比。其计算公式为：

$$\frac{B}{C}=\frac{\sum_{t=0}^{n}\frac{B_t}{(1+i)^t}}{\sum_{t=0}^{n}\frac{C_t}{(1+i)^t}} \quad CER=\frac{C}{E} \tag{3-11}$$

式中，B 为效益，C 为成本，i 为贴现率，t 为年限。

动态分析法的优点是考虑了资金时间价值；全面考虑了整个项目的寿命期内的收益情况；净现值直接用货币量来表示项目的净收益，经济意义也更为直观明确。缺点是需要确定一个基准收益率，定得太高会失去有利可图的项目，太低又会造成资源的浪费；不同投资额的项目不宜直接对比 NPV。例如一个 1000 万投资的设备 NPV 为 200 万元，一个 100 万投资的设备 NPV 为 50 万元，直接比较 NPV 会导致偏向于投资规模大的设备。

（三）成本 - 效果分析

1. 效果

（1）效果（effectiveness）：广义的效果指一切卫生服务产出的结果，这里主要指狭义的效果，即有用的效果，是满足人们各种需要的属性。在成本 - 效果分析中，效果更多的是因为疾病防治所带来的各种卫生方面的直接结果指标的变化，如发病率、死亡率的降低，治愈率、好转率的提高，人群期望寿命的延长等。效果指标通常分为中间指标和终点指标两大类。中间指标一般指预防和临床治疗的短期效果指标，通常表示患者在完成特定的治疗周期之后呈现的治疗效果，可揭示患者对干预方案的反应。中间指标可大致分为两类：一类是来源于临床各种生理测量和诊断的结果，反映治疗过程中疾病状况的改变，如血压、血糖、血脂或其他生理、生化、免疫学等指标；另一类是预测和判定疾病进展或严重程度的指标，反映不同疾病的中间指标各不相同，不存在普适性的中间结果指标。终点指标是指反映干预方案的长期效果指标，主要包括发病率、患病率、治愈率、疾病好转率、疾病死亡率、不良反应发生率等。观察终点指标的临床试验所需样本量大、研究耗时长、费用高，但终点指标能够直接反映患者最终是否得益。因此，经济学研究通常采用终点指标。

（2）成本-效果分析（cost-effectiveness analysis，CEA）：是在成本效益分析的基础上产生的，针对一些干预方案的收益不能或不便货币化计量的情况与问题，用效果描述和计量干预方案的收益而形成的经济学评价方法。CEA主要评价使用一定量的卫生资源（成本）后的个人健康产出，这些产出表现为健康的结果，用非货币单位表示，通过对不同的医疗卫生干预措施的成本和效果进行综合评价，从而判断各种干预措施的经济性优劣。

成本-效果分析主要评价使用一定量的卫生资源（成本）后的个人健康产出，这些产出表现为健康的结果，用非货币单位表示，如发病率降低、延长寿命年等，也可采用一些中间指标，如免疫抗体水平的升高等。应用成本-效果分析必须满足以下条件：

1）目标必须明确：卫生规划的目标可以是服务水平、行为的改变，或是对健康的影响等，它们常同时存在，因此必须确定一个最主要的目标，使评价人员对效果的评价有确切的范围，以便选择合适的效果指标。

2）备选方案必须明确：成本-效果分析是一种比较技术分析方法，所以必须至少存在两个明确的备选方案才能进行相互比较。

3）备选方案必须具有可比性：一是确保不同备选方案的目标一致；二是如卫生规划有许多目标，确保不同方案对这些目标的实现程度大致相同。

4）每个备选方案的成本和效果都是可以测量的：成本以货币表现；效果指标即使不能定量，至少也必须定性，如治疗效果以"有效、无效、恶化"等表示，再把定性指标转化为分级定量指标进行比较。

2. 成本-效果分析的方法

（1）成本-效果比（cost-effectiveness analysis，CEA）：即每延长一个生命年、挽回一例死亡或诊断出一个新病例所花的成本或一个货币单位，可以获得多少生命年、挽回多少例死亡或诊断出多少新病例。成本-效果比越小，或效果成本比越大，就越有效率。单一的成本-效果比是没有意义的，主要用于两个或两个以上卫生技术方案的比较，并且是比较有相同结果单位的两个卫生技术方案。当卫生计划各方案的成本基本相同时，比较各方案的效果，选择效果最大的方案为优选方案；当卫生计划各方案的效果基本相同时，比较各方案的成本高低（即成本最小化分析），选择成本最小的方案为优选方案。

需要注意的是当干预方案的实施或作用、影响期达到或超过1年时，成本-效果比指标的成本项需要进行贴现，而对效果项是否进行贴现一直存在争议。

$$CER = \frac{C}{E} \tag{3-12}$$

式中，CER为成本-效果比；C为成本；E为效果。

（2）增量成本-效果比（incremental cost-effectiveness ratio，ICER）：由于卫生技术经济评价包含着对两种或两种以上的卫生技术方案进行比较，而成本投入不同效果也不同，一些方案可能有更好的效果，但成本支出也更多，因此成本-效果的平均比例还不能充分显示两者的相互关系,故建议用增量分析,用增量成本 - 效果比来表示。

增量分析计算一个卫生技术方案比另一个卫生技术方案多花费的成本,与该项目比另一项目多得到的效果之比,称为增量比例,表示由于附加措施导致效果增加时,其相应增加的成本是多少及是否值得。当卫生计划不受预算约束时,成本可多可少,效果也随之变化。这时往往是在已存在低成本方案的基础上追加投资,可通过计算增量成本和增量效果的比率,将其与预期标准相比较,若增量成本和增量效果的比率低于标准,表明追加的投资效益较好。

$$ICER = \frac{\Delta C}{\Delta B} = \frac{C_1 - C_2}{E_1 - E_2} \tag{3-13}$$

式中,ICER 为增量成本 - 效果比;C 为增加的成本;E 为增加的效果。

在没有成本效果阈值的情况下,对多个干预方案进行比选时,虽然可计算出增量成本 - 效果比的具体值,但大多数情况下无法判定构成增量的两个方案哪个更为经济,仅在 ICER 值落在特定区间的情况才能够得出确切的结论。下面举一个实例:结肠镜检查中,窄带成像被认为比普通白光内镜检查具有更好的成本效果,通过研究英国 NHS 的累计成本和结果差异,我们得到以下信息:随着更多的医院升级使用带 NBI 光学诊断的高清内镜设备,年节省金额持续增加,且参加结肠镜检查的人数持续增长(表 3-3)。到第 7 年,NBI 的使用可节约英国 NHS 3100 多万英镑的年成本(表 3-4)。在成本 - 效果分析中,NBI 与 WLE 相比的相对成本效果取决于所考虑的效果衡量指标。与 WLE 相比,使用 NBI 会减少组织

表 3-3　按类型显示 7 年英国 NHS 的累计成本和结果差异

类别	NBI	WLE	差异
患者筛查(n)	7 115 698	7 115 698	0
单个或多个息肉的患者(n)	3 984 791	3 984 791	0
单个或多个息肉的患者≤5mm(n)	2 703 965	2 703 965	0
结果			
真阴性	5 713 178	5 933 416	−3.71%
假阴性	1 596	—	n/a
真阳性	148 296	149 893	−1.07%
假阳性	220 238	—	n/a
组织学检查	2 065 058	3 406 653	−39.38%
不良事件	16 376	24 187	−32.29%
费用			
设备	£1 176 184	£0	£1 176 184
内镜	£71 021 297	£0	£71 021 297
收费	£2 827 585 341	£2 907 294 581	−£79 709 240
组织学检查	£197 548 546	£324 141 097	−£126 592 552
不良事件	£15 043 449	£22 131 195	−£7 087 746
总计	£3 112 374 816	£3 253 566 873	−£141 192 057

学检验和不良事件的发生（分别避免了 1 341 595 次活检和 7811 例不良事件）。当组织学检验作为成本效果的主要衡量指标时，NBI 被认为具有优势，即成本更低，具有比 WLE 更好的结果，成本降低了 £141 192 057，并避免了进行 1 341 595 次组织学检验。当不良事件作为成本效果的主要衡量指标时，观察到了类似的结果，成本降低了 £141 192 057，并避免了 7811 例不良事件。最后，当正确检测到的病例数（即真阳性）作为成本效果的主要衡量标准时，发现 NBI 与 WLE 相比更便宜且效果相当（成本降低：£141 192 057；增加累计真阳性：-1596）。

表 3-4　7 年中 NBI 和 WLE 与英国 NHS 的年成本差异

年	结肠镜检查人群	NBI	WLE	差异(£)
1	550 925	291 856 816	303 463 193	-11 606 377
2	661 110	322 707 252	335 272 674	-12 565 422
3	793 332	369 497 141	386 150 851	-16 653 710
4	951 999	425 751 224	444 830 964	-19 079 740
5	1 142 399	489 970 173	512 519 645	-22 549 472
6	1 370 878	563 746 450	590 611 419	-26 864 969
7	1 645 054	648 845 760	680 718 127	-31 872 367

注：NBI：窄带成像；NHS：国家卫生服务体系；WLE：普通白光内镜检查

（3）多个效果指标的处理方法：卫生技术方案的效果指标一般情况下不止一个，这种情况下就要选择适当的方法加以选择处理。

1）精选效果指标：尽量减少效果指标的个数，选择最有代表性的效果指标，对满足效果指标条件较差的指标可以考虑删掉，将较次要的指标作为约束条件对待，选择关键的重点的指标。

2）综合效果指标：对各效果指标根据其数值给以一定的分数，并根据效果指标的重要程度给以一定的权重，经过计算使各效果指标换算成一个综合指标，作为总效果的代表，用于不同方案之间的比较和评价。

3）权重指标：在将评价的各个效果指标确定后，首先要确定指标的评分标准，因为不同指标的量纲不同，可以采用 5 分法，将不同量纲的数据转化为可比的评分。根据各指标的重要程度，征求有关专家意见，分别制定各指标的权重，并设置权重之和等于 1。

4）敏感性分析：当数据有不确定性时，应该进行敏感性分析，以确定数据发生多大变化会影响决策。若数据微小的变动，就会影响评价结果，说明决策对该数据十分敏感；若数据有较大变动仍不影响评价结果，则该数据敏感性小。敏感性分析的核心作用在于：从各种不确定性因素中识别出敏感性因素，提醒决策者注意敏感性因素的变动对研究结果的影响，尽可能做到事先加以防范，采取有针对性的措施加以控制，确定各个变量对某药物治疗方案经济性的影响程度。在敏感性分析中，目前常用的分析方法主要包括单因素敏感性分析和多因素敏感性分析，区别在于前者只选择一个参数或变量变化，后者选择两个或两个以上参数或变量同时变化。单因素敏感性分析的结果通过龙卷风图予以直观的表达或显示,龙卷风图的横轴表示各因素对结果的影响的取值范围,而纵轴表示各不确定性因素的名称,以及它们对结果的影响值和它们本身的取值。具体而言,对于每一个不确定因素,龙卷风图都包含了一个横条和两组数字,每组数字对应着该因素对结果的影响值和该因素本身的取值。多因素敏感分析就是针对多个变量同时发生改变的情况下,考察干预方案的经济性评价结果随着该变动而改变的程度。如果变量的变化导致对某方案的选择发生改变,敏感性分析能够确定变量变化的临界值,必要时选择其他方案;如果敏感性分析的结果发现某个方案的不确定性很大,可对其有价值的部分追加研究。

3. 成本 - 效果分析中应注意的问题 应用成本 - 效果分析的目的是希望以一定的资源消耗,争取得到最理想的经济效果,或者为取得同样的效果,而把人力、物力、财力的消耗降到最低,这种分析方法也就是运用经济学的观点和方法,对医疗卫生政策、措施、方案的经济性进行评价。

由于医疗保健工作中绝大多数的决策与所提供的活动水平和范围有关,根据成本 - 效果比来做决策可能会产生错误结果,应考虑边际变化,经济学强调用增量成本 - 效果比作为评价的依据。成本 - 效果分析主要应用于具有相同目标的不同方案间的比较、评价,即对不同方案的结果的鉴别主要取决于决策者认为最重要的方面,其他的结果则忽略不计;选用的效果指标也常是一些自然的、物理的、生理的单位,如发现的病人数量、治愈的总人数等,都是卫生服务中间产品的指标,故成本 - 效果分析的应用存在一定的局限性。

(四)成本 - 效用分析

效用(utility)指人们对不同健康水平和生活质量的满意程度。在与治疗相关的干预过程中,各种干预方案会对患者的身体、生理或精神产生作用,引起患者疾病客观状况的恶化、改善或治愈,患者在接受干预前、后也会产生不同的主观感受。因此干预方案所产生的效用也会受两类因素的影响:一类是干预后的客观指标,如血压、呼吸、心率等,它直接影响效用的大小;另一类是干预后患者的主观感受,如症状减轻、疼痛减轻、功能恢复、精神好转等。成本 - 效用分析中,效用常用来表示生命治疗的指标如质量调整生命年(quality adjusted life year,QALY)和失能调整生命年(disability adjusted life year,DALY)等。

(1)质量调整生命年(QALY):指由于实施某项卫生规划挽救了人的生命,不同程度地延长了人的寿命。但不同的人其延长的生命质量不同,将不同生活质量的生存年数换算成相当于完全健康人的生存年数,具体是指实施干预项目而使人获得的生存年数与反映健康相关生命质量的标准权重的乘积。如在效用权重为 0.8 的条件下生存 3 年将得到 2.4 个 QALYs。

(2)失能调整生命年(DALY):指从发病到死亡所损失的全部健康生命年,包括因早逝所致的寿命损失年(years of life lost,YLL)和疾病所致失能引起的健康生命损失年(years lived with disability,YLD)两部分。DALY 是对疾病引起的非致死性健康结果与早逝的复合评价指标,用来衡量人们健康的改善和疾病的经济负担。

(3)成本 - 效用分析(cost-utility analysis,CUA):是比较项目投入成本量和经质量调整的健康效益产出量，来衡量卫生项目或治疗措施效率的一种经济学评价方法，它是成本-效果分析的一种发展，可以看做是一种特殊形式的成本-效果分析，这里的效果量度就是效用或偏好调整的结果。但是与成本-效果分析不同，成本-效用分析在评价结果时，不仅分析有关的货币成本，而且分析病人因不舒服或功能改变或满意度变化所增加的成本。例如，采用某种器械进行治疗后患者恶心呕吐，这是成本-效果分析的内容，因为对恶心呕吐的治疗需要追加费用。与此相比较，成本-效用分析不仅要考虑恶心呕吐增加的治疗费用，而且要考虑恶心呕吐对病人生活质量带来的不良影响。

成本-效用分析适合在健康相关的生命质量作为结果时使用，或者要比较的项目有宽泛而且不同的结果时，希望有一个共同的结果测量单位以便于比较，另外成本-效用分析可以最优化分配有限资源，以便决策者在预算有限的情况下必须减少或取消某个项目或服务的经费。

成本-效用分析的干预时间应该保证足以捕捉到主要的健康结果和成本信息，有时候这意味着有可能要观察一个干预措施的成本与效果直到病人死亡。如额外生命年的获得、在生命不同阶段减少的伤残和不同阶段的成本。通常情况下，需要建模型来推断或预测未来的结果。

三、医疗器械的社会适宜性评价

卫生技术的发展已经极大地改变了医疗卫生保健服务。过去我们在进行卫生技术评估时，主要考虑的是有效性、安全性、经济性的评价，但随着卫生资源配置与利用的公平性越来越受到公众的关注，卫生技术所涉及的伦理问题越来越突出，卫生技术评估与政策制定的关系越来越紧密，卫生技术的社会和伦理影响已成为卫生技术评估的重要内容。

（一）医疗器械与社会价值

1. 医疗器械对患者和家属的影响　医疗器械作为一种卫生技术，是卫生系统的基本要素。它使预防、质量、康复和监控促进的服务成为可能。安全和可靠的医疗器械技术使用可以使患者的生命得到挽救，疾病得到控制或治愈，机体功能状况得到改善，健康得到维持或改善，家庭对病人的照料负担减轻，病人因恢复工作能力，或家庭成员因无须照料病人正常工作而使家庭经济收入增加，家庭成员的生活、健康和社会活动也可能因病人的健康状况改善或恢复转为正常。这些都是医疗器械对患者及其家庭积极的一面。

但是，医疗器械对患者产生的消极影响也是存在的。如心脏瓣膜开口过大，临床应用后有的患者出现开放性卡瓣的情况，不但不能起到治疗作用，还会造成栓塞，导致病情恶化。如病情需要做血管造影 DSA 检查来详细评价血管供血情况，但是由于 DSA 是有创性检查，又会对患者身体造成其他伤害。如手术中需要电刀治疗，由于操作不当引起患者烫伤等。这些由于医疗器械使用的并发症、风险因素或者使用不当造成的风险及伤害，对患者的诊疗和康复都有消极的影响。

2. 医疗器械对社会的影响　医疗器械的应用不仅使个体利用者受益，更重要的是使整个社会受益，如呼吸机治疗某些呼吸重症患者，患者的呼吸系统出现严重障碍，呼吸机代替其工作使生命得到维持；如心脏支架用于某些心脏疾病，改善了冠状动脉的供血，延长了患者的生命，提高其生存质量，由患者创造的社会价值也能极大地延长。医疗服务的数字化和信息化使社会对医疗卫生机构的医疗服务质量、医疗成本与费用、医院经营状况的实时监控成为可能，改变了医疗机构的医疗服务与管理模式，提高了工作效率。

因社会和文化的不同，人们对生命的价值认识不同。医疗器械的发展使过去无法延续的生命有可能通过生命维持疗法、肾透析、器官移植等技术的应用得以维持。但是，谁应利用这些医疗器械，谁可以决定某一生命是否应延续，谁应支付这些医疗器械利用所带来的医疗费用，是否应设有这些医疗器械利用的优先顺序，不同社会文化经济环境下的决策可能不一样。

医疗器械的发展和应用对社会的卫生资源分配产生影响。在一个区域或一个国家，一定时期内的社会卫生资源总量是限定的。医疗器械的分配和使用应遵循公平性原则，这样才能尽可能地降低社会成员间的社会健康和卫生保健可能存在的不应有的差距。

总之，安全、有效的医疗器械的发展与合理使用，已经使人类的寿命延长，生活质量提高，使医疗器械对人类产生不良影响的风险极小化，使疾病的经济负担得到控制或降低，并将促进人类的健康与医疗服务的提供具有更好的公平性。

（二）医疗器械的生命伦理学评价

1. 生命伦理学的基本原则　伦理的判断标准随时间而发展，其受到社会的重视也是一个渐进的过程。最早有记载的人体试验是 18 世纪的疫苗接种试验。早期这些试验是以医生自己或其家人作为实验对象。在第二次世界大战期间，数以万计的犹太人（包括儿童）被迫参加纳粹的不人道的人体试验。1947 年第二次世界大战结束后，23 名纳粹医生被带上法庭，接受了纽伦堡审判，所有骇人听闻的纳粹进行的试验暴露于众。为了防止此类暴行的再现，1948 年《纽伦堡法典》（*Nuremberg Code*）颁布。《纽伦堡法典》有 10 项基本原则，对于人体研究非常重要，其中一些主要基本原则是：①受试者的参加必须出于自愿；②在参加任何临床试验之前，必须知情同意；③必须有实验研究提供有力的科学依据；④不允许对受试者造成肉体或精神上的损害或伤害；⑤在试验进行中的任何时间受试者有权退出。这个具有历史意义的法案是"伦理准绳"，是人体研究伦理方面的第一部规章。

生命伦理的基本准则为医学研究提供了一个分析和决策的框架，要求医务人员与研究者保护患者和研究对象的利益，为研究方案的收益与风险提供准则。生命伦理的基本准则主要包括以下几项内容：①尊重个人，就是应将个人看成是能自主的人，而不能将人用作达到目的的手段；②善行原则，要求医务人员与研究者尽量减少研究方案的伤害，增加利益；③公正原则，要求医务人员与研究者应公平待人，研究时应使每个人得到公平的待遇。以上三项基本伦理原则同等重要，但有时这三项原则会互相冲突，需要权衡。例如，从尊重个人的原则角度，医务人员与研究者应该限制儿童参加研究，因为他们无自主能力,无法自主选择;但是从公正的原则角度,应该让儿童参加研究,以使他们有机会受益于研究。

2. 医疗器械研究和使用中的生命伦理学

(1)医疗器械研究中的生命伦理学:随着医疗器械技术的不断发展,研究中的伦理问题备受关注。知情同意、收益/风险比率、公正性是长期以来医疗器械技术研究中伦理关注的焦点,是医疗机构伦理评审委员会的审核重点。但由于各种原因,仍有不少研究者违背了研究伦理的基本准则。如器官移植技术研究可以使过去难以治愈的器官衰竭患者重新获得生命与健康,但是是否存在没有知情同意的条件下摘取器官?异种器官接受者是否会面临社会和心理压力?大脑移植能否进行?这些问题是生命伦理学要重点考察和审核的内容。

(2)医疗器械使用中的伦理问题:随着医疗器械使用的广泛性,其使用中所涉及的伦理问题也越来越多,有时很难形成世界统一的伦理标准,许多社会、文化、经济因素影响着伦理标准的判断。

长久以来,人们希望长寿,希望自己的亲人不要离去,医疗器械的研究使人类的寿命不断延长,使原本可能已经离我们远去的亲人能继续维持生命。即使是弥留人间的人或"植物人",我们可以通过医疗器械(如人工心肺机和呼吸机)维持其心跳和呼吸。但是这种采用医疗器械维持生命的技术应用存在着伦理上的争议。人不仅是具有生物属性的人,而且是有社会属性的人。人的生命价值需要考虑其生命的质量和其对社会及人类的意义。医疗器械的应用不仅仅是单纯延长生命,更重要的是提高生命的质量。

3. 医疗器械的生命伦理学评估 医疗器械的生命伦理学评估可以有两种形式,一种是技术评估方案的伦理审核,它可由医疗机构、研究机构或其他机构的伦理委员会主持审理,这是对某一项医疗器械及其技术的评估方案,讨论其伦理上的合理性;另一种是多学科专家组在进行技术评估时,将伦理调查也纳入评估框架中,进行独立的伦理分析。在卫生技术评估报告中,有专门一个部分分析该技术的伦理问题。

在医疗器械技术评估方案的生命伦理审核中,应考虑的主要方面是:评估方案的主题、评估方案的设计和评估方案的实施是否符合社会伦理道德。在涉及人体的技术评估项目开展前,应该得到每一位人体研究对象或他们的法定代理人的知情同意。伦理委员会有权观察或委托第三方观察知情同意的过程和评估方案的实施过程。

医疗器械的伦理学评估经常要考虑下列问题,以帮助评估者理清思路,作出恰当的评估。

(1)被评估的卫生技术用于解决哪些医疗问题?这些医疗问题有多严重?是否适用于治疗威胁生命的状况?是否用于解决功能性的问题?

(2)医疗过程效果如何?它的技术有效性是否已经评价过?有无理由认为这一技术将有功效?是否有可能做临床对照研究?如果不可能做临床对照研究,有什么方法可用来评估效果?这项技术对应用者个体造成的危害或潜在危害是什么?

(3)被评估的卫生技术对患者的生活质量影响如何?能否正常活动?是否造成活动中

度受限？是否造成肢体残疾？

（4）预期对患者有什么心理上的作用？有无负罪感、焦虑、依赖感或非人的感受？

（5）对社会产生什么影响？是否会改变社会人群的性别比例或年龄分布？是否会影响病人的生殖能力并因此改变基因库和遗传疾病的流行情况？

（6）对环境造成哪些影响？有无对环境的潜在的影响？

（7）是否对出生、性别、机体的完整性、个体的识别、婚姻、生殖、生存权利、死亡权利等重要的社会信仰和价值观构成了挑战？

（8）是否会引起公正性、可及性、公平性的问题？

（9）采用这项技术预计的成本和运行费用是多少？由谁支付费用？

（10）对伤残保险或人寿保险有何影响？对养老基金有何影响？

（三）医疗器械的合法性评价

医疗器械的研究和使用涉及病人、家庭与社会的利益，关系到医疗卫生事业的发展与人民的健康。在医疗器械的社会适宜性评价中，除了考虑医疗器械的安全性、有效性、经济性、社会伦理影响之外，还需考虑医疗器械的研究与使用是否符合所在国家的法律法规要求。一个国家的法律法规以国家强制力保证实施，用于约束国家范围内的所有社会成员的行为。影响医疗器械研究和使用的相关法律法规主要有《医疗器械监督管理条例》《医疗器械标准管理办法》《医疗器械临床试验规定》《医疗器械生产监督管理办法》《医疗器械临床使用安全管理规范（试行）》等。

国家的法律法规对医疗器械的研究和使用有重要影响，既可以推动某类医疗器械在我国的应用，同时又对该类医疗器械的规范应用提出了要求，对提高人类生命质量有重要作用。

第三节 需求评估

世界卫生组织医疗器械技术序列的《医疗器械需求评估》建议，在购置医疗器械之前，要考虑医疗机构的总体目标、现有设备和设施、使用的长期计划、人员配套情况，并应用基线调查、服务的可用性和可达性对比、流行病学等科学方法，确定和解决当前的条件与期望的差距，明确医疗机构的优先需求，这样才能形成战略性的购置计划。

在这种特殊情况下，需要评估对医疗器械进行优先需求级别的识别和定义。一份全面的需求评估包括医疗器械用户对性能的潜在影响，以及卫生系统功能和服务优先级。在医疗器械采购之前，它考虑了关于机构、现有设施和基础设施、长期计划和人力资源发展的研究的总体。同时客户考虑和参与任何的评估也是至关重要的。

需求评估可以根据不同的场景和不同情况来执行。如一个新建医院如何设计规划全院的医疗设备,或每年医院医疗设备购置之前如何分析选择确定购置计划。此外,它可以执行在区域、地方的设备设施购置规划。本教材的内容限定在医院层级,即需求评估是以医院的层级的条件、资源等进行评估。

综上所述,需求评估应当从以下几个方面重点进行考量:①满足宏观政策要求;②技术上对于临床需求及科研发展的作用;③使用率及经济效益;④医疗单位人员技术力量及其他条件配备情况;⑤满足区域医疗资源配置的需求以及其他社会适应性。对于大型医疗设备而言,还需要考虑安装地点和环境的要求,以及水、电负荷等。

一、需求评估的一般流程

需求评估的一般流程是要分析使用科室提出的需求,找到"需要用什么",再将它与"应该用什么"进行比较,结合医院内部的自身情况和需求,流程中还包括查看国家和行业认可的标准,明确了差异就确定了需求。具体列出需要询问的问题,回答这些问题的证据资源,以及收集和评估这些资料的可用工具。一般流程见图3-3。

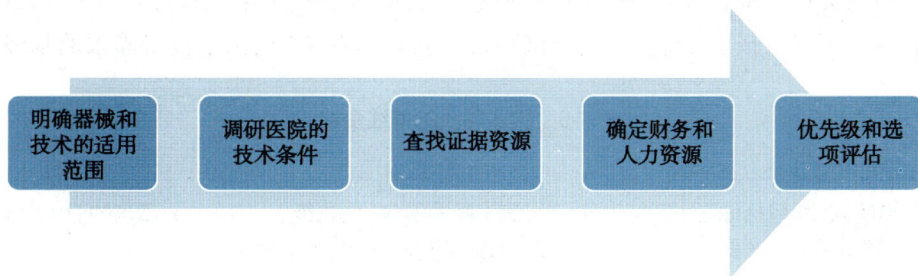

明确器械和技术的适用范围 | 调研医院的技术条件 | 查找证据资源 | 确定财务和人力资源 | 优先级和选项评估

图3-3　需求评估的一般流程

1. 明确器械和技术的适用范围　如医院的临床科室提出腹腔镜的购置需求,我们需要首先了解这台腹腔镜的适应证和禁忌证是什么,器械是给某个科室专用的,还是所有外科系统共用的?适应证患者群大概是什么?科室申请这台器械,是由于器械更新,还是开展新业务?没有这台器械之前,这些临床适应证是用什么技术治疗的?使用这台器械前后,临床效果有哪些改善?

2. 调研医院的技术条件　如目前医院和使用科室有没有相应的器械?这台器械需不需要配套设施、场地条件?医院和使用科室具不具备这样的条件?

3. 查找证据资源　在一些临床指南和相关标准中,推荐了医疗器械的使用。如净化手术室建设规范中,推荐了每间手术室必须配备的医疗器械。还有一些卫生技术评估报告,器械评价报告,对医疗器械的有效性、安全性等进行了评价。这些内容也是进行下一步评估的重要的证据资源。

4. 确定财务和人力资源　如购置这台器械大致需要多少购置成本?运行成本有哪些?器械能否收费?能否医保报销?器械的使用需要哪些和哪类医务人员?

5.优先级和选项评估 根据对医院的战略发展思路和规划要点,以及国家对地区对项目的特殊要求,列出评估选项及优先级表,进行评估并得出需求评估结论。

二、基线资料

在针对某项医疗器械进行需求评估时,评估者需要掌握一些有关该医疗器械的一些基本信息,这些信息就是基线资料。对于将要评估的内容而言,这些信息、数据与资料对需求评估结果是非常有用的。

世界卫生组织医疗器械技术序列中,《医疗器械需求评估》给出了技术评估五个方面的基线资料和一些说明表格,包括技术需求、技术特性、医疗器械、人力资源和财务资源。表格中所列内容是世界卫生组织专家基于各种区域来制定的基线资料,我们针对医院层级进行了对应和解读。

（一）技术需求的基线资料

根据科室提出的器械申请,界定出医院相关的技术服务内容。拟购置的医疗器械是为此技术服务系统提供技术或改善、拓展该项技术服务。表3-5列出了技术需求的基线资料。

表3-5 技术需求的基线资料

当地的地理和公共卫生状况	注意事项	结果
• 目标区域的人口,包括地区／区域的大小,数量和人口密度 • 主要疾病负担	• 流行病学需要疾病(优先级) • 人口问题(人口统计学,生病率) • 协议／国家或地方的建议 • 国际上公认的标准诊断和不同的疾病治疗 • 医疗问题优先级	• 适当的卫生服务需求

根据表3-5,我们对技术需求提出以下问题:

（1）医疗器械的申请部门是哪里?申请人是谁?

（2）拟购器械名称是什么?相关的技术服务是什么?器械类型是诊断、治疗、护理、康复、预防还是教学?涉及哪些部门?

（3）申请部门提出器械或技术的理由是什么?如开展新业务、技术更新、提高服务效率、降低风险、改善临床效果、满足新目标患者群、增加效益、标准规范要求、政策要求,是其中一项还是几项?

（二）技术特性的基线资料

为了区别哪些是必需的,哪些是现存的,评价技术特性是非常重要的。表3-6给出了技术特性有关的基线资料及注意事项。

表 3-6　技术特性的基线资料

服务情况	注意事项	结果
• 可用服务（例如孕妇和儿童健康，HIV/ADIS，外科手术等） • 器械（例如医院，诊所等）	• 卫生服务的有效性和可访问性 • 来自受益人群的卫生服务建议 • 来自服务供应商的卫生服务建议 • 器械类型，数量，状况	• 卫生服务可用性图（概述） • 基础设施

针对表 3-6 中的有关技术特性的基线资料，可以提出以下问题来检索相关信息。

（1）器械的技术适合哪些范围的患者群？适应证和禁忌证是什么？

（2）器械（和它的技术与服务）需要满足什么具体需求？

（3）哪些标准和指南推荐使用该器械？

（4）器械功效和效果是什么？哪些证据资源证实了该器械的技术服务有功效和效果？

（5）制造商能够提供哪些技术功效的证据资源？

（6）每位患者诊断或治疗所用的时间是多久？每工作日可以做多少例患者？

（三）医疗器械的基线资料

针对医疗器械的基线资料其主要的目标是确定医疗器械和相关的基础设施。由于器械的购置和使用，都将对财务预算、人力资源和环境产生影响，所以尽可能多地收集细节和可靠信息，对医疗器械的需求评估都是非常有利的。不是每一台器械都需要以下的所有信息，如有的器械需要机房，气水电都有特殊的要求，有的只需要普通房间，一般基础条件即可。器械的基线资料可以遵循一个两步的方法来确定需求性，其中第一步是中性的、定量的评估，第二步是更详细的定性评估。这取决于实施者决定第二步是否是要求的或必需的。表 3-7 中给出了有关医疗器械的基线资料。

表 3-7　医疗器械的基线资料

医疗器械情况	注意事项	结果
• 医疗器械的可用性和状况（包括类型，数量，位置和物理状况） • 与医疗器械使用相关的电，水和废物处理系统的状态	• 医疗器械的库存包括状态和条件 • 当前的卫生技术管理基础设施（或者在其中非缺乏）	• 设施图 • 医疗器械的库存（定量和定性） • 卫生技术基础设施管理的概述

针对表 3-7 中的内容，一般需要收集以下关键信息：

（1）基础设施：基础设施的基本信息，如器械存放地或机房的类型、大小和位置。基础设施的可用性和状况信息，如供水情况，供电情况，供气情况，废物处理系统等。

（2）医疗器械：医疗器械的信息包括拟购器械的类型和数量，市场上有哪些需求器械的制造商，每一类符合要求的器械的制造商及型号，器械功能与性能指标，常用耗材及用量，常用备件及更换频率，售后服务等内容。

（3）技术管理：技术管理信息包括现有的管理结构类型以及职责，如资产管理、信息管理系统、医保管理及政策、消毒灭菌管理要求、医疗器械相关管理政策等。

（四）人力资源的基线资料

人力资源的基线资料也是针对卫生技术评估的一个重要方面，它涉及我们在人力分配的重要内容，人力资源在卫生技术评估和医疗器械的评估中也是重要的一项，表3-8是人力资源的基线资料。用于收集和评估的可用最低信息包括，现有的岗位和职位描述、空缺职位的数量、状态和可用性。

表3-8　人力资源的基线资料

人力资源	注意事项	结果
• 人力资源的条件和数量需要覆盖所需的医疗保健需求	• 当前人力资源的可用性，容量和能力	• 人力资源数据信息（安置员工计划） • 教育和培训图

（1）器械的使用需要多少人员？

（2）都需要哪些类别的人员？

（3）需不需要特殊的培训？

（4）需不需要特殊的资质？

（五）财务的基线资料

财务的基线资料也是我们在对需求评估过程中需要考核一项重要的资料，表3-9给出了有关财务的基线资料的内容。针对财务的基线资料的内容我们用于评估所需要收集的最少可用信息包括前期的预算和费用、当前的预算、检测/控制系统的预算。

表3-9　财务的基线资料

财务状况	注意事项	结果
• 总体设施操作的财务能力，包括卫生服务，卫生技术和基础设施	• 财务资源	• 预算

（1）该器械的购置需要多少预算成本？

（2）器械的基础设施有什么特殊需要？费用是多少？

（3）器械的运行成本包括哪些内容？费用是多少？

（4）器械的使用可以收费吗？如果是的话，每例收入和年收入是多少？医保可以报销吗？

（5）器械是否需要定期检测？费用是多少？

（6）器械的报废处理需要额外的成本吗？费用是多少？

三、优先级与选项评估

分析了需求评估过程所需的基线资料以后，得出结论，现在应该有了合理明确的目标人群需求图。决定要采取的行动取决于几个关键和联系紧密的活动。首先是优先级评估。

如果缺乏资源满足所有确定的需求，为了决定哪些需求应该首先满足，哪些应该其次满足，可能有必要对它们进行排序。其次是选项评估。可能会有超过一种满足确定需求的方式。各种选项都应该被考虑，并且支持每个选项的证据都应该被认真权衡。

（一）优先级

在大多数情况下，医院没有足够的资源可以满足所有确定的需求。这时优先级评估就显得很重要。优先级是一个战略过程，由医院临床工程部门负责人来负责制定，因为他们既具备医疗设备背景知识，又具备技术管理与运营管理的经验。

关于确定优先级的决策方式是依据医院的战略与规划，以及一些国家和地区政策的要求。因此，这个步骤的目的是分析哪些战略、规划、政策对器械需求有影响，具体地确定什么该做，以及该如何排序。例如，国家和地区政策可能要求应该为孕妇和儿童健康提供服务。在这种情况下，这类器械的优先级就应该高。有如医院的发展战略是"建设重点学科"，那么重点学科提出的医疗器械需求的优先级就应该提高。

（二）选项评估

在一般情况下，项目的需求评估由很多选项组成，每个选项由上面的基线资料和优先级共同组成。选项评估就是将所有要评估的选项列入评估计划，然后确定每个选项的权重，制定出需求评估标准。

评估计划的选项选择要考虑：每个选项可能有什么影响，资源的可用性，优先的需求有多大等问题。

如果选项的确定对向目标人群提供服务的能力有最大的影响，并且需要最少额外资源，将被给予第一优先级。另一个极端，如果选项的确定对技术服务可能有最小的影响但是需要很高的资源，应该尽可能避免。

在制定优先级和选项评估时需要考虑的关键问题有：

（1）哪些变化会对满足需求产生最大的积极影响？

（2）确定的需求和国家、地区政策相关吗？（例如，妇幼健康，HIV/AIDS 等）

（3）不解决需求的影响是什么？

（4）对于技术服务提供者、目标人群和管理者来说，哪些选项的变化是最容易接受的？

（5）技术服务的连锁效应有哪些？

（6）需要哪些资源来实现技术服务的实施？

（7）现有资源是否具备和被使用？

（8）有哪些其他可用的资源之前没有得到考虑？

（9）哪些选项将实现资源利用的最大化影响？

需求评估标准可以用定性、定量，或两种相结合的方式来制定。通常情况下，定量评估可以解决简单的、金额较小的项目，如设立百分制，将各级指标优化权重，算出具体分值后得出评判结果。对于复杂的、金额较大的项目，通常采用定性与定量相结合的方式，对无法量化的指标进行描述性分析,由评估小组统一评判给出评估结果。表3-10是一个量化评分的例子。在该例中,将需求评估内容分解为12个条款,每个条款根据其重要性分配了权重。根据每项条款的得分算出总分,评估结论根据分值分为必须购置、推荐购置和不建议购置。如果一些项目评估小组觉得情况比较复杂,或风险程度高,可以转为更高级别的定量与定性相结合的方式再评估。

表3-10 量化评分实例

分值	评价标准	权重	评分依据	得分
技术分析 （45分）	技术需求	10	设备更新（10）,病源增加（7）,开展新技术（3）	
	有效性	10	非常有效（10）,比较有效（7）,有效（3）	
	安全性	10	非常安全（10）,比较安全（7）,安全（3）	
	购置目的	5	全院共用（5）,多科室共享（3）,科室专用（1）	
	先进性	5	国内首台（5）,院内首台（3）,其他（0）	
	市场需求	5	解决疑难疾病危急重症（5）,常见疾病（0）	
效益分析 （40分）	是否能按规定收费	10	是（10）,否（0）	
	收费是否进医保	10	是（10）,否（0）	
	投资收回期	20	一年以内（20）,两年至五年（15）,五年至七年（10）,七年以上（5）	
技术条件 （15分）	人员条件	10	专职取得资格（10）,兼职取得资格（7）,无资质（3）	
	安装场地落实	5	已确定（5）,未确定（0）	
附加 （20分）	申请科室	20	国家级重点（20）省级重点（10）院级重点（5）	
总分			分	
结论	□必须购置（80分以上）　　　　□推荐购置（40～79分） □不建议购置（40分以下）　　　□复杂或风险高,推荐进一步评估			

四、实例

需求评估的方法有多种,具体采用何种方法或评估模型需要依据医院的实力,以及医院在评估方面投入的资源。需求评估可以根据医疗器械产品类型以及医院现有的人才、资金和技术力量等因素来综合考虑选择适合的评估方式,如采取"购买"HTA报告的形式或"自己评估"。除此之外,评估者也可以将评估工作的其中一部分外包给评估机构,自己负责其余部分。以下以迷你卫生技术评估（mini-HTA）为例,做详细介绍。

（一）mini-HTA的定义

迷你卫生技术评估是指一种应用循证医学和传统HTA的原理和方法,基于医院实际需求,对相关卫生技术做出全面系统评价,为医院决策层引入相关卫生技术提供决策参考的工具。

mini-HTA 顾名思义是小型规模的 HTA，是丹麦哥本哈根大学的一家医院（Rigshospitalet）提出的。这家机构最早把 mini-HTA 应用于新技术的购置决策。丹麦卫生技术评估中心（DACEHTA）与丹麦地方的 HTA 团体在 2000 年共同开发了 mini-HTA 工具，主要是为医院医疗器械的购置设计了一份表格和指南，用以在医院购置中建立系统和整体的评估体系。自此以后，mini-HTA 正式用于医院的医疗器械购置与评估中。

（二）mini-HTA 的主要方法

mini-HTA 是一个概念，也是一种方法，主要作用是激发决策者思考。mini-HTA 概述了使用新医疗器械以及医疗技术的前提和结果，以表格的形式呈现。mini-HTA 是通过由一系列标准条目组成的评估清单来实施的。其中最具代表的是丹麦卫生技术评估中心（DACEHTA）制定的 mini-HTA 评估清单，评估内容包括技术（technology）、患者（patient）、组织（organization）和经济（economy）4 个维度。该清单篇幅较短，以具体问题的形式呈现，每个条目下有数个简短选项，其具体评估要求包括：①评估问题的选择应简明、有针对性，且长度适中；②评估目的是为医院引入卫生技术的决策或对现有技术的使用效果提供证据；③证据是基于当地或医院层面的；④根据客观情况、决策标准和整个评估进度安排可进行相应调整。这些决策依据的搜集和应用可以在地方或者是区域层面进行，并适应地方和区域的目标、决策标准以及时间安排。DACEHTA 的 mini-HTA 评估清单详见表 3-11。

表 3-11　迷你卫生技术评估表

序号	条目	内容
1	简介	申请人（医院，科室，个人）
2		该卫生技术的全称
3		相关的部门
4	技术方面	技术用途及适应证
5		新技术和传统上使用技术相比的区别与创新
6		是否已有对新技术进行评估的文献评价（由一个部门或由他人）
7		列出最重要的参考资料并评估其证据等级
8		该技术对患者的诊断、治疗、护理、康复和预防方面的影响
9		该技术是否存在任何潜在风险、副作用或其他不良事件
10		目前在国内或国外是否有关于该技术效果的相关研究
11		该技术是否被国家卫生主管部门或行业协会推荐？如有，请列出
12		科室是否曾经引进过这项技术
13	患者方面	该技术是否对伦理与患者心理有考虑
14		该技术是否考虑患者的生命质量、社会影响或工作的影响
15	机构方面	该技术对医院工作人员的知识、培训或工作环境方面有何影响
16		该技术是否适用于当前医院的硬件配置
17		该技术是否将影响医院的其他科室或部门的业务
18		该技术如何影响本院与其他医院、地区和部门等的合作
19		该技术何时能够实施

序号	条目	内容
20	经济方面	国内或国际上是否有其他医院已在使用该技术
21		是否存在设备更新、配置重建、人员培训等方面的启动成本
22		预计未来两年的使用情况
23		每年为医院每个病人增加或节约多少费用
24		未来两年，总共将为医院增加或节约多少费用
25		该技术预计为其他医院或部门节约多少费用
26		该评估中有哪些不可预计的部分

（三）mini-HTA 的评估流程

在 mini-HTA 的评估流程中，需求者提出技术评估申请，并需要得到科室主任和其他管理部门许可，由医院各专业人员组成评估小组进行评估并撰写报告，政策委员会提出执行建议，相关部门对决策建议进行执行。

评估小组成员主要包括：兼职医生，评估研究人员（可由医生、临床工程师、管理人员或临床药师担任），行政秘书，主要负责查找参考国家卫生技术评估证据资源、文献检索、本地数据准备等。政策委员会包括：护士，医生，专业医疗人员，患者，临床工程师，管理人员，特设顾问（学科专家，卫生经济学专家，伦理学专家等）和其他利益相关者，主要负责提出反映当地的条件和实际情况，与社会的价值取向一致的政策建议。

（四）mini-HTA 实例

以下用 mini-HTA 的方法评估"某医院的针刺伤感染是否需要购置安全器械以减少伤害"。

1. 需求申请　针刺伤是医院工作人员感染风险的一个来源，可导致艾滋病（获得性免疫缺陷综合征，AIDS）、丙型肝炎（HC）、乙型肝炎（HB）等。此类伤害的一小部分与血管导管的插入有关。使用一种安全器械可以大大降低这种风险。故建议购置这种安全器械用于血管导管插入时使用，以减少医疗过程中的针刺伤感染。

2. 临床疗效评估　经数据调研，一年中 4500 万例导管插入的案例中，有 26 例因导管插入引起的针刺伤，其中发生针刺伤感染概率为 HIV：3.0%，HC：6.7%，HB：2.9%。如使用该安全器械，能避免 83% 的针刺伤。该院每年有 29 万例血管导管使用，则可避免感染 HIV 人数为：$(26/4500) \times 29 \times 3.0\% \times 83\% = 0.0042$（人 / 年），可避免感染 HCV 和 HBV 的人数分别为 0.0093 人 / 年和 0.040 人 / 年。也就是说，以目前的血管导管使用数量以及感染针刺伤的比例，大约 238 年才会有 1 人因此项原因发生 HIV 感染。

3. 成本评估　该院每年有 29 万例血管内导管使用，如使用该安全器械，每支安全器械成本约为 0.57 美元，每年可增加成本 1.67 万美元。

4. 评估结论　①针刺伤大多数发生在利器弃置不当的情况下，因导管插管引起的针刺伤比例约为 10%,相对较小,因此有必要对所有医务工作者进行健康教育,尤其是利器弃置方面的安全教育;②对于针刺伤,医务人员最大的担心是怕被感染,由评估发现,该风险小到可以忽视,此结果会减少医务人员的心理恐惧;③应考虑在某种感染领域使用这种安全器械;④目前医院如使用这种安全器械,应用价值低,器械的使用成本高,不建议购置和使用。

（五）mini-HTA 的利弊

mini-HTA 已经被丹麦以及很多欧洲医院采用,用于医院纳入新技术或运用新治疗方法的决策中,目前已积累了很多经验和反馈。医院层面的决策者认为使用 mini-HTA 支持决策有利有弊。

1. 利处

（1）在医院层面运用和加强 HTA 的原理和理念,即以证据为导向,跨学科综合评估需要决策的问题。

（2）以表格或者 checklist 形式使得收集信息标准化,格式灵活和开放。

（3）可以作为一种工具促进管理流程的透明和支持沟通。

（4）医院层面的 mini-HTA 可以帮助完善国家层面的 HTA 体系,建立国家层面的 mini-HTA 数据库,促进决策的透明化和支持国家层面的决策制定。

2. 弊处

（1）对证据本身的评估和质量控制不够。

（2）增加了医院决策采用新技术的技术管理负担。

（张晓斌　高关心）

思考题

1. 医疗器械技术评估的重要性。

2. 医疗器械临床评价的主要内容。

3. 医疗器械生命伦理学的基本原则。

4. mini-HTA 的定义。

第四章

临床工程法规与标准体系

法制作为现代化国家的组织和管理形式，是衡量一个国家是否实现现代化的重要标准。由法制代替个人专断行政是现代化政治领域的一块界碑，没有高度合理化的法制，就没有功能合理化的现代化国家。医疗器械对于卫生保健而言是非常重要的，特别是在疾病预防、诊断、治疗方面。一个强有力的卫生体系能够确保获得安全、有效、高质量的医疗器械，用于预防、诊断、治疗疾病及创伤，辅助病人康复。医疗器械的安置、使用，使用环境，器械生命周期的所有组成部分——包括创新、监管、评估、管理、安全使用、报废，都需要由相关卫生部门制定严格的法律法规政策。

第一节 我国医疗器械监管法规体系

一、医疗器械监管法规体系

医疗器械监督管理的基本目的是确保医疗器械在使用全过程中,无论对医疗器械使用者还是医疗器械工程接受体都应是安全的,并能如期实现全部或部分预定目的,通常称为安全性和有效性。

(一)医疗器械监管行政行为的设定依据

《宪法》总纲第二条明确规定"中华人民共和国的一切权力属于人民"。宪法的此条规定是对国家行政权力的最透彻、最明确的表述。国家行政权力是最重要、约束性最强、权威性最高的权力,行使行政权力的人是代表人民的意志行使这种权力,目的是管理国家事务,管理经济、文化和社会事务,使社会得到进步,经济得到发展。这说明,设定行政权力或者设定监督管理的权力,是管理国家事务所必需的,是实现人民整体意愿的必要途径和形式。

《宪法》第五条规定"中华人民共和国实行依法治国,建设社会主义的法制国家,国家要维护社会主义法制的统一和尊严"。这是设定行政监督管理权力和行使这种权力的目的所在。

(二)设立医疗器械监管行政许可的法律依据

《中华人民共和国行政许可法》第二章第十一条规定"设定行政许可,应当遵循经济和社会发展规律,有利于发挥公民、法人或者其他组织的积极性、主动性,维护公共利益和社会秩序,促进经济、社会和生态环境协调发展"。第十条第一节规定"直接涉及国家安全、公共安全、经济宏观调控、生态环境保护以及直接关系人身健康、生命财产安全等特定活动,需要按照法定条件予以批准的事项"可以设定行政许可。第十二条第四款规定直接关系人身健康、生命财产安全的可以设定行政许可。医疗器械作为救死扶伤的一种特殊商品,其产品的安全性和有效性直接关系到人民群众的身体健康和生命安全。行政许可法的第二章第十一条、第十二条的第一款、第四款的规定,给医疗器械实施特殊的行政许可提供了充分的法律依据。

(三)法律法规的位阶

常用法律和法规的位阶依次是宪法、法律、行政法规、行政规章以及其他规范性文件。宪法是全国人民代表大会制定的,具有最高的法律效力,是国家法律体系的核心。法律是由全国人大常委会制定的，效力高于行政性法规、地方性法规和规章。行政法规的效力高于地方性法规或规章。因为国务院是国家最高行政机关，它统一领导国务院各部委和地方政府的工作，国务院制定的行政法规，国务院各部门和地方政府都必须贯彻执行。规章制定的依据是行政法规，因此它的效力等级要低于行政法规。地方性法规的效力要高于本级和下级地方的政府规章，上级政府规章的效力高于下级政府规章。医疗器械监管的法律法规体系包括法律、行政法规、部门规章以及规范性文件。

二、法律

法律分为基本法律和非基本法律。基本法律是由全国人民代表大会制定的，是调整国家和社会生活中某些带有普遍性的社会关系的规范性文件。非基本法律是全国人民代表大会常务委员会制定的，调整国家和社会生活中某种具体社会关系，或某一方面具体内容的。例如，为了加强计量监督管理，保障国家计量单位制的统一和量值的准确可靠，有利于生产、贸易和科学技术的发展，适应社会主义现代化建设的需要，维护国家、人民的利益，国家制定了《中华人民共和国计量法》。

三、行政法规

行政法规是国家最高行政机关，即国务院制定的有关国家行政管理的规范性文件的总称，其法律地位和效力仅次于宪法和法律，但是要高于地方性法规和规章。《医疗器械监督管理条例》就属于行政法规。

四、部门规章

行政规章总体上应归属在行政法规的范围之内，它是由国务院所属各部各委员会在各自权限内发布的规范性命令、指示及其他规范性文件。在医疗器械的监督管理中，指导具体操作和规范具体行政行为的文件大部分都属行政规章。行政法规和规章从名称上也可以做出区别。行政法规的名称可以用"条例"、"规定"和"办法"这三种；行政性规章不能用"条例"和"规定"的名称，只能用"办法"。《医疗器械使用质量监督管理办法》属于部门规章。

五、规范性文件

规范性文件包括地方国家机关的地方性法规和规范性文件；民族自治地方的自治条例和单行条例；特别行政区的规范性法律文件；以及国际公约等。国际公约和国际条约是国际法的主要来源，不属于我国国内法的范畴，但经我国承认后的国际法，对我国公民也有约束力，也是一种法的形式。

医疗器械规范性文件有《医疗器械临床试验质量管理规范》(国家食品药品监督管理总局中华人民共和国国家卫生和计划生育委员会令第25号，2016年)等。

第二节 部门规章

一、《医疗器械临床使用安全管理规范(试行)》

为加强医疗机构医疗器械临床使用安全监管工作，保障医疗质量安全，2010年1月18日，原卫生部医疗服务监管司发布了《医疗器械临床使用安全管理规范(试行)》(卫医管发〔2010〕4号)(以下简称《规范》)，并自发布之日起生效。《规范》共6章36条，主要内容包括：

第一章"总则"，共5条。明确了制定《规范》的目的、依据；医疗器械临床使用安全管理的内涵；各级卫生行政部门在医疗器械临床使用安全管理中的职责；对医疗机构的总体要求等。关键的内容是提出了医疗机构应当建立健全医疗器械临床使用安全管理体系。

第二章"临床准入与评价管理"，共9条。介绍了临床准入与评价管理的涵义。规定了医疗机构应当建立医疗器械采购制度、医疗器械供方资质审核与评价制度；医疗器械安装、验收、标识、采购档案保存和合法资质管理方面的要求。

第三章"临床使用管理"，共8条。规定了医疗机构医疗器械从业技术人员资格、培训和考核要求；按照技术操作规范和规程使用医疗器械；医疗器械临床使用安全事件的处置和日常管理要求；医疗器械的消毒管理、病历记录和临床使用情况的考核评估。

第四章"临床保障管理"，共7条。规定了医疗机构应当建立医疗器械安装验收管理制度；对在用设备类医疗器械实行完好待用管理；做好大型设备信息公示；定期对医疗器械使用环境进行测试、评估和维护；医疗器械的贮存管理要求；生命支持类设备的应急备用管理；医疗器械保障维护信息档案管理。

第五章"监督"，共3条。规定了地方卫生行政部门对医疗器械临床使用的监督责任，对医疗器械临床使用进行定期检查；卫生行政部门及医疗机构在医疗器械临床使用监督中的权利和义务。

第六章"附则"，共4条。对《规范》中的部分用语进行了解释，并规定了《规范》实施的起始时间。

二、《医疗卫生机构医学装备管理办法》

为规范和加强医疗卫生机构医学装备管理，促进医学装备合理配置、安全与有效利用，充分发挥使用效益，保障医疗卫生事业健康发展，2011年3月24日，原卫生部规划财务司于 2011 年发布了《医疗卫生机构医学装备管理办法》(卫规财发〔2011〕24 号)(以下简称《办法》)。《办法》共 7 章 53 条,主要内容包括:

第一章"总则",共 6 条。明确了制定《办法》的目的意义;医学装备的内涵;管理范畴与原则;各级卫生行政部门在医学装备管理中的职责;并强调医疗卫生机构应当加强临床工程学科建设,注重医学装备管理人才培养与队伍建设,从而提高医学装备管理能力和应用技术水平。

第二章"机构与职责",共 5 条。规定了医疗卫生机构的医学装备管理应当实行三级管理制度;二级及以上医疗机构和县级及以上其他卫生机构应当设置专门的医学装备管理部门,由主管领导直接负责,并依据机构规模、管理任务配备数量适宜的专业技术人员;明确了医学装备管理部门主要职责;二级及以上医疗机构、有条件的其他卫生机构应当成立医学装备管理委员会,负责对本机构医学装备发展规划、年度装备计划、采购活动等重大事项进行评估、论证和咨询。

第三章"计划与采购",共 18 条。规定了医疗卫生机构应当科学制订医学装备发展规划,合理配置医学装备;医学装备管理部门应当编制年度装备计划和采购实施计划,由机构领导集体研究批准后方可执行,且不得随意更改;加强医学装备采购管理,选择合适的采购方式;加强预算管理,严格执行年度装备计划和采购实施计划;加强医学装备采购合同规范管理,保证采购装备的质量;医疗卫生机构应当建立医学装备验收制度、医用耗材准入管理制度、医用耗材入出库管理制度并严格执行;加强一次性使用无菌器械采购记录管理。

第四章"使用管理",共 11 条。规定了医疗卫生机构应当依据全国卫生系统医疗器械仪器设备分类与代码,建立本机构医学装备分类、分户电子账目,实行信息化管理;健全医学装备档案管理制度,单价在 5 万元及以上的医学装备应当建立管理档案;加强医学装备安全有效使用管理。生命支持类、急救类、植入类、辐射类、灭菌类和大型医用设备等医学装备安全有效使用情况应当予以监控;做好医学装备质量保障;加强医学装备预防性维护,确保医学装备按期保养,保障使用寿命,降低故障发生率;对医学装备使用人员进行应用培训和考核,合格后方可上岗操作;医疗卫生技术人员使用各类医用耗材时,应当认真核对其规格、型号、消毒及有效日期等,并进行登记;建立医学装备使用评价制度。加强大型医用设备使用、功能开发、社会效益、费用等分析评价工作。

第五章"处置管理",共 5 条。规定了公立医疗卫生机构医学装备处置的主要方式及适用情形。

第六章"监督管理",共 3 条。卫生部负责对全国医疗卫生机构执行本办法的情况进行监督检查;省级及以下卫生行政部门负责对本地区医疗卫生机构医学装备管理工作进行监督检查和评价考核;医疗卫生机构应当依据办法规定加强医学装备管理工作;对违反办法规定的医疗机构负责人和工作人员规定了批评教育或相应纪律处分的处罚。

第七章"附则",共 4 条。明确了《办法》适用于全国各级各类医疗卫生机构,省级卫生行政部门根据办法规定,结合地区实际,制定实施细则,并规定了《办法》生效日期。

三、《医疗器械使用质量监督管理办法》

2015年10月21日，国家食品药品监督管理总局发布第18号总局令《医疗器械使用质量监督管理办法》（以下简称《办法》），并于2016年2月1日起施行。

（一）起草背景

使用环节的医疗器械质量对确保用械安全有效至关重要。2000年实施的原《医疗器械监督管理条例》对医疗器械使用环节的监管，主要涉及医疗器械的采购和一次性使用医疗器械的处置，内容较为单薄。实践中，医院采购医疗器械渠道不规范，索证索票工作不严谨的问题仍然存在；不少医院忽视对医疗器械的维护维修，导致患者损害的事例时有发生。2014年国务院修订发布的《医疗器械监督管理条例》（国务院令第650号）（以下简称《条例》）较大幅度地增加了医疗器械使用环节监管的条款，如细化进货查验记录制度、增设使用单位的医疗器械安全管理义务、充实监管手段等，丰富了医疗器械上市后使用质量管理的措施。《办法》作为《条例》的配套规章，根据其规定的食品药品监管部门和卫生计生主管部门的职责分工，对使用环节的医疗器械质量监管制度进行了细化。

（二）基本框架和主要内容

《办法》共6章35条，主要内容包括：

第一章"总则"，共6条。明确了立法目的、适用范围、监管权限、医疗器械使用单位建立使用质量管理制度并承担本单位使用医疗器械的质量管理责任等要求。

第二章"采购、验收与贮存"，共6条。要求医疗器械使用单位对医疗器械采购实行统一管理，由其指定的部门或人员统一采购。建立执行进货查验及记录制度，对购进的医疗器械应验明供货者资质和产品合格证明文件；根据《条例》第三十二条的授权，明确了进货查验记录的保存期限。规定了贮存医疗器械的场所和设施要求、温湿度环境条件的监测和记录要求以及对贮存医疗器械的定期检查记录要求。

第三章"使用、维护与转让"，共9条。要求医疗器械使用单位建立医疗器械使用前质量检查制度、植入和介入类医疗器械的使用记录制度以及医疗器械维护维修管理制度。规定医疗器械使用单位要按照产品说明书的要求开展医疗器械的定期检查、检验、校准、保养、维护工作。进一步明确了医疗器械使用单位可以要求医疗器械生产经营企业按照合同约定提供医疗器械维护维修服务，也可以委托有条件和能力的维修服务机构或者自行对医疗器械进行维护维修；使用单位委托第三方或者自行对医疗器械进行维护维修的，医疗器械生产经营企业有义务按照合同约定提供维护维修手册、零部件、维修密码等维护维修必需的材料和信息。规定医疗器械使用单位之间转让在用医疗器械的，应当经有资质的检验机构检验合格后方可转让。医疗器械使用单位之间捐赠在用医疗器械的，参照转让的有关规定办理。

第四章"监督管理"，共 5 条。规定食品药品监管部门对使用单位建立、执行医疗器械使用质量管理制度的情况进行监督检查，按照风险管理原则，对有较高风险的医疗器械实行重点监管；可以对相关的医疗器械生产经营企业、维修服务机构进行延伸检查。食品药品监管部门应当加强对使用环节医疗器械的抽查检验，并由省级以上食品药品监管部门及时发布医疗器械质量公告。医疗器械使用单位应当对其医疗器械质量管理工作进行自查。

第五章"法律责任"，共 6 条。明确了对医疗器械使用单位有关违法行为按照《条例》第六十六条、第六十七条、第六十八条的规定进行处罚的情形。按照规章设定行政处罚的权限，对医疗器械使用单位、医疗器械生产经营企业、维修服务机构违反本《办法》的有关行为规定了警告和罚款的处罚。

第六章"附则"，共 3 条。明确了医疗器械使用单位中临床试验用医疗器械的质量管理按照医疗器械临床试验有关规定执行，医疗器械使用行为的监管按卫生计生部门的规定执行。

医疗器械使用单位是医疗器械的直接操作者，是确保用械安全的关键。《办法》正是通过严格质量查验管理要求、加强维护维修管理、完善在用医疗器械转让和捐赠管理以及强化分类监管和信用监管等，督促医疗器械使用单位建立并执行覆盖质量管理全过程的医疗器械使用管理制度。《办法》的出台进一步丰富了《医疗器械监督管理条例》配套规章体系，对加强医疗器械监督管理，保障用械安全具有重要意义。

四、其他相关部门规章

（一）医疗器械通用名称命名规则

为加强医疗器械监督管理，保证医疗器械通用名称命名科学、规范，国家食品药品监督管理总局制定了《医疗器械通用名称命名规则》（国家食品药品监督管理总局令第 19 号），自 2016 年 4 月 1 日起施行。

《医疗器械通用名称命名规则》规定，医疗器械通用名称应当使用中文，符合国家语言文字规范。具有相同或者相似的预期目的、共同技术的同品种医疗器械应当使用相同的通用名称。医疗器械通用名称由一个核心词和一般不超过三个特征词组成。核心词是对具有相同或者相似的技术原理、结构组成或者预期目的的医疗器械的概括表述。特征词是对医疗器械使用部位、结构特点、技术特点或者材料组成等特定属性的描述。使用部位是指产品在人体的作用部位，可以是人体的系统、器官、组织、细胞等。结构特点是对产品特定结构、外观形态的描述。技术特点是对产品特殊作用原理、机制或者特殊性能的说明或者限定。材料组成是对产品的主要材料或者主要成分的描述。

医疗器械通用名称不得含有下列内容：型号、规格；图形、符号等标志；人名、企业名称、注册商标或者其他类似名称；"最佳""唯一""精确""速效"等绝对化、排他性的词语，或者表示产品功效的断言或者保证；说明有效率、治愈率的用语；未经科学证明或者临床评价证明，或者虚无、假设的概念性名称；明示或者暗示包治百病，夸大适用范围，或者其他具有误导性、欺骗性的内容；"美容""保健"等宣传性词语；有关法律、法规禁止的其他内容。

医疗器械通用名称不得作为商标注册。按照医疗器械管理的体外诊断试剂的命名依照《体外诊断试剂注册管理办法》（国家食品药品监督管理总局令第5号）的有关规定执行。

（二）医疗器械分类规则

《医疗器械分类规则》（国家食品药品监督管理总局令第15号）自2016年1月1日起施行。

该规则用于指导制定医疗器械分类目录和确定新的医疗器械的管理类别。规则中明确了相关用语的含义；医疗器械按照风险程度由低到高，管理类别依次分为第一类、第二类和第三类，医疗器械风险程度应当根据医疗器械的预期目的，通过结构特征、使用形式、使用状态、是否接触人体等因素综合判定；依据影响医疗器械风险程度的因素，并根据医疗器械分类判定表对医疗器械进行分类。

（三）医疗器械说明书和标签管理规定

为规范医疗器械说明书和标签，保证医疗器械使用的安全，根据《医疗器械监督管理条例》，制定《医疗器械说明书和标签管理规定》（国家食品药品监督管理总局令第6号），自2014年10月1日起施行。规定中明确指出医疗器械说明书是指由医疗器械注册人或者备案人制作，随产品提供给用户，涵盖该产品安全有效的基本信息，用以指导正确安装、调试、操作、使用、维护、保养的技术文件。医疗器械标签是指在医疗器械或者其包装上附有的用于识别产品特征和标明安全警示等信息的文字说明及图形、符号。规定包含了医疗器械说明书和标签的内容、文字要求以及禁止的内容。

医疗器械管理除了上述的部门规章外，还有《医疗器械经营监督管理办法》（国家食品药品监督管理总局局令第8号）、《医疗器械生产监督管理办法》（国家食品药品监督管理总局局令第7号）、《医疗器械注册管理办法》（国家食品药品监督管理总局局令第4号）、《体外诊断试剂注册管理办法》（国家食品药品监督管理总局局令第5号）、《进口医疗器械检验监督管理办法》（国家食品药品监督管理总局局令第95号）、《医疗器械广告审查发布标准》、《互联网药品信息服务管理办法》（国家食品药品监督管理总局局令第9号）、《医疗器械标准管理办法》（试行）（国家食品药品监督管理总局局令第31号）、《国家药品监督管理局行政复议暂行办法》（国家食品药品监督管理总局局令第34号）、《一次性使用无菌医疗器械监督管理办法》（暂行）（国家食品药品监督管理总局局令第24号）、《医疗器械生产企业质量体系考核办法》（国家食品药品监督管理总局局令第22号）、《医疗器械召回管理办法（试行）》（卫生部令第82号）等。

第三节 医疗器械标准体系

一、标准与标准体系

（一）标准

在一定的范围内获得最佳秩序，经协商一致制定并由公认机构共同批准，共同使用的和重复使用的一种规范性文件。

（二）标准体系

一定范围内的标准按其内在联系形成的科学的有机整体。标准体系就是包含技术规格以及其他被视作规则、指南或者特征定义的确切标准在内的文档化的协议，以确保材料、产品、流程及服务能够满足目的。标准体系可以建立针对产品、流程、服务的一大堆规范。

1. **说明性规范(prescriptive specifications)** 对产品特征加以规范：包括产品尺寸，所用的生物材料，检测及校准程序，以及对条款及术语的定义。

2. **设计规范(design specifications)** 制定设计标准以及产品的技术特点，譬如手术室的设备以及医用气体系统。

3. **性能规范(performance specifications)** 要求产品能满足规定的测试，譬如强度要求、测量的准确性要求、电池容量要求以及对除颤仪释放的最大能量的要求。

4. **管理规范(management specifications)** 制定一系列与流程及程序相关的要求，要求公司应该落实到位，譬如制造质量体系及环境管理系统。

二、国际标准化组织

国际标准是指国际标准化组织、国际电工委员会（International Electrotechnical Commission，IEC）、国际电信联盟（International Telecommunication Union，ITU）制定的标准，以及被国际标准化组织确认并公布的其他国际组织（现有49个，其中包括世界卫生组织）制定的标准。国际标准是世界各国进行贸易的基本准则和基本要求。采用国际标准（简称采标）指将国际标准的内容，经过分析研究和试验验证，等同或修改转化为我国标准（包括国家标准、行业标准、地方标准和企业标准），并按我国标准审批发布程序审批发布。

（一）国际标准化组织

国际标准化组织是一个全球性的非政府组织，是国际标准化领域中一个十分重要的组织。ISO 标准的内容涉及广泛，从基础的零部件、多种原材料到半成品和成品，其技术领域涉及信息技术、交通运输、农业、保健和环境保护等。ISO 已经发布了 17 000 多个国际标准。

ISO 的宗旨是在世界范围内促进标准化工作的开展，以利于国际物资交流和合理配置，并扩大各国在知识、科学、技术和经济领域的合作。

ISO 的任务包括：

（1）制定国际标准：该工作通常由 ISO 的技术委员会完成，各成员团体若对某技术委员会确立的项目感兴趣，均有权参加该委员会的工作。与 ISO 保持联系的各国际组织（官方或非官方的）也可参加有关工作。

（2）ISO 负责协调世界范围内的标准化工作，组织各成员国和技术委员会进行情报交流，并和其他国际性组织如 WTO、UN 等保持联系和合作，共同研究感兴趣的有关标准化问题。

（3）在电工技术标准化方面，ISO 与 IEC 保持密切合作关系。

目前，许多国家直接把国际标准作为本国标准使用。这是由于国际贸易广泛开展，产品在国际市场上的竞争越来越激烈，要求产品具有高的质量，好的性能，还要具有广泛的通用性、互换性；这就要求标准在各国间统一起来。按照国际上统一的标准生产，如果标准不一致，就会给国际贸易带来障碍，所以世界各国都积极采用国际标准。我国参与 ISO 活动，积极采用国际标准和国外先进标准，促进了我国标准水平的提高。

我国采用国际标准遵循的原则：我国采用国际标准和国外先进标准的方针是认真研究，积极采用，区别对待。主要遵循的原则包括：①要密切结合我国国情，有利于促进生产力发展；②有利于完善我国标准体系，促进我国标准水平的不断提高，努力达到和超过世界先进水平；③要合理安排采用的顺序，注意国际上的通行需要，还要考虑综合标准化的要求；④采用国外先进标准要根据标准的内容区别对待。

（二）国际电工委员会

国际电工委员会是世界上成立最早的国际性电工标准化机构，负责有关电器工程和电子工程各领域中的国际标准化工作。目前，IEC 的标准制修订任务覆盖了包括电子、电磁、电工、电气、电信、能源生产和分配等所有电工技术领域。此外，在上述领域中的一些通用基础工作方面，IEC 也制定相应的国际标准，如术语和图形符号、测量和性能、可靠性；设计开发、安全和环境等。目前，IEC 共有现行标准近 5100 个，并已被世界各国普遍采用。

（三）世界卫生组织

世界卫生组织是联合国系统内卫生问题的指导和协调机构。世界卫生组织的宗旨是使全世界人民获得尽可能高水平的健康。它的职能包括负责对全球卫生事务提供领导，拟定卫生研究议程，制定规范和标准，阐明以证据为基础的政策方案，向各国提供技术支持，以及检测和评估卫生趋势。

三、我国医疗器械标准化组织

（一）我国医疗器械标准化组织机构

1. 监管机构

（1）国家质量监督检验检疫总局——国家标准化管理委员会。

（2）国家食品药品监督管理总局（国家总局，CFDA）：科技标准司，注册司、监督司（主要具体管理部门）。

（3）国家总局医疗器械标准管理中心（标管中心）：承担医疗器械标准拟定的相关事务性工作；受国家总局委托，组织相关医疗器械专业标准化技术委员会开展医疗器械标准制、修订工作。开展医疗器械标准体系研究，提出医疗器械标准工作政策及标准项目规划建议。承担医疗器械命名、分类和编码的技术研究工作。承担全国医疗器械标准的业务指导工作。

（4）23 个医疗器械专业标准化技术委员会及分技术委员会：开展各种医疗器械专业的标准化工作，其中包括全国医疗器械质量管理和通用要求 TC221 工作组。

医疗器械标准化组织经过 30 余年的发展，已形成较为有效稳定的组织结构，见表 4-1。

表 4-1　医疗器械专业技术委员会体系表

技术委员会名称	SAC/TC 号	对应国际标注组织	成立时间	专业领域
全国医用电器	TC10	IEC/TC62	1982 年	医用电器设备
医用 X 线设备及用具（分）	TC10/SC1	IEC/TC62B	1981 年	医用 X 线设备及用具
医用超声设备（分）	TC10/SC2	IEC/TC87	1990 年	包括医用超声诊断和治疗设备，及其辅助设备或专用材料，不包括通用的基础声学
放射治疗核医学和放射剂量学设备（分）	TC10/SC3	IEC/TC62C	1992 年	放射治疗设备、核医学设备和放射剂量仪器
物理治疗设备（分）	TC10/SC4	IEC/TC62D	1992 年	物理治疗设备
电子仪器（分）	TC10/SC5	IEC/TC62D	1992 年	医用电子仪器
全国外科器械	TC94	ISO/TC170	1987 年	全国外科器械等专业领域标准化工作
全国医用注射器（针）	TC95	ISO/TC84	1987 年	全国医用注射器（针）等专业领域标准化工作
全国口腔材料和器械设备	TC99	ISO/TC106	1987 年	全国口腔材料和器械设备等专业领域标准化工作

续表

技术委员会 名称	SAC/TC 号	对应国际 标注组织	成立 时间	专业领域
齿科设备与器械（分）	TC99/SC1	ISO/TC106/SC4、 SC6	2008 年	齿科设备与器械标准化工作
全国医用光学和仪器（分）	TC103/SC1	ISO/TC172/SC7	1992 年	全国医用光学和仪器包括眼科光学、医用激光、医用内镜、医用显微镜、医用光谱诊断及治疗设备等专业领域标准化工作
全国医用输液器具	TC106	ISO/TC76	1987 年	全国医用输液器具、输血器具、采血器具等专业领域标准化工作
全国外科植入物和矫形器械	TC110	ISO/TC150	1987 年	全国外科植入物和矫形器械等专业领域标准化工作
材料及骨科植入物（分）	TC110/SC1	ISO/TC150/SC1、 SC4、SC5	2008 年	骨科植入物及生物相容性材料等标准化工作
心血管植入物（分）	TC110/SC2	ISO/TC150/SC2	2008 年	心血管植入物等专业标准化工作
全国麻醉和呼吸设备	TC116	ISO/TC121	1988 年	全国麻醉和呼吸设备、吸引设备等专业领域标准化工作
全国医用临床检验实验室和体外诊断系统	TC136	ISO/TC212	1988 年	全国临床实验室质量管理、参考系统、体外诊断产品等专业领域标准化工作
全国医用体外循环设备	TC158	ISO/TC150/SC2， IEC/TC62D	1990 年	全国医用体外循环设备等专业领域标准化工作
全国计划生育器械	TC169	ISO/TC157	1990 年	全国节育环、计划生育器具等专业领域标准化工作
全国消毒技术与设备	TC200	ISO/TC198	1992 年	全国消毒技术与设备等专业领域标准化工作
全国医疗器械质量管理和通用要求	TC221	ISO/TC210	1996 年	全国医疗器械质量管理和通用要求等专业领域标准化工作
全国医疗器械生物学评价	TC248	ISO/TC194	2001 年	医疗器械生物学评价等专业标准化工作

2. 国家卫生计生委卫生和计划生育监督中心 下设 18 个专业委员会，其中与临床工程／医疗器械比较相关的有如下机构：

医疗机构管理标准委员会（挂靠国家卫生计生委医院管理研究所）：负责医疗机构及内设机构的组织规模、结构、标识、医疗机构设备、设施及人员配置，医用设备的安全使用等卫生标准。

放射卫生标准专业委员会：负责辐射防护、核和辐射突发事件卫生应急准备与响应、辐射检测规范与监测方法、剂量估算方法、放射诊疗设备质量控制监测规范、防护设施与防护器材以及放射卫生管理标准等。

信息标准委员会：负责卫生计生领域有关数据、技术、安全、管理及数字设备等信息标准。

我国医疗器械标准的相关机构应当参考国家标准体系工程建设中的技术委员会体系建设原则，依据医疗器械标准体系框架及产业发展状况，协调各行业组织、协会、学会的力量，科学构建与标准体系框架一致的技术委员会体系（含技术委员会和分会）。

四、临床工程遵循的主要标准

（一）标准的重要性

1. 遵循法律规范要求，与之配套　近年来，国家卫生计生委发布了《医疗器械临床使用安全管理规范（试行）》《医疗机构医学装备管理办法》，国家食品药品监督管理总局相继发布《医疗器械监督管理条例》《医疗器械使用质量监督管理办法》。目前尚且缺乏与之配套的医疗器械使用管理标准、技术管理标准。为有效执行相关法规、规范，使用单位对相关标准的需求之呼声也越来越强烈。

2. 提供临床工程部门技术管理的参考标准　临床工程部门是现代化医院有效运行的重要技术管理部门，从事着医疗器械的需求评估、采购、安装、验收、供应、维修、维护、培训和计量等技术管理活动。但目前国内因缺少这些技术管理活动相关的标准，而导致临床工程部门运营质量与水平参差不齐，无标准可依。临床工程技术管理标准的出台可以让临床工程部门的工作有标准可依，从而开展更精细化、更科学的技术和管理活动。

3. 提供能增强临床工程技术服务的质量、安全性、可靠性的重要信息　标准对应各种规范，以确保各种产品、流程和服务达到预期的目的。《医疗器械使用质量管理规范》提出了使用单位开展医疗器械使用环节质量管理的基本要求，与这一管理规范配套的标准的出台，可以正确指导临床工程技术管理工作，提供保障其工作质量、安全性和可靠性的重要信息，进而提高医疗器械的使用质量管理，保障医疗器械的安全、有效。

（二）标准分类

根据不同的目的，可以从不同的视角对标准进行分类。主要有以下四种。按层级：如国际标准、区域标准、国家标准（GB）、行业标准（医疗器械 YY，卫生 WS）、地方标准、企业标准等；按标准性质：如强制性标准、推荐性标准 /T，指导性文件 /Z；按标准化对象类型：如服务标准、过程标准等；按标准的属性：通用基础、管理标准、方法标准、产品标准（医疗器械注册产品标准 YZB）等。

（三）临床工程／医疗器械标准制定情况

1. 监管部门制定的标准　截至 2015 年 6 月 9 日，从国家食品药品监督管理总局医疗器械标准管理中心医疗器械标准目录库检索到标准共计 1316 项（表 4-2）。

表 4-2　各类医疗器械标准采用国外标准情况

标准属性	合计		采用国外标准		未采用国外标准	
	数量	比例	数量	比例	数量	比例
产品标准	893	67.86%	348	38.97%	545	61.03%
方法标准	259	19.68%	147	56.76%	112	43.24%
管理标准	37	2.81%	29	78.38%	8	21.62%
基础通用	127	9.65%	78	61.42%	49	38.58%
总计	1316	100.00%	602	45.74%	714	54.26%

　　从标准的属性看，产品标准占 67.86%，管理标准仅占 2.81%。有 45.74% 的标准采用了国外标准，主要采用国外标准类型是 ISO 和 IEC 的标准，其次是 ASTM\EN\ANSI 等，从其公布的标准采用程度看，有 22.26% 是等同采用 IDT，有 10.94% 是修改采用 MOD，3.88% 是非等效采用 NEQ，上述公布的标准中，与临床工程有关的非常少，仅"医疗器械质量管理和通用要求标准化技术委员会"制定的少数几个管理标准，如 YY/T 0316—2008 医疗器械风险管理对医疗器械的应用，YY/T 0468—2015 医疗器械质量管理医疗器械术语系统数据结构（ISO 15225），YY/T 0869—2013 医疗器械不良事件类型和原因的编码结构等对临床工程有一定的指导意义。

　　在医疗器械分类方面，CFDA 依据医疗器械的预期目的，结构特征，使用方法等因素制定了《医疗器械分类规则》（2000）以及《医疗器械分类目录》（2014），将医疗器械按风险由低到高分为Ⅰ、Ⅱ、Ⅲ类，用于医疗器械上市前后的监督。这与美国、欧盟等国家的做法类似。

　　在医疗器械命名方面，多是参考 YY/T 0468—2001.1.3 分类目录及相关文件、已发布的国家、行业产品标准的名称等。但在 2010 年，国家总局上海医疗器械质量监督检验中心已开展了《医疗器械命名规则》研究，2012 年，国家总局医疗器械标准管理中心开展了全球医疗器械术语系统（GMDN）转化可行性研究和各国医疗器械命名研究，2014 年初提出建立我国医疗器械命名体系的思路方案，目前《医疗器械命名规则》（草案）已经形成。该草案对命名的途径和方法、命名的目标和对象、通用名称的地位和组成等内容做出了明确规定。

　　2. 卫生主管部门制定的标准　截至 2015 年 6 月 9 日，从国家卫计委卫生和计划生育监督中心卫生标准网检索发现现有卫生标准 1842 项和卫生标准规划项目 1539 项，其中与临床工程（CE）和医疗器械相关的标准见表 4-3。

　　此外，原卫生部医管局于 2011 年发布了《三级综合医院评审标准》（卫医管发〔2011〕33 号），其中涵盖了临床工程部门、职责、制度、人员、质量和安全管理的诸多条款，已被应用于我国三甲医院的评审和复审。但是该"标准"主要从管理流程和结果衡量医院的管理水平，没有涉及有关医疗器械管理的技术规范。

　　3. 我国组织的相关工作　中华医学会医学工程学会于 2012 年组织启动了我国医学工程术语编写工作，分为管理术语（人力资源、全要素，全寿命），技术术语（医疗设备，医用器具，医用耗材，数字医学技术），基础术语（公共基础、专业基础、研究领域）共计 10 个部分，现已完成编写工作。

表 4-3　与临床工程和医疗器械相关的标准

专业委员会	现有卫生标准			卫生标准规划项目		
	总数	CE 相关	说明	总数	CE 相关	说明
医疗机构管理	11	1	WS/T 118—1999 全国卫生行业医疗仪器设备（商品。物资）分类与代码	24	12	MR/CT/ 婴儿培育箱，心脏除颤器、麻醉剂、呼吸机、心电图、高频电刀、医用输液泵和注射泵、血液透析、医用电子直线加速器等设备使用质量控制
放射卫生	237	16	卫生防护、X 线类装备质量控制监测规范	108	19	卫生防护
信息	101	2	数据元	124	1	医用材料分类与代码标准

（四）标准的发展趋势

一个标准体系可能组合了各类规范。说明性规范、设计规范以及性能规范在标准体系中非常常见，而管理规范正快速地发展。近年来，"通用管理标准"正不断发展以及被应用，"通用"是该体系标准适用于任何机构，不论它制造的是什么产品或者提供什么服务，而"管理体系"是指各机构用于管理流程的方式方法，如 ISO 9000。

尽管法规能解决必要的安全及性能原则，但是使用单位仍然需要知道与特定产品有关的详细规范，这给监管机构制定相应的具体要求带来巨大的挑战。采用非强制性标准则具有优势：该标准通常是众多领域的专家和行业协会组织制定的，政府部门可以克服自身的资源限制；经过认证的第三方也可以对标准进行符合性评估；随着技术的进步，更新标准比改变监管方式更容易，由专家小组进行及时制定和定期修改的医疗器械标准使其成为支持医疗卫生的有效、高效的工具。

国际标准是统一化的监管流程的一个构建模块，用以确保医疗器械的安全，质量及性能。监管机构在制定新的法规和标准时，应该鼓励和支持医疗器械国际标准。当国际标准未被应用或没有被完全应用，那么只要能证明其在一定程度上满足基本原则，这样也是可以接受的。

（全海英　许　锋）

思考题

1. 我国医疗器械监管法规体系是怎样的？
2. 我国医疗器械有哪些监督管理办法？
3. 我国已经制定的医疗器械相关标准有哪些？

第五章

医疗器械合理使用

医疗器械的合理使用能让患者以最小的经济投入，获得最优的治疗方案，减轻患者就医负担。同时，医疗器械的合理使用也能使医院资源优化，提升就医环境，对我们国家的医疗技术水平提升也能产生积极的作用。本章从医疗器械合理使用的内涵、现状等入手，重点对医疗器械合理使用的关键环节，合理配置、临床应用指南、使用评价具体介绍。

第一节 概 述

一、医疗器械合理使用的概念

在医疗机构中,医疗器械与药品的使用与管理有很多相似之处。世界卫生组织于1985 年在"关于合理用药专家委员会"的会议上对合理用药提出了比较明确的定义,即指给患者进行治疗时,需要选择适合其状况的药物,药物的给药方法或剂量应和患者的个体情况相匹配,并且需要制定恰当的疗程;同时药物的使用所耗费的社会资源应该是最少的。

医疗器械合理使用目前在国内外文献中没有统一的定义。根据合理用药的定义及医疗器械自身的特点,本书将医疗器械的合理使用定义为给患者进行诊断治疗时,需要选择适合其状况的器械,用械方法或剂量应和患者的个体情况相匹配,同时器械的使用所耗费的社会资源应该是最少的。合理使用的基本要素可以归纳为:安全、有效、恰当和经济,简言之,医疗器械合理使用就是安全、有效、恰当和经济地使用医疗器械。

二、医疗器械合理使用的表现形式

过度医疗还是困扰我国乃至国际医疗界的一个重要课题。过度医疗包括过度检查、过度用药、过度治疗。其中过度检查和过度治疗都与医疗器械使用相关。医疗器械品种繁多,包括医疗设备、医用耗材、医用器具、试剂、医学软件等几大类,在临床使用上有很大程度的专业性。其中大型医疗设备、生命支持类与急救医疗设备、植入类医用耗材是临床使用的重点内容。

医疗器械合理使用的表现形式比较宏观,总体与其基本要素紧密相关,即安全、有效、恰当和经济。由于合理使用的表现形式很难有效界定和衡量,我们从医疗器械的不合理使用来看其具体表现形式。

医疗器械不合理使用表现形式有多种,归纳总结为:①医疗设备不合理配置引起的超负荷或欠负荷使用,造成患者诊疗安全隐患或患者诊治不及时;②适应证和禁忌证不当,设备或器械操作方法不当或不规范影响医疗质量;③过度检查、诱导需求、耗材滥用等加大患者经济负担;④医疗设备功能模块闲置或效能低下造成资源浪费;⑤医疗设备带病工作引发患者诊疗安全;⑥一次性医疗器械重复使用;⑦医疗设备维护保养不当,降低设备使用寿命;⑧医务人员相关技能培训缺失或不足,对医疗器械的操作技能掌握不到位。

三、医疗设备的合理使用现状

（一）使用安全管理成效显著

政府层面出台的一系列医疗设备质量监管条例，对医疗器械的使用安全起到了积极作用。2010年，原卫生部出台《医疗器械临床使用安全管理规范（试行）》《医疗卫生机构医学装备管理办法》《三级综合医院评审标准》等，对医疗设备在临床的使用安全提出了具体要求，对促进医疗设备合理使用，保障患者使用安全，减低风险起到积极作用。医疗机构中使用安全相关的具体管理内容包括：①大型医用设备购置需配备配置许可证，开展使用评价（包括设备使用率、功能开发、社会效益、成本效益分析）；②生命支持类、急救类、辐射类、灭菌类、大型医用设备的使用安全检查与报告；③特种设备的安全管理；④计量设备的检测管理；⑤使用人员的操作培训与考核；⑥急救、生命支持设备保持待用状态，应急调配机制；⑦为医疗设备提供技术保障；⑧按照医疗器械注册指导原则使用等。

质监局、技监局开展的医疗设备计量和质量检测，对计量设备和大型设备的质量安全起到了有效的保障。近年来，医疗机构中临床工程部门自行开展的急救设备质量检测，有效地避免了医疗设备的带病上岗。国家药监局开展的不良事件上报工作，近几年在卫生计生委的推动下也有了积极进展，在医疗设备使用过程中发现的问题及时反馈到生产厂家，也使厂家将产品安全重心从售前扩展到售后。

（二）合理使用的恰当有效性还未体现

现阶段，过度医疗还是困扰我国乃至国际医疗界的一个重要课题。过度医疗包括过度检查、过度用药、过度治疗。其中过度检查和过度治疗都与医疗器械使用相关。我国2010年7月1日起开始施行的《侵权责任法》中对过度检查进行了规定，第六十三条内容为：医疗机构及其义务人员不得违反诊疗规范实施不必要的检查。这是从法律角度上首次对过度医疗进行了规定。但在具体实施中对过度检查的认定还有很大的难度。因医疗行业的特殊性，其包涵太多不确定的因素等原因，在适度医疗与过度医疗之间并没有一个明确的区分界限，而在这种情况下，医务人员及医疗机构就会有很大的自由裁量权力。如果没有相关诊疗规范，界定不合理使用几乎是不可能的。

诊疗规范的制定、实施与管理是一个系统工程，设计多个学科、专业、部门和人员。制定诊疗规范的目的是形成一套规范化、具有先进性的诊疗方案，建立多学科综合治疗最佳模式，提高医疗护理质量，保证诊疗的先进性、科学性、合理性、系统性、安全性和有效性。标准化治疗方案（standard treatment guidelines，STGs）指用于医生和临床工程师在临床条件下作出适当治疗的决策依据，它包含一系列的、充分研究和发展的陈述。以证据为基础的 STGs 对促进合理用械有重要作用。制定 STGs 的目的是使诊断和治疗规范化、合理化，与经验治疗相比，它能够提供诊断、治疗的基本标准，避免随意、不合理的治疗决策，有助于保证合理用械，减少不合理费用支出，防止医疗器械浪费，被认为是促进合理用械的有效方法之一。目前我国还没有一本由政府牵头编制的 STGs。2014 年中华医学会医学工程学分会确定了学科发展方向，其中医疗器械合理使用是方向之一。学会提出临床工程学科应协助医疗部门结合当前医疗器械发展的新技术，运用生物医学工程学、临床医学、循证医学、医疗器械等相关专业理论、知识、技能进行医疗器械临床研究，参与医疗器械相关诊疗方案设计与实施，协助临床合理用械，对临床进行工程技术指导。

（三）医疗设备的使用效能有待进一步提高

部分医疗机构中医疗设备存在以下问题：在购置时医院为了宣传效益，追求设备国际领先、最新技术、最高配置，厂家为了营销利益也往往以满足工作量为目标，对设备的新功能和配置无暇顾及，或有畏难情绪。很多设备从购买到报废，部分功能从未使用或很少使用，造成设备效能低下。如何提高设备的使用效能是临床工程的一个重要课题。临床工程部门应在生产厂家的配合下，结合临床开展的业务情况，对医疗设备的临床功能进行评估，对使用单位的医疗设备效能使用情况进行评估，对使用单位的医疗设备效能使用情况定期分析，协助临床扩展使用功能。不仅可以大幅提升医疗设备的使用效能，也能帮助临床在高新技术上有所突破。

（四）服务与系统可用性研究开始启动

可用性测试是判断给定医疗器械是否满足预期用户需求和偏好的一种方法。这是一种判断医疗器械是否容易出现危险性使用失误的测试，而此类失误可能会导致操作人员或患者伤害及死亡。可用性测试可以使医疗器械的操作得到更简单、安全、有效和好用的改进机会，这种人际交互质量的改善将使每一个与给定器械相关的人受益，如制造商、操作人员和患者。针对设备本身的可用性测试通常是在生产厂家的产品研发阶段进行。医疗机构的可用性测试与研究更侧重于多产品使用的系统环境下，关注人、机、环境的系统可用性。比如手术室环境下，如何配置与摆放吊塔、无影灯、腔镜显示器、麻醉剂、电刀等，使手术环境更方便好用，最大化地降低医务人员失误，降低手术风险。此外，可用性研究也要考虑各种设备与环境中气源、电源、磁场、光照亮度等因素的兼容性，排除手术过程的各种影响和干扰。目前国内武汉协和医院可用性研究室正在进行此类研究。

四、临床药学合理使用的内涵建设

医疗器械的合理使用还处在起步阶段，相关标准和指标不完善，还有不按照相关标准和指标执行的现象。在医疗机构中，药物和医疗器械的合理使用非常相似，故列出合理用药的内涵建设以供借鉴。

（一）合理用药的生物医学标准

WHO 和美国卫生管理科学中心（Management Science for Health，MSH）针对合理用药的具体内涵进行了明确规定，于 1997 年制定了合理用药的七项生物医学标准：①药物正确无误；②用药指征适宜；③药物的疗效、安全性、使用及价格对患者适宜；④剂量、用法、疗程妥当；⑤用药对象适宜，无禁忌证，不良反应（adverse drug reactions，ADR）小；⑥药品调配及提供的药品信息无误；⑦遵嘱情况良好。

（二）合理用药的调研方法与评价指标

1993 年 WHO/DAP 与 INRUD 合作编写了主要适用于第三世界的《医疗机构合理用药调研方法与评价指标》（SDUIs），SDUIs 为基层医疗机构门诊药品的合理使用制定了系列调研指标，对评价和促进各国的合理利用卫生资源、控制医药费用过度增长有很大帮助，这些指标涉及处方行为、管理措施以及处方消费金额等方面内容。

处方指标：①每次就诊的处方药物平均品种数；②处方药物使用非专利名（通用名称）的比例（%）；③每百例/次就诊使用抗菌药物的比例（%）；④每百例次就诊使用针剂的比例（%，不含预防注射/计划免疫）；⑤每百种处方用药中，基本药物或处方集药物的比例（%）。

患者关怀指标：①每例患者接触处方者（医生）的平均时间；②每例患者接触发药者（药师）的平均时间；③每百种处方药物中，患者实得药物的数额（%）；④药袋标示（姓名、药名、用法）完整的百分率；⑤患者正确了解全部处方药物用法的百分率。

行政管理指标：①有无基本药物目录或处方集；②有无临床治疗指南。

补充指标：①处方与临床指南符合的百分率；②应诊而不使用药物治疗的百分率；③每次就诊平均药费；④抗菌药物占全部药费的百分率；⑤针剂占全部药费的百分率；⑥患者离开就诊单位后，对全部医疗照顾总体上表示满意的百分率；⑦能获得非商业性药物信息的医疗单位比例（%）。

附加指标：①并用 2 种或 2 种以上抗菌药物的病例数；②使用麻醉性止痛药的病例数；③用药医嘱完整的百分率；④用药记录完整的百分率；⑤医嘱用药兑现率；⑥采用标准治疗方案的百分率；⑦经适当细菌培养而静脉注射抗菌药物的百分率。

（三）合理用药的核心政策和干预措施

WHO 针对各国用药过程中存在的问题，于 2002 年 12 月发布了 12 条关于进一步促进发展中国家合理用药的核心政策和干预措施。2007 年 5 月 23 日第 16 届卫生大会（WHA60.10）重申了 WHO 促进合理用药战略：①组建国家合理用药领导实体；②制定临床用药指南；③制定和实施基本药物目录；④建立地区和医院药物治疗学委员会；⑤对医学生实行以问题为基础的药物治疗学教育；⑥医学继续教育；⑦监督、稽查和反馈；⑧供应正确无偏倚的医药信息；⑨药品知识的公众教育；⑩消除错误的经济激励措施；⑪实施适当的强制性管理；⑫财政支持。

五、合理使用在医疗技术中的重要意义

我国自 20 世纪 70 年代中期开始,随着大量先进的医疗技术和现代医疗设备引进国内医院,如何正确使用以确保仪器的安全性和可靠性,提高仪器设备的完好率和利用率,充分发挥出其应有的效能等,已成为医院发展中一个重要问题。近年来,国际医学界对临床工程的认识也有了新的进步和发展。世界卫生组织提出,卫生技术对于运转良好的卫生系统是必不可少的,医疗器械在疾病的预防、诊断、治疗以及患者康复中是尤其重要的。医疗器械在医院中不仅仅作为一种物质基础,同样作为医疗技术的重要组成部分。安全、有效、恰当和经济地使用医疗器械已越来越被医疗行业、社会、政府所关注。合理使用医疗器械能让患者以最小的经济投入,获得最优的治疗方案,减轻患者就医负担,让病人尽早康复。同时,医疗器械的合理使用也能使医院资源优化,提升就医环境,对我们国家的医疗技术水平提升具有重要意义。

第二节 医疗设备合理配置

改革开放以来,随着政府对卫生投入的增加,以及高科技成果的不断应用于医学领域,医疗资源配置和医疗服务水平得到了很大的提高,大量先进的医疗设备不断地涌现,医用仪器设备的装备和使用得到飞速发展。医疗设备在临床医疗服务中得到越来越广泛的应用,在广泛应用的同时出现了医疗设备配置不合理的现象。实现卫生资源的合理配置,提高卫生资源的有效利用,是促进卫生事业协调、稳定、健康发展的重要条件。因此合理、高效配置和利用医疗设备,是保证医院服务质量的重要手段之一,也是更好满足人民群众卫生服务需求的条件之一。

一、医疗设备合理配置的定义

在解释医疗设备合理配置之前,需要理解什么是资源合理配置。资源的配置主要涉及两个方面,一是资源在空间或不同部门间的最优配置;二是资源的时间配置,根据资源在不同时段上的最优分布特征,实现资源开发利用最佳时段的控制与决策。资源合理配置的基本任务是,在生态经济系统平衡的前提下,在时间和空间上最优地利用和分配自然资源,合理布局生产力,以达到经济的持续发展和资源的永续利用,取得最佳生态经济效益和社会效益的目的。资源合理配置是确立区域发展方向、合理布置生产要素的关键,也是解决经济系统增长的无限性与资源生态系统供给的有限性矛盾的重要措施。

卫生资源指社会投入到卫生服务中的人力、财力和物力的统称,包括卫生机构、卫生

人力资源、病床资源、卫生费用等。卫生资源是经济与社会发展的重要组成部分，同时也是促进社会经济发展和维护社会稳定的重要保障。卫生资源配置的合理性是卫生资源获得最大程度产出的必要条件。卫生资源的合理布局对于卫生事业的协调发展、保证卫生服务提供的公平性具有重要的作用。做好卫生资源配置工作，提高人民群众健康水平，是科学发展观重大战略思想的重要内涵，是全面建设小康社会的重要内容，是构建和谐社会的重要保证。医疗设备是卫生资源中的重要组成部分。医疗设备的合理配置有广义和狭义之分，广义上医疗设备的合理配置是指区域内医疗设备的合理配置，狭义上医疗设备的合理配置是指单个医疗单位或医疗部门科室内的医疗设备的合理配置。

二、医疗设备合理配置的发展

（一）医疗设备的配置情况

1. 医疗设备总值呈不断增长趋势　资料显示，中国医疗器械市场销售规模由 2001 年的 179 亿元增长到 2013 年的 2120 亿元，剔除物价因素影响，13 年间增长了近 11.8 倍。国际上，全球医药和医疗器械的消费比例约为 1∶0.7，而欧美日等发达国家已达到 1∶0.2。全球医疗器械市场规模已占据国际医药市场总规模的 42%，我国医疗器械的占比仅为 14%。由此判断，我国医疗器械产品 85% 用于医疗机构，从市场也可以预计，医疗机构中医疗设备呈不断增长趋势。在调查中，共调查 282 家医疗机构，评价开放床位数 1278 张，评价设备总值 2.9 亿元，每张床位对应设备 22.8 万元。据 2013 年《中国卫生计生委员会统计年鉴》统计，我国 2012 年全国每床对应医疗设备固定资产 19.2 万元 / 张。综合亿元每床固定资产 20.9 万元 / 张。

2. 甲乙类大型医用设备配置管理效果显著　大型医用设备配置管理在国际上也备受关注。世界卫生组织提出以下原则：①区域性原则：主要考虑高技术医疗设备提供的地理可及性；②均衡发展原则：各个地区的社会经济、医疗卫生、居民健康和医疗服务需求等发展不平衡，按照区域的社会经济、人口、卫生服务需求和利用状况等因素分别制定设备的配置控制标准，使其与社会经济和医疗服务需求相适应；③公平与效益原则：从全体人群对医疗服务的需求出发，结合医疗卫生机构的服务能力，既体现设备配置的公平性，又充分考虑设备的利用率，以提高设备配置的社会效益和经济效益；④资源共享原则：区域内所有医疗机构对设备均享有使用权；⑤协调发展原则：既要与区域内国民经济和社会发展相适应，与民众的健康需求相协调，符合区域卫生规划原则，又要考虑社会经济的发展对医疗服务需要的影响，保证卫生事业发展的可持续性，且有利于竞争和提高质量。

3. 部分大型医用设备乃存在　1986 年美国的 Philip Musgrove 首先将基尼系数用于卫生资源分布不平等程度的测定。近年来，国内有些学者也借用洛伦兹曲线和基尼系数来评价卫生资源配置的公平程度。如用于不同地区设备地理分布公平性的对比研究、某一地区自身纵向对比研究以及各类设备之间分布公平性的对比研究等。甚至有人认为，洛伦兹曲线和基尼系数可以为包括大型医用设备在内的一切卫生资源的合理配置和规划提供有益的决策信息。

4. 学科层面专业设备配置标准欠缺　相对于甲乙类大型医用设备，其他专用医疗设备尽管单机价值不高，但其总资产值占据医院专用医疗设备资产值的 75% 以上。这一庞大群体的配置原则和方法，也是考虑医疗机构管理手段和管理质量的重要一关。比较而言，非大型医疗设备品牌繁杂、型号各异、数量巨大、涉及学科多，管理更为困难。专业学科中，重症病房、新生儿室等由各专业学会牵头制定了专业建设标准。针对各专业建设的设备配置情况也没有进行统一梳理。这项工作需多学科配合。专业学科医疗设备配置一般均是由该学科的带头人主导，追求高精尖的现象普遍，考虑适宜性技术欠缺，存在过度装备现象。需要引入技术评估等科学方法进行科学配置。

以北京市为例，在大型医用设备合理配置中开展了合理配置、指标控制的方式，严格控制医疗机构的大型医用设备的审批工作，各医疗机构新增、更新和首次配置大型医用设备均列入专家会进行评审。会前的资质审查，二级及以下医院由区卫计委进行形式审查，三级医院直接由市卫计委审查。严格遵守准入原则，对不具备条件的医疗机构严禁配置和使用大型医用设备，为实现合理配置、统筹安排，北京市执行"规划在先、指标控制、资质审核、专家审评"的审批原则，在配置评审、指标分配时，注重大型医院、远郊区县区域医疗中心、社会资本办医和基层医疗机构的不同需求，对其新增、更新、首次配置的申请给予同等重视。同时，截至 2015 年末，北京市共已核准配置 21 台 X 线正电子发射计算机断层扫描仪（PET-CT，包括正电子发射型断层仪，即 PET）、1 台 PET-MR、2 台头部 γ 刀、3 台 306 道脑磁图、1 台 X 线立体定向放射治疗系统（Cyber knife）、3 台断层放射治疗系统（Tomo therapy）和 7 台内镜手术器械控制系统（da Vnici S）。（不含驻京部队医院，下同）。已核准配置 369 台 X 线电子计算机断层扫描装置（X-ray computed tomography，CT）、219 台医用磁共振成像设备（nuclear magnetic resonance imaging，MRI）、186 台数字减影血管造影 X 线机（digital subtraction angiography，DSA）、63 台单光子发射型电子计算机断层扫描仪（single-photon emission computed tomography，SPECT）和 61 台医用电子直线加速器（medical linear accelerator，LA），数量全部控制在国务院卫生计生行政部门批准的规划指标数范围内，所涉及的医疗机构共计 203 家。根据北京市发展现状，大型医用设备合理配置到相应的行政区域，保证了大型医用设备的合理配置和配置数量的有序增长。

（二）合理配置相关管理办法颁布进展

针对区域医疗设备的合理配置方面，在 2004 年，原卫生部与国家发展和改革委员会、财政部联合颁布《大型医用设备配置与使用管理办法》，强调"配置大型医用设备必须适合我国国情、符合区域卫生规划原则，充分兼顾技术的先进性、适宜性和可及性，实现区域卫生资源共享，不断提高设备使用率"，明确对大型医用设备的管理实行配置规划和配置证制度。各省市区域，也根据《大型医用设备配置与使用管理办法》《医疗卫生机构医学装备管理办法》等法律法规,制定了医疗设备配置与使用管理实施细则,指导和规划区域内医疗设备合理配置。我国《大型医用设备配置与使用管理办法》于2005年3月开始实施。办法规定,将CT等5种大型医用设备列入乙类,交由省级卫生部门按属地化、行业化原则管理。为更好地指导各地编制乙类大型医用设备配置规划,2005年3月原国家卫生部等联合下发了《全国乙类医用设备配置规划指导意见》,要求各地必须结合本省的社会经济发展水平居民消费的综合能力和人口地理布局,在现有配置水平和各种大型医用设备的整体运行状况的基础上进行统一规划。2012年原卫生部发布《关于下达2011—2015年全国乙类大型医用设备配置规划的通知》,提出大型医用设备的配置规划、准入标准、审批结果要及时向社会公布;重点保障装备空白地区、边远地区和交通不便的县市配置需求;公立医疗机构新增配置须满足当地设备使用率不低于评价水平的80%的条件;新增配置要以临床使用为主,严格控制高端机型配置,杜绝医疗机构盲目追求高端配置;充分考虑非公立医疗机构的发展需求,合理预留非公立医疗机构大型设备配置空间,支持非公立医疗机构按照批准的执业范围、医院等级、服务人口数量等,合理配置大型医用设备。

以北京市为例,2006年8月,印发了《北京市〈大型医用设备配置与使用管理办法〉实施细则》,规定了配置条件、审批程序和办理时限,规范审批行为,健全制约机制,形成专家评审和行政审批相结合的管理模式。2008年3月,转发了原卫生部制定的《甲类大型医用设备配置审批工作制度(暂行)》。2009年12月,转发了原卫生部制定的《乙类大型医用设备阶梯配置指导意见》。2010年建立了"北京市大型医用设备配置管理信息平台",对全市在用的大型医用设备的基础数据进行定期维护。通过信息化手段,加强对大型医用设备使用情况的监督,动态监测医疗机构大型医用设备配置的基本情况,确保大型医用设备配置合理,不发生设备配置数量不足或过多闲置浪费现象。2013年6月,印发了《关于进一步规范大型医用设备配置管理工作的通知》,对《北京市〈大型医用设备配置与使用管理办法〉实施细则》的相关内容进行了有效补充,明确了申报材料上报、专家评审安排、配置许可印制的时间和流程,同时进一步细化了相关准入条件。为大型医用设备的合理配置建立了制度,制定了详细的规范审批程序。

此外,随着医疗体制改革的深入开展,医疗机构医疗设备的合理配置尤为重要。针对于医疗单位或医疗部门科室内的医疗设备的合理配置,国家中医药管理局先后发布妇科、儿科、皮肤科、眼科、耳鼻喉科、肿瘤科、骨伤科、肛肠科、针灸科、推拿科、急诊科、中医院肺病科、脑病科、心血管病科、脾胃病科、肾病科、内分泌科、血液科、风湿病科、老年病科、心理科等科室建设与管理指南,指南从建设与管理总则、基本条件、人员队伍、服务技术、环境形象等方面给予明确要求,明确规定各科室应具备与其医院级别、科室功能相适应的场所、设备设施和技术力量,以保证本科诊疗工作的有效开展。在配备基本诊疗设备和相应急救设备、药品的同时,可配备科室相关专业设备,指南中对部分科室还提供了设备配备目录。

三、医疗设备合理配置的评价标准

（一）大型医用设备的配置标准

为了有效控制大型医用设备的装备数量，许多发达国家对设备装备数量实行宏观控制。研究表明，影响一个地区医疗保健消费的因素有供应方因素和需求方因素。供应方因素包括医生、病床数、医疗设备和医疗技术；需求方因素包括人口、人口年龄分布、性别比例和家庭收入等。

1. 大型医用设备配置的原则 各国对大型设备配置管理都考虑了以下原则：①区域性原则：主要考虑高技术医疗设备提供的地理可及性；②均衡发展原则：各个地区的社会经济、医疗卫生、居民健康和医疗服务需求等发展不平衡，按照区域的社会经济、人口、卫生服务需求和利用状况等因素分别制定设备的配置控制标准，使其与社会经济和医疗服务需求相适应；③公平与效益原则：从全体人群对医疗服务的需求出发，结合医疗卫生机构的服务能力，既体现设备配置的公平性，又充分考虑设备的利用率，以提高设备配置的社会效益和经济效益；④资源共享原则：区域内所有医疗机构对设备均享有使用权；⑤协调发展原则：既要与区域内国民经济和社会发展相适应，与民众的健康需求相协调，符合区域卫生规划原则，又要考虑社会经济的发展对医疗服务需要的影响，保证卫生事业发展的可持续性，且有利于竞争和提高质量。

2. 设备配置的人口因素 大型医疗设备配置数量，从一个侧面反映了一个国家或地区的社会经济和医疗技术水平。以 CT 为例，全世界目前 CT 的拥有量为每百万人口 3.5 台，美国为每百万人口 26.80 台（1990 年）。我国北京市、上海市、广州市等大城市，每百万人口拥有 CT 10～12 台；中等城市，如威海市、衡阳市，则每百万人口约 2 台。世界主要发达国家和我国大型医用设备的实际配置水平见表 5-1，尽管大部分国家的经济都比较发达，但国家之间大型医用设备的配置水平差异较大。

3. 设备配置的人口与地理因素 相对于成本控制和资金获得，质量不是卫生保健市场唯一重要的问题。非金融障碍（如地理、交通和人口密度）可能是重要的。研究表明，在地广人稀的地区，卫生资源拥有量与人口密度成负相关，而与每平方公里的卫生资源指标成正相关，说明资源的地理分布与人口分布相分离，所以，在考虑按人口分布的同时，必须考虑地理的不可及性。应建立兼顾人口与地理面积均衡分布的新型评价指标。以 MRI 为例，并没有普遍接受的 MRI 服务的地理可及标准。美国纽约州卫生部门使用各郡的卫生服务区分析对 MRI 服务的可及性和需求，他们认为，半小时车程被认为是地理可及的 MRI 服务，即 32km 半径。每百万人口拥有量、每千平方公里拥有量和基尼系数都是很好的评价指标，但又都存在着某种不足，再加上还要兼顾人群的需要、需求和营运效率等问题，应建立一种综合评价方法。雷海潮、侯淑莲的研究认为，可以用卫生统计学中的综合评价方法，如综合指数法建立合理的数学模型，完善大型医用设备配置公平性研究的理论基础。

表 5-1　近年各国 CT 和 MRI 的配置比率（台 /100 万人）

国家	CT	MRI
以色列	6.30（2000）	1.40（2000）
加拿大	7.30（2000）	2.50（2000）
英国	6.10（2000）	4.50（2000）
丹麦	10.90（2000）	6.60（2000）
美国	13.30（2000）	7.60（2000）
奥地利	25.80（2000）	10.90（2000）
日本	84.40（2000）	23.20（2000）
瑞士	12.90（2001）	12.90（2002）
冰岛	10.70（2002）	14.00（2002）
芬兰	9.90（2002）	11.00（2002）
意大利	7.50（2002）	8.60（2002）
韩国	5.40（2002）	6.80（2002）
西班牙	4.90（2002）	5.70（2002）
中国	3.70（2001）	0.60（2001）
法国	2.60（2002）	9.60（2002）
墨西哥	0.30（2002）	0.60（2002）

4. 设备使用年限　设备使用年限与国家经济发达程度有关，根据 2003 年对全美 MRI 使用年限的调查，使用年限在 3～5 年的占 41.41%，1～2 年的占 28.28%，6～7 年的占 17.17%，7 年以上的占 16.16%。

5. 设备的开机时间　设备的开机时间对大型医疗设备使用率是有影响的。在美国，工作日开机时间在 8 小时以上的 MRI 超过 97.00%，周末有超过 30.00% 的 MRI 设备在工作。调查显示，在西纽约地区大部分医院的 MRI 每周开机超过 5 天，每天超过 8 小时。在以色列，MRI 每周的工作时间是 6.2 天，CT 每周的工作时间是 6.4 天。

6. 病人获得大型设备服务所需要的等待时间　病人必须等待获得医疗服务的时间是衡量是否有足够能力提供医疗服务的标准。Bruce A Boissonnault 等对西纽约地区部分医院 MRI 检查所需等待时间进行了调查，在该地区，大部分医院只需 2～3 天的预约时间即可获得检查。

7. 大型设备工作量　仍以 MRI 利用和人均利用为例，根据对西纽约地区 MRI 的利用统计。2003 年，该区域 42 台 MRI 共承担了 12.50 万人次检查。可以用这一统计信息与美国其他地区的数据进行比较，以每千人口使用率表示。西纽约地区使用率比 3/4 的州高，在全美国平均使用率水平之上，但比纽约州使用率低 7.00%。

8. 大型设备使用范围及使用率　1997 年各国 MRI 检查数，每个设备的检查数，MRI 的检查率（每 1000 人）如表 5-2 所示。

表 5-2　各国 1997 年 MRI 检查情况

国家	MRI 检查数（人/年）	次/每台 MRI	检查率（%/每千人）
以色列	44 232	4915	7.5
丹麦	50 000	2631	8.7
澳大利亚	102 000	2428	11
比利时	110 000	3666	11
芬兰	70 000	1944	11.96
法国	600 000	4285	12
德国	1 000 000	1950	12.5

（二）医院科室合理配置标准

1. 急诊科仪器设备配置基本标准　在《急诊科建设与管理指南（试行）》中提供的急诊科仪器设备配置基本标准包括仪器设备和急救器械，仪器设备包括心电图机、心脏起搏/除颤仪、心脏复苏机、简易呼吸器、呼吸机、心电监护仪、负压吸引器（有中心负压吸引可不配备）、给氧设备（中心供氧的急诊科可配备便携式氧气瓶）、洗胃机。三级综合医院还应配备便携式超声仪和床旁 X 线机。有需求的医院还可以配备血液净化设备和快速床旁检验设备等。急救器械包含一般急救搬动、转运器械，各种基本手术器械等。

2. 重症医学科仪器设备配置基本标准　在《重症医学科建设与管理指南（试行）》中提供的仪器设备配置基本标准分为床旁仪器设备和其他必备设备。床旁仪器设备包含配备适合的病床、防褥疮床垫；必要的功能设备带或功能架，提供电、氧气、压缩空气和负压吸引等功能支持，每张监护病床装配电源插座 12 个以上，氧气接口 2 个以上，压缩空气接口 2 个和负压吸引接口 2 个以上；每床配备床旁监护系统，每个重症加强治疗单元至少配备 1 台便携式监护仪，进行心电、血压、脉搏血氧饱和度、有创压力监测等基本生命体征监护；每床均应配备输液泵和微量注射泵，其中微量注射泵原则上每床 4 台以上，另配备一定数量的肠内营养输注泵；每个床位的电源应该是独立的反馈电路供应。医疗用电和生活照明用电线路分开，备用的不间断电力系统（UPS）和漏电保护装置，每个电路插座都应在主面板上有独立的电路短路器。其他必备设备包含床旁 B 超、血液净化仪、X 线摄片等影像学以及生化和细菌学等实验室检查设备；呼吸机，简易呼吸器（复苏呼吸气囊）和便携式呼吸机；心电图机、血气分析仪、除颤仪、心肺复苏抢救装备车（车上备有喉镜、气管导管、各种管道接头、急救药品以及其他抢救用具等）、纤维支气管镜、升降温设备等。三级医院必须配置血液净化装置、血流动力学与氧代谢监测设备。

3. 血液透析室仪器设备配置基本标准　在《血液透析室建设与管理指南（试行）》中提供的仪器设备配置基本标准为血液透析室应当配备符合规定的透析机、水处理装置、抢救基本设备、供氧装置、中心负压接口或可移动负压抽吸装置、双路供电系统和通风设备。其中，血液透析室应当包括透析治疗区、水处理区、治疗区、候诊区、接诊区、库房和患者更衣室等基本功能区域。各功能区域应当合理布局，区分清洁区与污染区，清洁区包括透析治疗区、治疗区、水处理区和库房等；透析治疗区由若干透析单元组成，每个透析单元由一台透析机和一张透析床（椅）组成，每个透析单元面积不少于 3.2 平方米，床（椅）间距不小于 0.8 米；血液透析室应当设置 4 个以上透析单元；水处理区面积应为水处理机占地面积的 1.5 倍以上，地面承重应符合设备要求，水处理设备应避免日光直射；血液透析室应当满足透析患者，配备足够数量、经过卫生行政部门指定机构不少于 6 个月的透析专业培训并考核合格的医护人员。

（三）专业基地合理配置标准

国家卫生计生委办公厅《关于印发住院医师规范化培训基地认定标准（试行）和住院医师规范化培训内容与标准（试行）的通知》（国卫办科教发〔2014〕48 号）对医疗设备的合理配置也提出了要求，对每一个具体学科专业基地的设备配置均有明确要求，以康复医学科专业基地和外科专业基地和外科专业基地为例。

1. 康复医学科专业基地医疗设备合理配置　按照《2011 年卫生部三级综合医院康复医学科及康复医院基本标准（试行）》要求配置该专业所需的专有医疗设备。此外，根据培训要求还可配备步态分析仪、超声诊断仪、心电图仪、心肺运动试验仪等设备；康复医学科专业基地所在医院应配备大型 X 线机、彩色超声仪、CT、MRI、核素扫描仪、脑电图仪、动态心电图仪等设备。

2. 外科专业基地医疗设备合理配置　外科需具备的医疗设备为 X 线机、数字减影血管造影机（DSA）、CT、MRI、放射治疗机、彩色 B 超（带 Doppler 等探头）、PTCD、ERCP、纤维胃镜、结肠镜、肝脏介入治疗设备、腹腔镜、胆道镜、手术显微镜、关节镜、C 形臂；支气管镜、胸腔镜、多导监护仪；膀胱镜、电切镜、输尿管镜、经皮肾镜，脑电图仪、层流手术间、神经外科手术用显微镜，血液、生化、免疫、尿液检验设备；氧饱和度监测仪、肺功能仪、呼吸机、指测血糖仪，输液泵、微量泵、体外循环机、麻醉机等设备。

（四）洛伦兹曲线／基尼系数评价

洛伦兹曲线最初是用来反映收入分配平均程度的一种方法。基尼系数是从洛伦兹曲线计算出来，衡量社会各阶层人后收入分配平等程度的一个指标。根据联合国有关组织规定：基尼系数若低于 0.2 表示收入绝对平均；0.2～0.3 表示比较平均；0.3～0.4 表示相对合理；0.4～0.5 表示收入差距较大；0.6 以上表示收入差距悬殊。对于人群的收入分配，美国经济学家认为，基尼系数在 0.5～0.7 之间为高度不公平，0.35 以下为相对公平。洛伦兹曲线最初是用来反映收入分配平均程度的一种方法。其数学模型为 $Y=f(x)$，其中 x 表示财富不高于某一水平的人口占总人口的百分比，Y 表示不高于某一水平的人口财富之和占总财富的百分比。洛伦兹曲线的绘制方法是将不同地区拥有的收入或资源的百分构成比按上述次序排列，然后分别累计，根据累计百分比绘制曲线。如果洛伦兹曲线与对角线 $X=Y$ 重合，表示资源在人群中分布是绝对均匀的，否则曲线在对角线下方。

基尼系数是从洛伦兹曲线计算出来，衡量社会各阶层人口收入分配平等程度的一个指标：基尼系数 $= \sum (X_i Y_{i+1} - X_{i+1} Y_i)$（其中：$X$ 为累计人口或面积的百分比，Y 为累计资源百分比）。

例如应用洛伦兹曲线和基尼系数对北京市城区以及远郊区县大型医用设备的人口分布公平性以及地理分布公平性进行评价。根据表 5-3 基尼系数计算结果显示，北京市城区大型医用设备总的人口配置系数为 0.33，其中 50 万～100 万元的设备公平性好于其他大型设备。北京市城区大型医用设备总的地理配置系数为 0.56，其中 50 万～100 万元的设备公平性好于其他大型设备。

表 5-3　北京市城区大型医用设备人口及地理分布的基尼系数

设备分类	人口	地理
总设备	0.33	0.56
50 万以下设备	0.35	0.56
50 万～100 万设备	0.3	0.54
100 万以上设备	0.33	0.57

基尼系数显示北京市郊区大型医用设备总的人口配置基尼系数为 0.18，其中 50 万以下设备的公平性较好。北京市郊区大型医用设备总的地理配置基尼系数为 0.35，其中 50 万～100 万元大型设备的基尼系数最好。根据以上述标准来衡量，则得出以下结论：北京市大型医用设备分布的基尼系数存在着分布不公平的现象，其中北京市城区大型医用设备的人口分布基尼系数 0.33，处于比较平均，相对公平，地理分布基尼系数则高达 0.56，处于高度不公平水平；北京市郊区大型医用设备的人口分布基尼系数 0.13，接近于完全公平，地理分布基尼系数 0.36，也处于比较公平水平。为改善目前大型医用设备地区间配置失衡的局面，应当在科学分析当地居民需求的基础上，将配置重点向装备水平低的地区转移。可以考虑以下措施：①限制设备配置量已明显过多的地区继续得到设备配置指标，将设备配置指标调剂给装备水平低的地区，遏制不公平性进一步加剧；②给予低配置水平地区优先得到低息或无息贷款的大型医用设备或在设备初始投资上给予适当资助；③对不符合大型医用设备配置规划或国家管理规定而装备的设备，卫生主管部门在进行配置时优先配置到装备水平低的地区。但在改善公平性的过程中，必须注意设备使用效率问题，以免造成设备闲置，形成新的浪费。

第三节　基于医疗器械的临床应用指南

近年来，医疗器械的发展突飞猛进。实践证明，医疗器械的合理使用，不仅为患者提供了一种不可缺少的诊断和治疗手段，还进一步促进了医学事业的发展。随着科学技术的进步,尤其是新的技术在医疗器械中的应用,可以展现更多的生理检测指标。随着对各项生理指标的认识逐步深入,新的理论和新的诊断治疗策略不断涌现,因此向临床医务工作者提出了新的挑战,如何正确选择、掌握和操作医疗器械是每一个医学工作者面临的重要课题。

一、临床应用指南

（一）临床应用指南的概念

临床应用指南是将医学实践的科学证据与临床医师经验相组合,并规范表述了这些证据和经验的来源。20 世纪发布的临床应用指南大部分与临床诊断和治疗有关。临床应用指南根据医学实践中的科学依据和医师经验,对某一特定的疾病进行分类,综合考虑了患者的主要诊断和主要治疗方式,此外也需要结合个体特征,指导如何选择诊断或治疗方法、如何分析和判读检验结果。因此,当临床情况比较复杂时临床应用指南的价值尤其凸显,此时临床应用指南可以提供有价值的帮助和指导,更重要的是为医疗资源的合理使用提供了参考,可以有效地避免过度医疗。

（二）临床应用指南概述

1. 题目的选择　临床应用指南的主题一般由专家组选择。专家组要高瞻远瞩并通盘考虑全局,根据临床医学发展的需要选择合适的需要编写的临床应用指南的主题,也可审阅现有的指南以确定是否需要改版或是更新。一旦一个主题被确定,随即成立一个编写委员会来编写临床应用指南。

2. 临床应用指南的编写人员　临床应用指南是由许多专家组成的委员会完成编写的。委员会的各个成员都是经过精心选择后确定的。每个编写小组的成员中既有该方面的专家,也有资深的临床医师,这样的组合代表了来自不同领域的意见。编写委员会的任务要求是非常苛刻的,编写成员在已经非常繁忙的工作之余贡献出大量的无偿努力,需要在编写期间内进行多次的会议讨论,需要进行大量的编写和评审工作,最后完成高质量的文件。这主要出自于编写成员高度的专业责任感、严谨的科学态度和卓越的奉献精神。

3. 临床应用指南的内容和格式

（1）引言:①背景和基本内容:应确定所提出临床应用指南涉及的临床问题或情况,可以包括流行病学资料、临床问题以及结果等有关信息;叙述目前各种不同的实际临床措施等;确定对诊断的要求;最后可说明由于执行该临床应用指南对提高临床医疗质量可能带来的好处;②目的:叙述临床应用指南的主要目的、意图和适用患者人群;③临床应用指南制定人员:包括评审者、顾问、赞助者和声称有利益冲突者;④叙述对临床应用指南中的建议制定背景和分级标准;⑤叙述制定临床应用指南的过程和所使用的方法;⑥术语和定义;⑦小结:简要总结关键建议;最好能依据逻辑做出诊断决定的步骤和(或)诊断流程图。

（2）临床应用指南详细内容：按顺序详细叙述每条建议内容。在介绍和分析所涉及临床问题或情况等有关背景信息后，提出建议；根据已确定的对建议证据水平的分级标准对每个建议分级；根据已确定的对证据来源的分级标准对每个建议所依据的证据分级；如可能，给出疾病的患病率（验前概率）；如可能，给出建议的影响程度（如对诊断准确性影响的大小）。

（3）参考文献：列出依据的文献。

（4）附录：可以包含以下内容：附加信息（分析前信息；患者信息；执行临床应用指南的支持材料，如意见表、临床观察数据收集表以及调查表等）；讨论临床应用指南会议的报告，收集的不同意见、评论以及对它们的综合总结表；关键问题，资料搜索策略，包含和（或）排除研究资料的标准；数据收集和评估表，证据表、对比表以及其他相关文件。合适的编写格式有助于制定高质量的临床应用指南，但不按照上述格式和要求并不意味着所编写的临床应用指南的质量不高。

4. 临床应用指南推荐建议　是文件中最重要的内容和核心部分。

（1）推荐建议编写依据：理想的临床应用指南应该是建立在循证医学（evidence-based medicine）基础之上的，其中的各项建议最好都已得到多个设计完好的大规模随机对照临床试验的结果证实，即得到临床证据的支持，最好是建立在系统评价（systematic review）和荟萃分析（meta-analysis）的基础上。在实际中这一要求往往很难做到。有时证据的来源可能是局限的，甚至不同来源的证据可能是相互矛盾的。在制定与治疗有关的临床应用指南时所使用的随机对照试验的方法，有时很难实际使用，如检验项目的临床应用指南。因为实验室检验常常与临床治疗相结合，在研究实验室检验的效果时，判断的主要标准是患者的结果，而检验并不是影响患者结果的唯一因素，检验与患者最终结果之间的关系常常是不明确的。判断实验室检验项目效果的重要意义是决定新的检验有无可能对患者有新的或增加的临床价值，随机对照试验往往不是一种较好的方法。在检验医学临床应用指南中，证据常来自与诊断准确性有关的临床试验。好的诊断准确性试验的设计是附有一个与被检验项目的双盲对比试验的前瞻性队列（cohort）研究。对疑似患者的诊断最好能有金标准。因此，在检验医学临床应用指南的编写中，很多情况下会采用相对较简单的方法，如根据对数量和规模有限的临床试验结果进行的综述或综合有关专家的经验。应该强调，编写小组提出建议时应对可操作性、患者的接受程度、临床效果、可能产生的医疗费用等各方面的情况综合分析考虑，权衡利弊，认真讨论后取得广泛共识，避免只根据"象牙塔"中少数几个专家的意见。当然，与其他相关的临床应用指南的一致性也是推荐建议编写时应遵循的一个重要原则。

（2）推荐建议依据等级：对每项推荐建议所依据的证据应予以分级，并对建议的证据依据水平予以分级。这样有助于了解和判定推荐建议的临床应用价值。推荐建议的依据等级采用一些标准化的定义，用来描述推荐建议所得到的证据支持程度。美国许多临床医学学术团体发布的临床应用指南的推荐建议等级一般分为Ⅰ级、Ⅱ级和Ⅲ级；所得到证据的等级一般分为 A 级、B 级和 C 级。

1）推荐建议的证据水平等级：Ⅰ级指有证据证明和（或）意见普遍认为方法是有用的和有效的。其中Ⅰa证据和（或）意见趋向于有用和有效；Ⅰb证据和（或）意见尚未完全确定其是否有用和有效。Ⅱ级指在方法是否有用和有效方面，证据存在不一致性和（或）意见有分歧；Ⅲ级指有证据证明和（或）意见普遍认为方法是无用和（或）无效的，有些情况下甚至可能是有害的。

2）推荐建议的证据来源等级：A级指证据来源于多个较大规模的随机临床试验，涉及大量患者。B级指证据来源于有限的随机临床试验，只涉及少数患者或者来源于非随机临床试验结果，需要仔细分析和（或）通过观察记录获得被认为是中间等级的依据。C级指证据来自专家讨论后的一致或大多数赞同的意见。如果用简单的方式理解和表述，推荐建议等级Ⅰ指的是"是"或"可以"，推荐建议等级Ⅲ是"不是"或"不行"，而位于两者之间的推荐建议等级Ⅱ则表示了"可能"、"或许"。推荐建议的证据来源等级有时会和证据水平等级相混淆。但是如果一个证据来源C等级同时却又是一个证据水平Ⅰ级的推荐建议，那么就不应该被看做是一个没有说服力的推荐建议。由于这种分级方法比较简单明了，先后得到了其他国家许多学术团体的认同。

IFCC推荐另一种分类方法：

①证据水平的等级：Ⅰa级：荟萃分析或系统评价，至少有一部分Ⅰb级的临床试验。Ⅰb级：高质量的临床诊断试验或结局研究。Ⅱ级：中等质量的临床诊断试验或结局研究，往往是病例不足，或其他临床试验（如病例-对照研究）等。Ⅲ级：流行病学研究、病例报告和其他研究。Ⅳ级：学术团体（委员会）、声明、专家意见等。

②建议的证据来源等级：A级：至少得到2份Ⅰb级的独立研究或1份Ⅰa级的综述的支持，即有证据显示和（或）证明。B级：至少得到两份Ⅱ级的独立研究或1份Ⅰ级的研究推论的支持（似乎是可能的）。C级：尚未得到足够水平的Ⅰ或Ⅱ级证据的支持（提示）。D级：专家意见（尚无证据）。

5. 其他内容　临床应用指南不仅要说明一项干预措施（如检验、药物）所涉及的临床价值，还应该说明可能存在的影响因素或应该加以重视的因素。

（1）分析前的因素：特定的临床情况（疾病或症状）的发生概率；何时要求进行或不要求进行干预措施；诊断步骤和流程；患者的准备；合适的干预时间和频度；标本的类型的处理；生物变异等。

（2）分析中的因素：干预方法的选择和评估、干预指标的上下限值、分析灵敏度和功能灵敏度；干预方法的线性和范围（可报告范围）、对干预方法的干扰、干预方法的不精密度和偏倚；质量控制目标、标准化、室内质量控制（IQA）、室间质量评价（EQA）等。

（3）分析后的因素：医学决定限、参考范围、临床诊断敏感度和特异度；阳性预期值和阴性预期值；概率、似然比、ROC曲线、预后、干预结果的解释等。

（4）其他有关信息：标本周转时间、实验室的资格和能力、设计的成本和组织管理、今后的研究观察方向等。

6. 评审过程　因为临床应用指南是来自医学学术组织高质量的正式文件，对临床实践有重要的指导作用,因此,这比其他任何类型的出版物(著作或文章)都要经历更多的审查。这些有证可循的文件的选题是相关学术组织和专家的深思熟虑的结果,编写过程中经历了多次意见交换和讨论的过程,最后形成的征求意见稿将会接受来自各个方面的评审,甚至包括相关医学领域和相关学科的专家、学者的评审。评审者都是非常认真、严肃地从事这项工作的,他们往往提供数页的审核报告。编写委员会必须对所有的意见进行认真研究并做出应答。在编写过程中,还常常需要召开专题研讨会,对有关学术问题进行深入探讨,对编写的临床应用指南的征求意见稿征求修改意见。另外,临床应用指南的征求意见稿也常常通过相应的计算机网络发布,广泛征求对征求意见稿的修改意见和建议。编写委员会综合上述各种方式得到的意见和建议,并对临床应用指南的征求意见稿进行进一步的修改。

7. 正式发布　经过反复的修改和严格的评审程序,最后经相关学术组织批准,临床应用指南的文件方可正式发布。发表的形式一般以刊登在相关学术期刊上为主,现在也常常在相应的计算机网络上同时发布,以便于查阅。

8. 修订和改进　当一个临床应用指南发表后,编写委员会的工作并未因此而结束。医学科学的发展会使我们对某一特定的临床情况(临床疾病或临床综合征)或病理状态有新的认识,对某一特定疾病的临床处理有新的进展或新的方法,此时已发布的相应临床应用指南已不能完全适应临床进展的需要,往往需要适时更新、与时俱进,以适应医学科学的发展,满足临床医疗实践的需要。因此,临床应用指南并不是一成不变的,也面临着不断改进的要求。

9. 与其他学术团体和(或)组织的合作　在临床应用指南的编写过程中,要与其他学术组织协作的方式,包括请相关学术组织向编写委员会派代表参与编写、委派评审人员、正式认可或在期刊上发表等。但仅此是不够的,因为临床医学有一个很明显的要求,即各方面的"语径"要一致。其他学术组织和(或)团体也正在发表日益增多的临床实用指南,其部分内容有时会与某一学术组织的指南有交叉,甚至可能会出现表述不一致的情况。为了使指南更有权威性,更适合于临床实践应用,近年来两个甚至几个相关的学术组织联合编写和发布有关临床应用指南的情况逐渐增多。例如,美国心脏病学会(ACC)和美国心脏学会(AHA)联合发表的有关心脏疾病临床诊断治疗的多个文件,欧洲心脏病学会(ESC)和ACC合作发布的有关心肌梗死重新定义的文件,即是其中的代表。

疾病的种类有多种,每一位患者的情况各不相同,这就要求根据实际情况进行修改和变化。因此,应该将临床应用指南作为一种改进医疗方式的工具和合理使用医疗器械的规范。

二、医疗器械临床应用指南

相对于发展成熟的药物和临床技术应用指南,目前仍缺乏通用的医疗器械临床应用指南,无法明确不同疾病在诊断和治疗过程中所需要的医疗器械,和不同的医疗器械的相关信息，包括预期用途、使用方法、使用时注意事项、产品临床试验的评价指标等。以下从医学技术相关的临床指南依据及方法来研究医疗器械临床应用指南。

（一）疾病诊断相关分组

DRGs 中文译为疾病诊断相关分组（diagnosis related groups，DRGs），是 20 世纪 70 年代美国学者研发的一种针对短期住院的病例组合工具。它以出院病历为依据，综合考虑了患者的主要诊断和主要治疗方式，结合个体特征如年龄、并发症和伴随病，根据疾病的复杂程度和费用高低将相似的病例分到同一个组中。基于 DRGs 分组工具的帮助，卫生管理部门可以对不同的医疗机构和临床学科进行较为客观科学的医疗服务质量绩效评价，医疗保险部门可以对不同医院收治的同质住院病例进行预付费管理，技术管理专家可以根据不同的疾病类别制订相关的诊断和治疗方案。

（二）标准化治疗方案

标准化治疗方案（standard treatment guidelines，STGs）指用于医生和临床工程师在临床条件下作出适当治疗的决策依据，它包含一系列系统的、充分研究和发展的陈述。以证据为基础的 STGs 对促进合理用械有重要作用。

制定 STGs 的目的是使诊断和治疗规范化、合理化，与经验治疗相比，它能够提供诊断、治疗的基本标准，避免随意、不合理的治疗决策，有助于保证合理用械，减少不合理费用支出，防止医疗器械浪费，被认为是促进合理用械的有效方法之一。

（三）临床路径评价

临床路径（clinical pathway）是指针对某一疾病建立一套标准化治疗模式与治疗程序，是一个有关临床治疗的综合模式，以循证医学证据和指南为指导来促进治疗组织和疾病管理的方法，最终起到规范医疗行为，减少变异，降低成本，提高质量的作用。相对于指南来说，其内容更简洁、易读，适用于多学科多部门具体操作，是针对特定疾病的诊疗流程，注重治疗过程中各专科间的协同性，注重治疗的结果，注重实践性。

卫生技术评价常使用分析框架或临床路径来分析技术干预和临床治疗效果（整个临床阶段）的因果关联性。通过对这种关联性的考察，决策者还可以评估替代性方案的安全性、临床效果和其他循证特性。与药物临床路径评价不同的是，医疗器械临床路径评价的证据要求主要考虑到健康影响效果、性能和数据收集可行性限制。在对诊疗器械的评价中使用的方法与药物评价中使用的方法也不相同。

以诊断试验为例，其基本应用步骤如图 5-1 所示，大致包括八个主要环节：

（1）这个测试适用于目标结果吗？

（2）使用该诊断试验会产生副作用和伤害吗？

（3）该诊断试验是否提高了患者健康管理水平？

（4）治疗有没有影响疾病治疗中期效果指标（如生物标志物量、肿瘤大小、机动性等）？

（5）治疗和干预是否产生副作用？

（6）中期效果指标和最终健康指标是否有关联？

（7）治疗方案能够改善预后吗？

（8）预测、筛选诊断测试与健康结果之间是否存在直接关联？

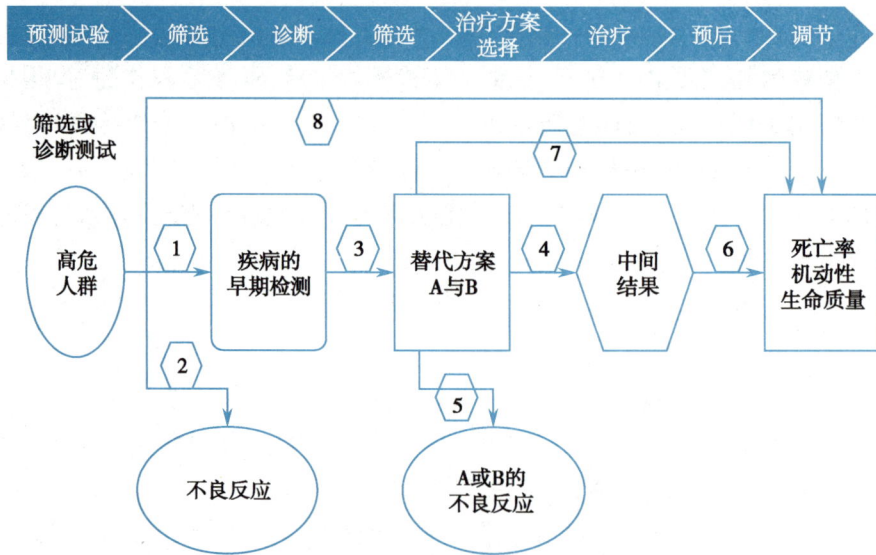

图 5-1　医疗器械的基本应用步骤

医疗器械的应用与效果的因果关系可以通过临床治疗路径中各个阶段的匹配证据的相关度来证明。如图 5-1 所描述的情况，第一环节解释了测试是否能带来正确的结论（即敏感度、特异性、预测性）（#1），诊断和测试技术有无副作用和不良事件（#2），对于该测试结果的认知是否会影响医生对患者病情的管理行为，例如选择治疗方案、是否需要做进一步身体检查等（#3），治疗方案会对一些中期指标（中间结果）产生影响，例如血脂浓度、电生理改变、血流速度、锻炼时间等（#4）。治疗方案可能带来的副作用，例如术后并发症、药物反应、疾病症状不完全改善（#5）。证据表明中间指标或治疗方案对最终健康指标的改变，例如存活率提高、病变率减少、提高生命质量等（#6 或 #7）。追踪相同患者群体的临床研究，从检查和治疗到最终健康结果的影响提供了直接的证据，可以直接用来证明检测和健康的关联性（#8）。

对于筛选和诊断测试，我们主要从分析有效性（analytical validity）、临床有效性（clinical validity）和临床利用（clinical utility）三个层面来评价它们的效果。分析有效性是指某项技术化验分析底物和有效区分相关生物标志物的能力，包括特异性、灵敏性和预测性。临床有效性是指根据所采用的生物标志物指标能否诊断或者预测存在的疾病或失调的情况。临床利用是指卫生技术分析研究结果对最终决定患者是否使用某项技术的影响，以及最终是否提高健康效果。在这个范例中，分析有效性不能保证临床有效性，临床有效性也不能决定最终的临床应用。

在评价医疗器械,特别是评价一些高风险植入器械和整形外科器械时,仅仅有随机对照试验和观察性试验数据是不够的,记录和连续观察追踪长期健康结果是很有必要的。

三、基于医疗器械的临床应用指南实例

(一)危重症患者人工气道的选择

人工气道是为了保证气道通畅而在生理气道与其他气源之间建立的连接,分为上人工气道和下人工气道,是呼吸系统危重症患者常见的抢救措施之一。上人工气道包括口咽气道和鼻咽气道,下人工气道包括气管插管和气管切开等。建立人工气道的目的是保持患者气道的通畅,有助于呼吸道分泌物的清除及进行机械通气。人工气道的应用指征取决于患者呼吸、循环和中枢神经系统功能状况。结合患者的病情及治疗需要选择适当的人工气道。

推荐意见1:机械通气患者建立人工气道可首选经口气管插管。

推荐级别:D级。

1. 原因和解释 经口气管插管,操作较容易,插管的管径相对较大,便于气道内分泌物的清除,但其对会厌的影响较明显,患者耐受性也较差。

2. 经口气管插管适应证 ①严重低氧血症或高碳酸血症,或其他原因需较长时间机械通气,又不考虑气管切开;②不能自主清除上呼吸道分泌物、胃内反流物或出血,有误吸危险;③下呼吸道分泌物过多或出血,且自主清除能力较差;④存在上呼吸道损伤、狭窄、阻塞、气管食管瘘等严重影响正常呼吸;⑤患者突然出现呼吸停止,需紧急建立人工气道进行机械通气。经口气管插管的关键在于声门的暴露,在声门无法暴露的情况下,容易失败或出现较多并发症。

3. 经口气管插管禁忌证或相对禁忌证 ①张口困难或口腔空间小,无法经口插管;②无法后仰(如疑有颈椎骨折)。

经鼻气管,较易固定,舒适性优于经口气管插管,患者较易耐受,但管径较小,导致呼吸功增加,不利于气道及鼻窦分泌物的引流。

4. 经鼻气管插管适应证 除紧急抢救外,其余同经口气管插管。

5. 经鼻气管插管禁忌证或相对禁忌证 ①紧急抢救,特别是院前急救;②严重鼻或颌面骨折;③凝血功能障碍;④鼻或鼻咽部梗阻,如鼻中隔偏曲、息肉、囊肿、脓肿、水肿、异物、血肿等;⑤颅底骨折。

6. 与经口气管插管比较 经口气管插管减少了医院获得性鼻窦炎的发生,而医院获得性鼻窦炎与呼吸机相关性肺炎的发病有着密切关系。因此,若患者短期内能脱离呼吸机,应优先选择经口气管插管。但是,在经鼻气管插管技术操作熟练的单位,或者患者不适于经口气管插管时,仍可以考虑先行经鼻气管插管。

逆行气管插管术,指先行环甲膜穿刺,送入导丝,将导丝经喉至口咽部,由口腔或鼻腔引出,再将气管导管沿导丝插入气管。

7. 逆行气管插管术适应证　因上呼吸道解剖因素或病理条件下，无法看到声带甚至会厌，无法完成经口或鼻气管插管。

8. 逆行气管插管术禁忌证　①甲状腺肿大，如甲亢或甲状腺癌等；②无法张口；③穿刺点肿瘤或感染；④严重凝血功能障碍；⑤不合作者。上人工气道包括口咽通气道和鼻咽通气道，有助于保持上呼吸道的通畅。前者适用情况有：舌后坠而导致上呼吸道梗阻，癫痫大发作或阵发性抽搐，以及经口气道插管时，可在气管插管旁插入口咽气道，防止患者咬闭气管插管而发生部分梗阻或窒息。

（二）经支气管肺活检

经支气管肺活检（简称 TBLB）在 X 线透视监视下施行，经纤维支气管镜（简称"纤支镜"）的活检孔入活检钳，将活检钳送到预定的外周肺病灶进行活检。该技术克服了常规纤支镜只能对 3～4 级支气管内的组织取材的缺点，可对纤支镜直视范围难以见到的外周肺病变进行取材。

在没有 X 线透视条件时，盲目进行 TBLB 对弥漫性肺部病变也可获得较高阳性率。

1. 适应证　①普通纤支镜检查可见范围以外的肺组织内的孤立结节病变，经其他检查未能定性者；②肺部弥漫性病变性质不明者。

2. 禁忌证　除常规纤支镜检查所述禁忌证以外，在进行经纤支镜肺活检时以下情况禁忌：①病变不能除外血管畸形所致者；②怀疑病变为肺包虫囊肿者；③心肺功能较差，估计不能耐受可能发生的气胸者；④进行机械通气者；⑤有出血倾向者。

3. 检查步骤　纤支镜消毒、术前检查、患者准备和局部麻醉等与常规纤支镜检查大致相同，但有几点需着重注意：①术前对病灶的定位诊断应尽可能准确；②麻醉要求比常规纤支镜检查高，要保证患者能较安静地接受检查，因此术前一般应使用哌替啶，而不用苯巴比妥；③对于可能发生的气胸、大出血等应准备充分的抢救措施。

纤支镜进入气道后，应按常规顺序对可见范围进行普查，然后依术前定位将活检钳由选定的支气管口插入，在 X 线透视监察下经支气管至末端肺组织，于患者呼气末进行钳夹。若为弥漫性肺病变，也可在无 X 线监察条件下盲目采取标本。

4. 并发症　①气胸；②出血。其他并发症与常规纤支镜检查相似。

5. 注意事项　①对于紧贴胸膜的病变，经皮肺穿刺较 TBLB 容易得到较为理想的标本；②对于穿刺病理结果一定要结合其他资料全面分析，以判断其代表性及可信性程度；③对于肺部弥漫性病变应根据影像学表现挑选病变较密集的部位做 TBLB，但应尽量避开纤维化严重的区域。因易发生气胸，不在右肺中叶或左肺舌叶行活检。

（三）甲状腺肿瘤路径中医疗设备临床应用效果评价

根据甲状腺肿瘤临床路径，按照医嘱内容，选用适用的医疗设备。将三甲医院经验丰富的主任医师的临床经验与临床工程技术相结合，根据不同病人的个体差异，在手术中记录高频电外科手术设备的最佳模式和最佳功率，再把这些参数与病人因素建立模型，找出其中的对应关系，经过大量的数据统计和分析，给出手术设备临床使用最佳参数，根据这个参数，基层医院的医生就可以针对不同的病人，方便正确使用高频电外科手术设备，有助于在较短时间提高基层医院医生水平。具体过程见表5-4。

表5-4　甲状腺手术临床路径

日程描述	医嘱内容	可/必选	所需医疗设备
住院第一天	测血压 bid	可选	血压计
	电脑血糖监测-1-每试验项	可选	血糖仪
	血常规	必选	血细胞仪
	尿常规检查（住院、门诊专用）	必选	尿液分析仪
	粪便常规检查	必选	显微镜
	生化全套	必选	生化仪
	术前八项1项	必选	化学发光仪
	血凝全套	必选	血凝仪
	甲状腺功能	可选	化学发光仪
	甲状腺功能（门诊带入）	可选	化学发光仪
手术日	心电监测	必选	心电监护仪
	吸氧	必选	鼻氧管或氧气面罩
	测呼吸、脉搏、血压	必选	心电监护仪
	血氧饱和度监测 q2h	必选	血氧仪
	电脑血糖监测 q4h	可选	血糖仪
	持续导尿	可选	导尿管
	胸壁沙袋压迫 qd	可选	沙袋
	颈部负压引流	必选	引流管
术后第一天	测血压 bid	可选	血压器
	电脑血糖监测 tid	可选	血糖仪
	盐酸氨溴索注射液（沐舒坦）雾化吸入 bid	可选	雾化器
	复方氨基酸静滴 st	可选	输液器

第四节　使用评价

　　与药物相比，医疗器械的合理使用具有复杂性。它不仅与医疗器械本身性能相关，还与其生命周期内的各项技术管理工作相关，如大型医疗设备的安装验收、场地工程、机房环境条件，器械的技术培训，医务人员的操作技能，设备的维修维护，设备的质量检测，使用科室对器械技术的开展程度和使用率，设备的日常安全管理等。因为相关内容已在本书中的其他章节介绍，本节针对医疗器械合理使用的基本要素，即安全、有效、经济、恰当，选择其中一些重要的评价指标和评价方法进行介绍。

一、安全性评价

安全评价也称为风险评价或危险评价，是以实现安全为目的，应用安全系统工程原理和方法，辨识与分析工程、系统、生产经营活动中的危险、有害因素，预测发生事故或造成职业危害的可能性及严重程度，提出科学、合理、可行的安全对策措施建议，做出评价结论的活动。

现代医院的医疗过程中应用了各种技术先进的医疗器械，对这些新技术在医疗中的作用和效果应该给以科学的评价。一方面要对其在诊断和治疗中的有效性做出评价；另一方面还应对其危险性做出评价。医疗器械在这正反两个方面都必须符合医疗过程的各种要求，才是一种成功和可用的新技术。如果只重视医疗器械的有效性而忽视安全性，很可能出现"手术圆满完成而患者意外死亡"尴尬局面。人们在选购和使用医疗器械时，经常重视有效性而忽视安全性，在医疗中使用不安全的技术及其医疗器械，将对患者和医护人员的生命造成威胁，这是临床工程技术人员必须高度重视的一个严重问题。下面以纤维内镜为例，说明其设备安全、电气安全、环境安全评价。

（一）设备安全

1. 产品自体性能可能引起的危害

（1）光学性能不良可能的危害：视场角、视向角、分辨率（规定工作距时）、景深范围、成像清晰和视场质量、放大率、断丝数、照度和视度调节不符合现有标准（可参照 GB 11244 及 YY 91028）的要求，会产生危害。检查内容：参照标准对以上指标进行性能检测，指标或允差规定是否不低于现有国标和（或）行标要求。

（2）机械性能不良可能的危害：尺寸、表面安全性能、送水/气系统、吸引/手术通道系统、弯曲操纵系统、密封质量、附件配合性能不符合现有标准（可参照 YY 91028—1999）的要求，会产生危害。检查内容：参照标准对以上指标进行性能检测，指标或允差规定是否不低于现有国标和（或）行标要求。

（3）抗腐蚀性可能的危害：腐蚀性能不良。原因和现象：内镜在重复消毒或灭菌后遭受破坏。危害：插入人体部分失密封而带来或电击、或感染、或生物毒性等危险，或外露部分化学变化而致生物毒性。检查内容：是否有适当的方式表明能抗腐蚀。

（4）生物相容性（主要针对软性纤维镜，硬性材料与硬性内镜相同）：不符合现有标准（可参照 YY 91028、GB/T 16886 系列标准）生物相容性要求：①对可用于接触人体的高分子材料的生物相容性评价，依据 GB/T 16886.1 的评价原则；②对符合生物相容性高分子材料的生产批次控制，可用材料溶出物试验证明，试验内容有：外观、pH、重金属（Pb）、高锰酸钾还原性物质、蒸发残留物；③检查内容：标准要求有无缺项，试验是否满足要求。

2. 产品的其他可能危害（包括与其他器械互联使用时）
电能危害：与冷光源、摄像显示系统等有源医疗器械互联使用时可能对使用者、患者产生电击危害。检查内容：关注纤维镜相关电气隔离部位的绝缘结构，如与 CCD 摄像头相配接的目镜罩、冷光源接口、导光索等相关附件的绝缘结构和材料等；检查注册产品标准中对相关安全条款的描述，如上述绝缘部位的电介质强度试验要求等；检查注册检验报告中对相关安全要求的检验结果；检查随附文件（使用说明书等），随附文件中必须有与有源器械互联条件关于防止电击危害的详细说明，至少应说明互联使用时，纤维镜（及其附件）应成为该有源器械与纤维镜组成的医用电气设备（系统）的 BF/CF 型应用部分。

（二）电气安全

1. 不符合现有标准的电气安全要求（可参照 GB 9706.19 和 GB 9706.1） 重点：BF 型设计，隔离方式、程度和绝缘强度应符合 BF 型要求。使用说明书中适用的条款，特别是互联条件说明，当高频手术设备互联使用时，能承受高频最大额定重复峰值电压的数据要给出。超温的控制特别是红外热辐射和当与高频手术设备互联使用时，相互间的隔离和绝缘试验应满足。消毒或灭菌试验后对与高频手术设备互联的隔离和绝缘试验应满足。

2. 检查内容 对照 GB 9706.19 要求有无缺项，试验是否满足要求。

（三）环境安全

1. 环境危害 储存或运行偏离预定的环境条件、意外的机械破坏。

2. 危害 如果纤维镜在没有按要求包装运输，或贮存环境不满足要求，或使用时发生摔打、跌落和碰撞，就会造成性能变差，可能对患者产生误诊的危害。

3. 检查内容 检查注册产品标准中关于环境试验、包装、运输、贮存、外部标志的规定；检查注册检验报告中环境试验的检验结果；检查产品内外包装上的有关产品储运防护的标志；检查说明书中有关储运、贮存方法的规定和纤维镜损坏不得使用的警示性说明。

二、有效性评价

医疗器械以一种独立的、异质的方式作用于人体，它对人体产生的效果还需要从临床角度来评价。对于医疗器械的临床效果，我们有很多问题，如：一台诊断设备的诊断是否准确？一台治疗设备是否有它预估的疗效？有哪些方法可以进行医疗器械的效果评价？同样属于医疗技术范畴，它与诊疗技术，以及药物的评价方法是否一致？这些内容属于医疗器械的有效性评价范畴。

有效性评价是临床评价的主要内容。国家食品药品监督管理总局发布的《医疗器械临床评价技术指导原则》（2015 年第 14 号）对医疗器械临床评价做了定义，即通过临床文献综述、临床经验数据、临床试验等信息对产品是否满足使用要求或者适用范围进行确认的过程。临床评价是对医疗器械进行技术评价的一个重要方面，其主要目的是验证器械的临床有效性和安全性，包括把该器械用于预定的目标人群时所获得的预期收益评估，以及对其可能带来的不良反应的风险评估。下面我们以心内科常用的经皮冠状动脉介入治疗为例，介绍动脉支架的有效性评价方法。

（一）经皮冠状动脉介入治疗简介

经皮冠状动脉介入治疗（percutaneous coronary intervention，PCI）是指经心导管技术疏通狭窄甚至闭塞的冠状动脉管腔，从而改善心肌血流灌注的治疗方法。1844年，Bernard首次将导管插入动物的心脏。1929年，德国医生Forssmann首次将一根导管从自己的肘静脉插入，经上腔静脉送入右心房，并拍摄下了医学史上第一张心导管胸片，开创了人类心导管技术发展的先河。如今，随着材料学的不断发展和介入治疗器械的日趋小型化，微创手术应运而生。如在病人的腹股沟静脉上开一个很小的切口，可将一些可压缩血管支架甚至微型心脏泵等心脏病介入治疗器械产品直接送入体内指定部位。越来越多的心血管疾病的治疗依赖医疗器械介入治疗。

冠心病的介入治疗就是心血管内科医师通过心导管技术在不开胸情况下，沿股动脉将一根远端有个小球囊的特制导管（球囊导管），在X线透视下慢慢送入心脏的冠状动脉，到达冠状动脉的狭窄部位时，可将球囊加压到数个大气压，对冠状动脉病变部位进行机械性扩张和塑形，使原来狭窄或已经闭塞的冠状动脉开通，从而改善心肌血液供应，达到消除或减轻症状，降低冠心病的死亡危险，改善预后的目的，这就是经皮冠状动脉成形术。1977年经皮冠状动脉成形术开始应用于临床；1985年冠状动脉支架开始广泛应用，进一步提高了介入治疗的安全性和有效性。2002年药物涂层支架开始在临床应用，可进一步降低再狭窄率，改善远期预后，被誉为冠状动脉介入治疗的第三次革命。

血管支架的使用对不明原因胸痛、活动明显受限的劳力型心绞痛、不稳定型心绞痛以及急性心肌梗死后的患者均应进行冠状动脉造影检查，必要时进行介入治疗，以缓解症状、降低心肌梗死和死亡风险，对改善预后、提高生活质量具有重要意义。由于这一方法不需开刀，痛苦小，相对安全，康复快，效果显著，正逐渐为广大冠心病患者接受，已成为冠心病治疗的重要手段。我们判断血管支架对患者的有效性，主要从心脏冠状动脉病变形态学分级和血流分级进行介绍，这是介入类医疗器械临床评价的主要指标。

（二）冠状动脉病变的形态学分类

1988年美国ACC/AHA根据PCI（冠状动脉介入治疗）的成功率和危险性，将冠状动脉病变分为A、B、C三种类型，这目前是临床广泛应用的分型标准。其中B型病变分为两个亚型，仅有一种病变特征为B1型病变，若有两种或两种以上的病变特征则为B2型病变。

（1）A型病变：轻度复杂，局部性（长度<10mm），向心性，较容易进入，非成角病变（<45°），轮廓光滑，极少量或没有钙化，没有完全闭塞，不是开口病变，不包含主要的分支血管，没有血栓。

（2）B型病变：中度复杂，管型病变（长度为10～20mm），离心型病变，近端为中度弯曲，中度成角（角度在45°至90°之间），中度或严重钙化，完全闭塞小于3个月，开口病变，分叉病变且需要使用双导丝，有少量血栓存在。

（3）C型病变：重度复杂，弥漫型病变（长度>2cm），近端为中度弯曲，极度成角（>90°），完全闭塞大于3个月，有/无桥侧支，无保护的主要侧支病变，及退化的易碎的静脉桥病变。

近年随着器械的改进和术者经验的积累，尤其冠状动脉支架的广泛应用，PCI成功率明显提高，并发症下降，按上述分型预测PCI成功率和并发症的价值有所下降。目前，将病变分为低、中、高危险性（表5-5）。

表5-5　病变的危险度分级

低危险	中危险	高危险
孤立性短病变（<10mm）	管状病变（10~20mm）	弥漫性病变（>20mm）
对称性病变	偏心病变	瘤样扩张
非成角病变（<45°）	中度成角（45°~90°）	重度成角（>90°）
近段无弯曲	近段轻至中度弯曲	近段严重弯曲
非完全闭塞	完全闭塞<3个月	完全闭塞>3个月，有桥状侧支
非开口病变	开口病变	左主干病变
未累及大分支	需要导丝保护的分叉病变	有不能保护的大分支
不存在血栓	少量血栓	大量血栓或静脉桥退行性病变

（三）TIMI血流分级

TIMI血流分级为心肌梗死溶栓治疗（thrombolysis in myocardial infarction，TIMI）。在临床实践中，冠状动脉造影方法是评价冠状动脉再灌注的标准。TIMI血流分级有着重要的临床意义，急性心肌梗死（AMI）时再灌注的程度和速度与病死率显著相关。

（1）TIMI分级0级：血管完全闭塞，闭塞处远端血管无前向血流充盈。

（2）TIMI分级1级：仅有少量造影剂通过闭塞部位，使远端血管隐约显影，但血管床充盈不完全。

（3）TIMI分级2级：部分再灌注或造影剂能完全充盈冠状动脉远端，但造影剂前向充盈和排空的速度均较正常冠状动脉慢。

（4）TIMI分级3级：完全再灌注，造影剂在冠状动脉内能迅速充盈和排空。

三、经济性评价

自20世纪80年代以来，随着医学、临床工程学等相关科技的发展，新的医疗器械不断涌现，新型起搏器、人工关节、心脏支架、磁共振、正电子发射计算机断层显像（PET-CT）等医疗器械的应用解决了许多以前无法解决的医疗难题，但是同时也带来了卫生支出的增长。哪些医疗器械是值得推广的？哪些作用是有疑问的？不论是政府、医保基金管理者、医院、医生还是病人，这些都需要卫生经济学的方法来解决。

合理、高效地利用大型医疗设备是保证医院服务质量的重要手段之一，目前随着医院改革的不断深入和设备购置经费的增长，大量高、精、尖、新的大型医疗设备进入医院，医院的硬件条件得到改善和加强，但同时也暴露出医院大型医用设备利用和配置不合理现象。利用经济学方法分析与评价其利用率和配置情况，能为医院管理者提供科学依据。下面我们以某医院 50 万元成本效益分析为例介绍经济性评价。

（一）资料来源

以某医院 50 万元以上医疗设备为研究对象，检索出 369 台单价在 50 万元以上的医疗设备。对其进行筛选，去除基础类、科研类等无收费的，共有 192 台设备作为样本。

（二）数据源

医疗设备的各种运营数据，包括单机工作量、诊断和治疗品目及收费、人力资源、折旧费用、医院气水电运行费用等。其中前两项为动态指标，其数据来源非常重要，是经济分析的关键因素。本项目是从医院 HIS、LIS、RIS、PACS、体检系统、资产管理系统、手术麻醉系统、试剂管理系统等信息系统中提取，以保证数据的准确。

（三）研究方法

根据成本效益基本原理，将设备的各种诊疗项目收费之和作为年收入，设备的支出部分，将人员工资、设备设施折旧、房屋折旧作为固定支出部分，维护维修费、水电费、各种消耗作为可变支出，求和算出年支出，在此基础上算出设备的投资回收期和收益率（表5-6）。

表 5-6　投资回收期和收益率登记表

设备名称			
厂家规格			
使用科室			
设备价值			
购进时间			
平均年检查例数			
平均年收入			
平均支出	不变支出	劳务费	
		主机及基础设施折旧费	
		房屋家具折旧费	
	可变支出	维修费	
		水电费	
		各种消耗	
		其他	
支出合计			
每例平均运行成本			
收益率 =（年收入－年支出）/ 年收入			
投资回收期 =（年收入－年支出）/ 折旧年限			

（四）研究结果

1. 投资回收期分析　经过测算与分析，得到192台医疗设备的投资回收期（年）设备数量占比，根据当年的运行数据，共有49%的设备需6年以上收回成本，也有能在1年内快速收回成本的，约占19%。

2. 设备收益率分析　对测算数据进行科室排序，表5-7列出了年收益率排在前五位的科室。

表5-7　年收益率排在前五位的科室列表

设备使用科室	年收益率（%）
检验科	205%
心脏中心	158%
影像中心	139%
重症监护室（ICU）	101%
超声诊断科	68%

四、恰当性评价

恰当性评价主要是在医疗器械选用时，需要考虑器械针对某一疾病的适宜性。现代医疗机构中，医疗器械得到广泛应用。同一种病变有多种治疗手段。如胃部检查是选用胃镜还是胃肠造影，脑部病变的检查是选用CT还是磁共振等。只有保证医疗器械的恰当性使用，才能使患者用最经济的方法得到最好的诊断与治疗。

现代化的诊断、治疗都高度依赖医疗器械，器械的选择直接关系到临床诊治的效果。器械的恰当性差，尤其是器械选择不当，会对使用者和患者的身体健康带来极大的损害。如诊断器械故障可能导致误诊和漏诊，治疗仪器质量问题则可能导致治疗功能无法正常发挥，严重时甚至会危及人的生命。但是医疗器械的更新速度快，新器械不断被研发出来，使得了解及比较其适应证，对其进行最优选择非常困难。以下以CT和MRI为例，介绍关于恰当性的临床应用。

（一）CT检查

1. CT检查的临床应用　CT检查主要用于医学影像学对疾病的诊断。在影像学的检查中，CT几乎可以检查人体的任何一个部位。

（1）在常规的CT检查中，由于CT的密度分辨率高，它可以分辨人体组织内微小的差别，使影像诊断的范围扩大，以前常规X线检查无法看到的部位，如软组织等，CT都能显示。

（2）在增强的CT检查中，CT除了能分清血管的解剖结构以外，还能观察血管与病灶之间的关系,病灶部位的血供和血流动力学的一些变化。

（3）利用 CT 计算机软件提供的标尺可进行距离测量。CT 还可进行人体多个部位的穿刺活检,其准确性也优于常规 X 线透视下的定位穿刺。

（4）CT 检查还有助于放射治疗计划的制订和质量效果的评价。根据病变组织的 X 线吸收衰减值和计算软件,能把射线集中至病变部位并使射线量均一,使病人得到更恰当、更合理的治疗。

（5）利用 X 线的衰减,CT 检查还可给出人体某些部位的三维图像,如颅骨和颌面骨,为外科制订手术方案和选择手术突进提供直观的影像学资料,该方法尤其适合颌面部的整形外科手术。

2. CT 检查的局限性　CT 检查虽然极大地改善了诊断图像的密度分辨率,但由于各种原因的影响,有下列局限性和不足:

（1）极限分辨率仍未超过常规的 X 线检查。目前中高档 CT 机的极限分辨率约为 10～14LP/cm,屏 / 片 X 线摄影的极限分辨率可到 5～10LP/cm,无屏单面 X 线摄影的基线分辨率最高可达 30LP/cm。

（2）CT 检查虽然有很广的应用范围,但并非所有脏器都适合,如空腔性脏器胃肠道的 CT 扫描,还不能替代 X 线胃肠造影,更不如内镜检查。

（3）CT 检查的定位、定性诊断只能相对比较而言,其准确性受各种因素的影响。在定位方面,CT 检查对于体内小于 1cm 的病灶,常常容易漏诊。在定性方面,也常受病变的部位、大小、性质、病程的长短、病人的体型和配合检查等诸多因素的影响。

（4）CT 检查的图像基本上只反映了解剖学方面的情况,不能反映脏器功能和生化方面的资料。当体内的某些改变其 X 线吸收特性与周围正常组织接近时,或病理变化不大,不足以对整个器官产生影响,CT 也无能为力。

（5）由于硬件结构上的限制,CT 检查只能进行横断面扫描,尽管机架能倾斜一定的角度,但基本上也只是倾斜的横断面,而依靠图像处理方法产生的其他断面图像,其像质则有所降低。

（6）在做心脏的扫描时,CT 检查的 X 线辐射剂量要远远大于普通 X 线检查的辐射剂量,这使得患者一次检查的辐射风险大大增加。

（二）磁共振检查

1. 磁共振检查的诊断价值与特点

（1）多参数成像:可提供丰富的、高对比的诊断信息。磁共振检查技术至少可利用 4 个以上的成像参数,如纵向弛豫时间（T_1）、横向弛豫时间、氢核（质子）密度 N（H）和流速 f（V）。再加上多种脉冲序列及其参数,如 TR、TE、TI、激励角的应用,可大幅度地增加诊断信息,其软组织对比度明显高于 CT 影像。

（2）可获取任意层面的立体解剖图像:磁共振检查技术可以利用 3 个不同的轴线或三者任意组合来确定诊断需要的层面,人们可以立体角度直接观察解剖结构。

（3）心脏、大血管形态和功能诊断得到提高：磁共振检查技术可以利用"流空效应"，T_1WI 和 T_2WI 心脏大血管内腔均表现为低信号的特点，可诊断心脏、大血管的病变，区分肺动脉和纵隔，区分纵隔肿块和动脉瘤。利用"流入争取效应"和相位对比的敏感性，不使用对比剂就可进行非创伤性的磁共振血管造影（magnetic resonance angiography，MRA）检查。

（4）分子生物学和组织学诊断的提高：利用磁共振的波谱分析可以在不同程度上反映正常和异常区域的分子生物学和组织学特征，在影像诊断向分子生物学和组织方向上迈出了重要一步。

（5）无骨骼伪影的干扰：CT 检查时经常遇到骨骼伪影对病变区域的干扰，而磁共振检查不存在这个弊端，有利于临床检查的扩展。

（6）无损伤的安全检查：与 CT 检查相比，无 X 线辐射损伤。

2. 磁共振检查的适应证

（1）中枢神经系统效果最佳：除颅内出血及骨折外，其他病变如肿瘤、验证、血管性病变、感染等均优于 CT 检查。

（2）颅颈移行区病变：不产生伪影，诊断独具优势。

（3）颈部病变：可清晰显示咽、喉、甲状腺、淋巴结、血管及肌肉，对诊断具有重要价值。

（4）胸部：由于纵隔内的"流空效应"及脂肪的高信号，使纵隔影像产生良好对比，对肺门淋巴结及占位病变具有特别诊断价值。

（5）心脏大血管：施加门控技术可以对心肌、心包病变及先天性病变作出准确诊断，对心脏功能进行定量分析。

（6）肝脏病变：不使用对比剂即可以通过 T_1 加权、T_2 加权鉴别肝囊肿、海绵状血管瘤、肝癌。脂肪肝的诊断效果差。

（7）肾及输尿管：由于肾周围的脂肪使磁共振图像形成良好对比，肾实质与尿液形成良好对比，对输尿管狭窄梗阻具有重要诊断价值。

（8）胰腺：由于肠蠕动会使空间分辨率下降，应与 CT 扫描形成互补性。

（9）盆腔病变：是盆腔内血管与淋巴、肿瘤、炎症、转移癌等病变影像学检查的最佳方法。

（10）四肢关节：除关节软组织显示良好外，对骨髓炎、软组织内肿瘤及血管畸形也有良好显示效果。

3. 磁共振检查的禁忌证

（1）部分安装心脏起搏器患者。

（2）术后动脉夹留存者。

（3）铁磁性异物患者，如弹片、眼内金属异物。

（4）换有人工金属心脏瓣膜者。

（5）金属关节、假肢。

（6）内置有胰岛素泵及神经刺激器者。

（7）妊娠 3 个月以内者。

（8）幽闭恐惧症患者。

（王洪福　高关心）

思考题

1. 简介医疗器械合理使用的概念。

2. 医疗器械不合理使用表现形式有哪些？

3. 医疗器械合理配置是什么？在哪些方面有体现？

4. 医疗器械使用评价的四个要素从哪些方面进行评价？

第六章

医疗设备维护管理

医疗设备的维护管理包括检查与预防性维护（inspection and preventive maintenance，IPM）及维修维护（corrective maintenance，CM），医疗设备的维护管理是保障医疗设备正常运行的重要环节，是使用质量管理、安全风险管理、合理使用管理等工作的基础。本章主要介绍医疗设备维护管理的相关知识，维护管理体系的建立及实施，预防性维护及维修维护的具体实施。

第一节 医疗设备维护管理内涵

一、医疗设备维护

医疗设备维护的目的是保障用于疾病诊断、治疗和检查的医疗设备更加安全、可靠、同时使设备的使用寿命延长，并将设备的使用成本降到最低。

医疗设备维护（maintenance）是为使医疗设备保持、恢复或改善到规定状态所进行的全部活动。维护贯穿于医疗设备服役全过程，包括使用与存储过程。一般，维护的直接目的是保持医疗设备的规定状态，即预防故障及其后果，而当其状态受到破坏后，再使其恢复到规定状态。维护包括技术性活动，如检测、隔离故障、拆卸、安装、更换或修复零部件、校正、调试等，也包括管理性活动，如使用或储存条件的监测、使用或运转时间及频率的控制等。

医疗设备维护可分为两大类，检查和预防性维护及维修维护，如图6-1所示。

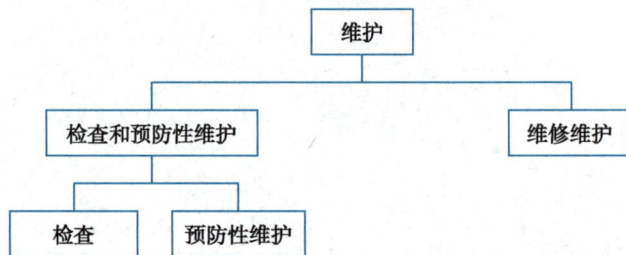

图6-1　维护程序的组成

检查和预防性维护包括了确保设备功能、防止中断、故障或失败的所有预定活动。检查（包括性能检查和安全检查）是验证设备适当功能和安全使用的简单过程。预防性维护指的是可以延长设备的寿命并预防故障（即校准、部件更换、润滑、清洁等）的预定活动，又称预防性维修。检查可以作为一个独立的活动进行，并与预防性维护（preventive maintenance，PM）协同确保功能。无论医疗设备的大小，对其实施维护程序都是非常必要的。

（一）检查和预防性维护

检查和预防性维护是指确保医疗设备功能正常所需并被良好维护的所有计划活动。

1. 检查（inspection） 是指确保设备功能正常所必需的预定活动。它包括性能检查和安全检查。其和预防性维护、维修维护或校准协同进行，但也可以作为一个独立的活动被以特定的周期来完成。

（1）性能检查（performance inspections）：该活动是为了测试医疗设备的运行状态。测试是将该设备的性能与制造商在维护或服务手册中制定的技术规范进行比较。这些检查并非旨在延长设备的寿命，而仅仅是评估其当前状态。性能检查有时也被称为"性能保证检查"。

（2）安全检查（safety inspections）：该活动是为确保设备的电子和机械安全。这些检查也可能包括辐射安全、危险气体或化学污染的检查。完成各项检查后，会将结果与国家和地区标准作比较，也会和制造商的规范相比较。安全检查的频率可能不同于计划性维护和性能检查，通常是根据监管需求来确定的。

2.预防性维护 包括延长设备寿命和预防故障所执行的维护。PM通常以特定的间隔、特定的维护活动来进行，如润滑、清洁（如过滤器）、替换磨损的（如轴承）或有有限使用寿命的部件（如油管）。这些活动的目的是发现并消除潜在故障，或避免故障的严重后果以防患于未然。预防性维护的程序和周期通常由制造商确定。在特殊情况下，用户可以根据当地实际的环境条件改变频率。预防性维护有时被称为"计划维护"或"预定维护"。

简而言之，性能检查确保设备的正常运行，安全检查确保设备对患者和操作者都是安全的，预防性维护旨在延长设备的寿命并降低故障率。一些隐藏的问题可能会在预定检查时被发现。然而，进行设备检查只能确保设备在检查时处于良好的运行状态，并不能排除在未来使用时发生故障的可能性，大多数电子和机械部件的本质是它们随时都可能发生故障。维修维护可以恢复故障设备的功能并使得它继续进行服务。

（二）维修维护

维修维护又称修复性维护，是指设备发生故障或遭到损坏后，恢复设备的物理完整性、安全性和（或）性能的过程。维修维护和计划外维护等同于修复。维修维护可以包括以下一个或全部活动：故障定位、故障隔离、分解、更换、再装、调校、检验以及修复损坏部件等。

二、维护的三种模式

目前国内医院针对医疗设备的维护模式有多种类型，主要包括以下三种：生产厂商（original equipment manufacture，OEM）或其授权的维护代理商服务、医院临床工程人员（院内）（in-house）维护服务、第三方服务机构（independent service organization，ISO）维护服务。

（一）生产厂商或其授权的维修代理商服务

生产厂商与授权的维修代理商虽然是两个相对独立的机构，但是所提供的维修服务实际上是一个整体，对售后服务的基本内容如价格、保质期、响应时间、服务等级等都是遵照生产厂商的服务标准进行，所以授权的维修代理商实际上是生产厂商的一个延伸。事实上，国内的某些外资企业授权的维修代理商的技术服务工程师是接受生产厂商和授权代理商双重管理的，尤其是技术培训方面和原厂的工程师基本相同。因此这两种机构的服务在质量上有可靠的保证，在响应时间上有严格的规定，服务质量高，但同时价格也较高，无论是买保险或是保外维修，都是最贵的维修方式。

1. 服务类型

（1）技术咨询：生产厂商为医疗机构专业技术人员提供在线或远程技术咨询服务。

（2）技术培训：部分厂商或授权代理商会根据用户需求有计划地为医院的使用人员、临床工程技术人员提供专业化的使用培训、维护保养技术培训等。

（3）零配件或备用机的供应：医疗设备的生产厂商或授权的维修代理商在国内都设有零备件仓库，配备有充足的易损易耗零配件、耗材和电路板等，在设备故障时可快速更换；另外，部分代理商也可提供某些设备、模块或附件的备用品，如电子内镜、监护仪模块、呼吸机等。

（4）工程师服务：技术服务工程师的维修服务是厂商售后服务的核心，可以为医院用户提供高质量、高水平的维修技术服务，并在响应时间和速度上有严格的规定，能较快地为用户解决设备的疑难问题，并保证设备的性能参数、功能正常，但是维修模式多为板级维修或模块维修，因此维修费用很高。

（5）维修服务的销售：对于某些大型的医疗设备（如 CT、MRI 等），医疗设备生产厂商或授权维修代理商会建议医院用户购买各种维修服务合同，如全包型维修合同、劳务型维修合同、预防性维护合同等，以提高设备的使用率、完好率。

2. 服务特点

（1）服务质量高：由于技术服务工程师都经过了生产厂商严格的专业化培训，服务对象较单一，而且服务频率较高，因此针对同一类机型的设备的维修，厂家工程师在技术上较有优势；厂家充足的零备件库存也是医院用户无法比拟的；厂家售后服务制度较为严格，能较好地约束技术服务工程师按章办事。因此生产厂商或授权代理商能提供较好的服务质量。

（2）维修费用高：维修费用包括人工服务费、差旅费和零配件费，而且基本没有折扣。厂家工程师的维修目标就是要保证设备能够安全运行，并在厂商追求经济效益最大化的今天，很少有厂商会站在医院用户的立场上考虑维修费用的多少，因此维修费用一般都会很高。

（3）付款方式苛刻：一般情况下，生产厂商都会要求医院先付款再进行维修服务。而全国各大医院很少有设立了医疗设备的专项维修基金用于保障医疗设备维修技术工作的正常进行。各医院也都有严格的财务管理制度，有时并不能保证及时付款，因此造成了故障设备停摆，会给医院造成严重的经济损失和影响。

（二）医院临床工程人员（院内）服务

医院依靠自身力量进行医疗设备的维修管理，其维修模式的取向很大程度上依赖维修策略的定位。理论上，在医院设备维修工作中主要采用事后维修、预防性维修两种维修策略。对于它们的侧重与应用，决定了医院设备维修管理的模式。虽然在医疗设备技术高速发展和有各种局限的情况下，靠医院自身力量维修受到一定的限制，但医院临床工程部门也应当配备一定数量具有生物医学工程专业（医疗器械、临床工程等专业）背景，并经过专业培训的临床工程技术人员，以便医疗设备维修管理工作中进行监督和行政管理。

1. 服务类型

（1）预防性维护：医疗设备投入医院使用后，应当周期性地对它们进行一系列科学的维护工作，以确保设备安全地处于最佳工作状态。

大部分医疗设备在出厂时，生产厂商在维修服务手册（service manual）上已经详细地写明具体的 PM 实施计划，对维护保养内容作了明确的规定和说明。医院在具体实施的过程中，由于考虑到成本开支问题，对于一些不会造成安全隐患的维修耗材没有严格按照厂家的规定进行 PM 计划实施，而是根据业内实际情况，制定了适合医院自身发展的维护保养计划和规章制度，如医疗设备的三级维护保养制度等。目前，PM 已经作为一种有效的管理手段为越来越多的医院所认识和接受。

（2）维修维护：是一种传统的、片面的医疗设备被动维修方式，是指设备发生故障后，临床工程技术人员对故障设备进行维修，直到修复的全过程。而且一旦设备（如呼吸机、除颤监护仪、人工心肺机等）发生故障又没有替换设备需要尽快解决时，这就要求临床工程技术人员必须具备较强的专业技术知识和应急处理能力，否则很难保证不会发生医疗设备事故或不良事件。虽然随着医疗设备的复杂度和集成度的不断提高，临床工程技术人员的维修范围受到限制，但临床工程技术人员仍然发挥着积极作用，可对一般故障进行维修，对复杂故障进行判断和定位，同时对厂家的维修服务起到积极的监督作用。

（3）使用、日常维护保养等技术指导：通常，在设备安装时，医院临床工程技术人员和临床使用人员都会接受设备使用、维护保养等方面的培训。但在实际使用过程中，医护人员由于不熟悉设备的原理，经常会产生因为使用原因而导致的各种故障或报警提示等问题，此时，有专业知识的临床工程技术人员就可以为医护人员提供技术再培训。

2. 服务特点

（1）服务响应时间快：相比生产厂商、授权维修代理商或社会化第三方维修服务商，由于距离近，医院临床工程技术人员在接到设备使用部门维修电话后，可以迅速做出服务响应。

（2）服务质量受人员、技术、零配件等限制：服务质量的高低与服务人员的专业技术水平、零配件的及时供应有着密切的关系。另外，零配件价格、供应是否及时等因素的影响，也制约着院内维修服务质量的提高。

（三）第三方机构维护服务

社会化第三方维护服务机构可以提供医疗设备维修、检测、保养、租赁、培训等诸多方面的服务；同时也为医院购置医疗设备提供售前的参数咨询、评价；购置中相对客观的选型、对比分析；以及对已购买设备的保养、升级、日常质控检测、二次培训、租赁、维修技术支持、零配件供应等多项内容。

1. 服务类型

（1）工程师服务：工程师队伍主要由各专业生产厂商、医院等长期从事某类专业医疗设备维修技术服务的技术人员组成，可以为医院提供日常质控检测、保养、升级、培训、维修技术支持等多项高水平的服务。

（2）零备件供应：社会化第三方维修服务商主要通过整机购买市场上、各大医院淘汰、换代或报废的机型，并将整机拆分成各个零备件用于提供有需要的医院用户，属于二手零备件。另外，也有些零备件是经过修复的零备件（如电路板），还有些是通过专业公司代工生产的替代品（如监护仪耗材等）。

（3）维修服务的销售：社会化第三方维修服务商销售的维修服务需要根据公司专业技术工程师的专长、零备件库存等因素来决定服务合同的类型。服务的医疗设备一般都是市场上使用时间较长的，存有量较大的。因此销售这类设备的维修服务的成功与否取决于医院对该类设备剩余期望值的多少。

2. 服务特点

（1）零配件费用较低：由于属于二手零配件、二次修复配件或替代品，因此价格相比原厂较低，但质量的好坏需要时间的检验。

（2）付款方式灵活：此类公司的性质一般为民营或私营公司，为了提高医院用户的满意度并能保持长期的合作关系，对于维修费用的付款方式比较灵活。

（3）维修服务质量难评价：目前社会化第三方维修服务公司越来越多，但服务水平参差不齐，医院如果初次与该类公司合作，很难从众多的服务商当中做出正确选择，也很难对他们的维修服务质量做出客观地评估。另外，零配件质量的优劣也是影响维修服务质量的重要因素。

三、医疗设备维护管理的意义

随着时代的发展和科学技术的进步，现代化的医疗服务在疾病的预防、诊断、治疗及护理上对于工程技术及其所延伸的医疗器械产品的依赖日渐加重，医疗器械及其技术发展拓展了疾病诊治的深度与广度，不仅是获取临床诊治信息的重要依据，也是促进临床医学创新与发展的重要源泉。医疗设备维护管理即为保障与医疗设备相关的医疗质量、安全、效率和效益问题的有效手段。医疗设备维护管理的意义主要有以下几方面：

（一）减少停工期（downtime）

临时非预期性的设备故障的维修经常造成临床工作的中断或更改，增加运行成本及效率降低，同时给患者及使用人员造成安全隐患。对于例如医学影像诊断系统等特别昂贵的设备，临时性故障的维修将造成排程取消并造成收入损失。可借由减少非预定排程内的维修作业,使得定期排程预防性维护可以确保医疗院所对于医疗设备使用的最大效益。

（二）避免过度的维修

非预防保养的突发性设备故障经常是损坏程度较为显著,因此,维修作业所更换的零组件范围亦较为广泛与数量众多,所造成的单次维修成本经常居高不下,经过例行排程的预防保养将有助于降低大量维修及过度昂贵的风险。

（三）降低伤害的风险

每次故障均可能伴随着对于患者、医疗人员及其他人员不同程度伤害的可能性,故借由预防保养的执行以减少故障发生的次数,将有助于降低伤害的风险。

（四）性能保证

借由适当时间间隔排程的保养可以发现使用上的小问题,并及时予以矫正以确保医疗诊断与治疗的准确性。

（五）法规的遵循

有些国家法令及专业组织(例如医院评监协会)的规范或标准,要求医疗院所对于设备应有例行性的预防保养计划、执行与管制等一系列的品质保证规定。

第二节 维护程序建立与实施

维护工作的目的是为医疗机构在用医疗设备提供技术保障,维护工作本身需要人、财、物等各方面的资源。完成维护任务,需要一个完善的维护程序,即由经过综合和优化的维护管理要素构成的总体,也可以说,维护程序是由医疗设备维护所需的物质资源、人力资源、信息资源以及管理手段等要素组成的系统。

一、维护程序及构成

一个有效的医疗设备维护程序由充分的计划、管理和实施组成。计划考虑了维护活动充分实施所需的财务、物质和人力资源。一旦程序被定义,财务、人事和操作方面会被持续地检查和管理,以确保程序持续不断,并在必要时进行改进。最终,程序的适当实施是确保最优设备功能的关键。

（一）维护程序计划

维护程序的计划阶段需对库存、方法和资源这几个关键因素（图6-2）进行审查、平衡，设计一个符合实际情况并保证成本效益的维护程序。

1. 库存 医疗机构中包罗不同种类、不同复杂程度的医疗设备，如仅有几个组件组成的血压计，也有先进、复杂的大型影像设备，维护这两种设备所需要的财力、物力和人力显然有很大的差别。所以，在开始计划一个维护程序时，需对维护程序中应包含的设备类型进行确定。临床工程部门应当将医疗机构中所有的医疗设备纳入到库存即固定资产管理中。但是并不是所有纳入库存管理的设备都需要进行跟踪、检查和维护，这需要通过某种科学的方法，确定设备的优先级，并根据医疗机构的财力、物力和人力，确定进入维护程序的医疗设备（医疗设备优先级的确定详见第三节"二、预防性维护的计划"）。随着新设备的购置、旧设备的报废及设备的移动，库存需要不断更新。

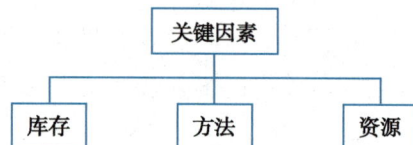

图6-2　维护程序计划中的关键因素

2. 方法 维护程序的实施方法可以有多种。医疗机构可以与设备制造商或独立的第三方服务机构建立服务合同，或者将两者相结合。在此情况下，医疗机构的临床工程技术人员需对这种服务合同进行监督和管理。另一种方法是医疗机构培养和建立内部的医疗设备维护管理技术人员，与制造商和第三方服务机构相互配合进行维护管理（详见第一节"二、维护的三种模式"）。临床工程部门需根据设备和院内技术人员的能力等，选择一种最适合自身的实施方法。

3. 资源 维护所需的资源很难事先进行计划，这需要结合设备的维护历史、员工数量的需求、设备故障的预测等因素。维护也需要技术人员具备适当的技能、教育和经验。同时，有些复杂设备的维护需要制造商或第三方服务机构来提供。一些设备零部件由于预算限制和采购困难（如需从国外采购）等因素难以获得。因此，在维护程序计划阶段，这些财力、物力和人力资源方面的因素都应被提前考虑（详见本节第二部分：维护程序的资源要求）。

（二）维护程序管理

一旦建立了医疗设备维护程序，必须对其进行有效且经济的管理。维护程序的管理通常有以下几方面，如图6-3所示。

1. 财务管理 包括两方面：监督成本和管理成本。在维护程序的管理文件中，记录所有与维护相关的时间和费用，以及外部服务人员和合同成本（或服务成本），这样，对库存中的

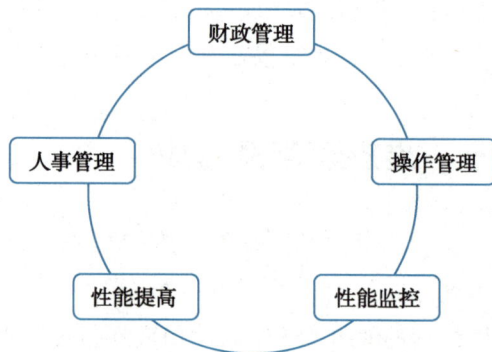

图6-3　维护程序的管理

每一台医疗设备都可以掌握其与维护相关的所有时间和费用的历史。

维护程序的管理预算可以作为一个目标或基准,将实际成本与预算成本进行对比。但是由于一些设备计划外的昂贵维修的不可预测性,可能导致与预算的较大差异。尽管如此,仍需尽可能地对管理成本进行预算,使长期的维护维修费用的平均值仍然保持在预算范围内。此外,在购置新设备或报废旧设备时应对维护管理预算进行调整。

2. 人事管理　目的是为维护程序提供人力资源的支持,以实现程序目标。在维护工作分配中,应分配与技术人员技能相匹配的工作,以促进效率。通常工程技术人员承担检测和预防性维护及维修维护相结合的工作,但某些情况也可侧重或独立进行一种工作。

人事管理还包括对内部技术人员、外包给制造商或第三方服务机构的服务进行监控。对于内部技术人员的监控是为了确定其是否需要外援或进一步的培训。对整个维护程序的监控是为了确定提高程序成本效益的机会。

人事管理最重要的一方面是确保足够的能力培训,包括新设备的培训、现有硬件的常规复习训练,以确保技术人员有能力为医疗设备提供正确的维护和维修。

3. 操作管理　在维护程序的操作管理过程中,需要进行以下工作:

(1)制定检查和预防性维护程序和时间表。

(2)为维修维护的优先级制定政策。

(3)监控服务合同内的服务。

(4)与临床医生密切合作,开展客户满意度调查。

4. 性能监控　有效的维护管理最重要的是测试性能,大多数性能测量没有标准或比较基础。在此情况下,维护管理人员应该定期监控性能,分析趋势,抓住改进机会。同样重要的是,要经常与有类似项目管理经验的同事沟通,通过比较性能数据,管理人员可以确定并有效利用改进机会。拥有财政资源的机构可以考虑订购一个基准测试服务,支持详细的性能监控。

5. 性能提高　适用于维护管理的各个方面,最终目标是改善患者护理。性能提高过程有以下几步:

(1)确定改进的机会:这是上面提到的仔细且彻底的性能监控的一个结果。

(2)确定最佳方法:这是同行业内公认的用于提高性能的方法。可从临床工程文献中找到或者通过同事的合作。

(3)提高性能:性能提高项目应基于最佳方法。性能提高的方面应严密监控直到达到性能的预期水平。

应系统测量具体变化来确定改变是否提高了性能和质量。可以通过:①在几个测量周期内仔细测量性能和质量指标(月或者季度);②改变做事的方式;③继续测量性能和质量。如果新程序能有效提高性能,则认为改变是有效的。如果指标没有改善,则重新做最初的性能分析,做出相应调整,重复这个过程。这种管理程序性能提高的系统方法在数年内都会有积极的影响。

另外,做出改变后,通过测量性能和质量的提高(例如安装一个远程工作室,购买自动化测试设备,升级 CMMS 系统等),这些改变的花费是正当的,员工能够接受这些变化,并可以继续进一步系统优化。

(三)维护程序实施

1. 检查和预防性维护 IPM 方案通常包括的设备有:生命支持设备、实验室设备、外科和重症监护设备、影像设备、如果失败可能导致病人受伤或死亡的设备、按规定需要维护的设备、有外部供应商提供维护方案的设备、维护后方能租赁的租赁设备和在保修期内的设备。实施过程如下:

(1)应该得到维护的设备应该在维护日期前一个月被确定。如果合适,维护任务列表可以由维护管理信息系统(CMMS)自动生成。

(2)预防性维护所需的零部件在此期间被下订单并确保可得。

(3)将 IPM 任务分配给特定的生物医学技术人员。

(4)生成工作订单并分发到指定的技术人员。

(5)维护将依照既定的 IPM 程序完成。这些 IPM 程序将基于制造商的建议、工业建议和设备经验。

(6)由指定的技术人员对执行的检查和维护及其他重要检查的工作通知单进行记录。

(7)当 IPM 成功完成,为设备粘贴一个 IPM 标签或其他指示其维护状态的标识。

(8)当 IPM 和文档完成,更新记录中和(或)CMMS 内工作订单。

(9)如果预定工作无法完成(即所需部件、使用中的设备、设备无法定位),在工作订单内记录原因,并继续跟进。

(10)若预定维护由外部供应商完成,临床工程部门负责通知供应商并安排维护服务。

(11)需要维护但仍在使用的生命支持设备必须停止使用后才能进行维护。技术人员应与临床部门沟通尽快安排维护。

(12)需要进行 IPM 但无法定位的设备,须相关部门再次共同确认后才能认定为"无法定位",并进行标注。

(13)如果设备在连续两个维护周期未被定位,它将从服务和记录中删除,并在 CMMS 中失效。

(14)为了确保 IPM 质量,须对技术人员能力和 IPM 的正确执行进行评估。

(15)将维护完成率、无法定位的设备列表、PM 收益率和其他质量或性能相关的数据定期报告至相关安全委员会或临床工程部门。

基于先前的 PM 产量数据、相关安全信息和其他服务历史记录,可对预防性维护间隔做出调整。

2. 维修维护 当设备用户报告设备问题时,或者在 IPM 期间发现设备故障时,需要对故障进行确定并实施维修。在收到维修请求时,发起 CM 工作订单。需要确定优先级并将工作订单委派至技术人员。优先级分类如下:

（1）迫切紧急

1）急需或可能给病人、来访者或医护人员造成严重安全问题的设备；响应不及时可能会对医院造成严重的后果或潜在的生命危险或残疾。

2）迫切紧急请求通过电话或口头接收，并由主要的临床工程师来解决。

3）迫切紧急的请求将尽快生成文档。

4）需要外部供应商来纠正问题，主要的临床工程师将在设备投入服务前根据返回值对设备进行测试和评估。

（2）紧急

1）由于操作或设备损坏，需要立即关注的故障。

2）工作订单可以被亲自携带至临床工程部门。请求将会被尽快响应，只有迫切紧急请求优先于紧急工作订单。

（3）日常

1）需要进行维修维护，但并不会危害医院/设备的主要功能。

2）日常工作订单可以通过医院/设施跨部门邮件系统发送。

3）一旦订单已收到并已被安排，则申请部门将被通知。

（4）延迟基于工作量或优先级的考虑，一些常规请求可能会被暂时延迟。

CM完成后，必须对设备进行性能和安全检查，在某些情况下可能需要校准，以恢复设备的完整功能，之后设备才能用于患者护理。

对于IPM活动，技术人员通常遵循一个详细的清单来记录结果。此清单同时也提醒技术员IPM的每一步过程，有助于避免跳过或忽略某些步骤。记录测量方法并记录最终结果（如"通过/失败"或数值）有助于执行下一步维护工作，包括维修。在维护过程中，具有最近几个IPM的结果检查清单作为参考非常有助于决策。例如，对于具有治疗能量输出的设备，在下一个检查表中参考最近几次检查中的能量读数，能够帮助识别潜在问题，因为设备能量水平可能随时间产生漂移。此外，知道上一次置换的日常维护零件的时间有助于确认是否需要再次置换零件，且有助于解释在当前检查状况下零件的状态。

对于CM，技术员记录所采取的措施，包括这些措施花费的时间和成本。

二、维护程序的资源要求

维护程序的资源包括财务资源、物质资源和人力资源。

（一）财务资源

维护管理所需的财务资源分为两大类：初始成本和操作成本。初始成本是必须在程序开始前进行的投资。操作成本是保持程序操作所需的日常费用。表6-1总结了每个类别内的主要内容。

表 6-1　维护管理所需的财务资源

	初始成本	操作成本
物质资源	空间、工具、测试设备、计算机资源、车辆	操作、公用设施、维护、校准
人力资源	招聘、初始培训	薪水、福利、营业额、继续教育
直接维护	（不适用）	服务合同、部件和材料、旅行、运输

　　计算成本的第一步是基于库存信息内医疗设备的数量和类型，并基于所选择的维护方法的水平和类型，确定所需的物质资源和人力资源。然后使用国家或地区的利率来计算初始和运营成本。成本计算中也包括 IPM 的工作量的计算，具体步骤如下：

　　1. 识别 IPM 覆盖的领域（一组设备、一个部门、一个区域、整个设施）。

　　2. 为 IPM 包括的所有项目建立一个完整的库存管理。

　　3. 记录技术人员执行 IPM 程序的时间（每台设备 IPM 工作量＝IPM 频率×IPM 时间）。

　　直接维护成本最初很难估计，但是会随着时间的推移和经验的增加不断改进。而服务合同成本可以通过与外部服务提供者谈判来确定。通过选择不同的服务类型对合同成本进行控制，这些应在维护程序的计划阶段进行预算，当然在运行过程中也会有额外投资发生。

（二）物质资源

　　维护管理依赖于一定数量的物质资源。这些包括工作区、工具和检测设备、供应品、替换部件和执行维护所需的操作与服务手册。在做预防性维护时，这些物质资源都应考虑在内。

　　1. 工作区　在计划过程中，应考虑进行维护的场所。一种选择是在设备通常所在的位置。对于某些类型的设备，如 X 线系统、实验室分析仪器、灭菌器和手术灯，设备所在地是维护场所的唯一选择。在这种情况下，需要把维护必要的工具和检测设备带到工作地点或工作场所。

　　第二个选择是把设备运输至临床工程部门的维修车间来进行 IPM 或 CM。虽然这可能在转运设备过程中耗费一些时间，但是这样的场所可能环境整洁，有良好的照明，有进行 IPM 和 CM 所需的工作台及公用设施（如电力和医用气体），有工具、检测设备、维修部件、供应品及其储存所需的空间，并且能访问任何所需的计算机资源。

　　2. 工具和检测设备　如果没有合适的工具和检测设备，生物医学设备技术人员（BMETs）的生产力将会受到限制。对工具和检测设备的投资会降低设备的维护成本。另外，合适的检测设备将极大地提高读数的可靠性、校准的准确性、患者和医护人员的安全系数以及员工维护的效率。

　　基于服务设备的类型，各种工具和检测工具是执行 IPM 和（或）CM 程序所必需的。使用一些基本的电子服务工具和测试设备（如温度仪表、电压表、测力计、示波器、电阻和电容箱、电气安全表）可以完成 IPM 和 CM 程序的大部分内容。医疗设备数量有限的小医院或诊所仅有几种基本的测试设备来运行他们的程序（如一个生理模拟器、安全分析仪和一些基本的工具）。复杂度高的设备需要更先进的工具和测试设备。例如，在有多个手术室和现代电外科设备的大型医院，电刀分析仪很有必要。购置更先进的工具和测试设备将使临床工程技术人员完成更多种类的医疗设备的校准、维护和维修。如果缺少检测设备，一些相关设备的维护将无法完成。

IPM 和 CM 工具和检测设备、尤其是检测设备本身也必须得到适当的维护。它们应该被保持良好的物理状况，在适当的时间间隔被校准并按需进行维修。对于一些资源受限的地区，可以采取网络资源共享或工具和检测设备与周围地区其他医院进行共享的方式来解决。

3. 供应品　这些主要由清洁和润滑用品组成，并且需要有充足的数量。制造商的服务手册给出了有关错误使用清洁剂的警告，它可能会破坏一些设备的标签和塑料表面。

4. 替换部件　当计划一个 IPM 程序时，可以通过参阅制造商的指导方针提前预测需要被替换的部件以及更换的频率。因此，根据医疗设备的数量，可以提前几个月预订预防性维护所使用的替换部件或整套维修零件（如电池、过滤器、阀门、管材、密封器等），得到最优化的整体折扣，并可以把运输成本降到最低。更重要的是，一旦出现故障，可以缩短由于购买替换部件造成的停机时间。这种做法将提高设备的可靠性和可用性，并可以提高执行维护的技术人员的生产力。

为了降低成本，也可以使用通用部件代替制造商的原厂部件，但是相关的风险（如制造商担保的缺失和设备规范不一致导致设备故障）必须事先仔细考虑。

5. 操作和服务手册　理想情况下，对每种类型的医疗设备，维护管理都将有一个操作（用户）手册和一个服务手册。操作手册不仅对设备用户有用，而且对设备的技术人员同样有用，他们需要详细了解设备如何被应用于临床实践。服务手册对设备的检查、预防性维护、维修和校准也进行了指导。

当操作手册和服务手册无法获得时，或并不是采用设备技术人员所使用的语言所写时，临床工程部门可以通过以下途径获得：从其他当地医院借用或在线获得。

对于新设备，应当在购买协议中将这些手册包括在内。所有供应商都必须提供详细的 IPM 程序给那些购买其设备的人使用。这些程序通常被写得非常清晰，并在许多情况下给出了执行完整和合适的 IPM 的例子，包括 IPM 程序、维护和服务手册、故障排除指南、部件列表和示意图。这些内容对后期的维护或维修有很大作用。

（三）人力资源

发展运行有效维护管理所需的人力资源是一个缓慢和稳定的过程。第一步是要确定一个设备（或一组设备）所需的工作人员的数量和类型。总体而言，医疗机构需要两类临床工程人员：技术人员和管理人员。

1. 技术人员　种类有工程师和技术员。生物医学工程师或临床工程师受到普通工程原理、物理和生物科学及其在医学技术领域的应用等方面的教育。同样，技术员主要接受医疗设备维护的技术培训。临床工程师在完成四到五年的学士学位教育后进入岗位，而生物医学设备技术员经常在两年的专业培训并取得生物医学电子或生物医学设备技术的学历或证书后才进入工作岗位。

同样地，尤其在拥有较少的专业培训程序的国家，工程师和技术员可能在相关领域进行培训（如工业工程或电气技术）并学习认证课程、接受培训或完成能够使他们在医疗设备领域工作的学徒生涯。工程师或技术员必须有这种额外的培训，因为医疗设备是高度专业化的，并且如果维护或维修不当可能对人类生活造成负面影响。这种类型的工程师或技术员通常更容易在就业市场上找到，但需要更多的监管和培训使他们有效地完成他们的工作。经过经验的积累，技术人员可能成为合格的生物医学设备技术员。而对于工程师，想要成为合格的生物医学或临床工程师就必须接受相关的高等教育并获得学位。表 6-2 提供了技术人员类型和对应职责的分类。

表 6-2　技术人员的分类和职责

人员	标题	职责
工程师	临床工程师	管理、专业维护、外部服务提供者的监管、需求评估、规划和用户培训
	其他相关领域（如电气工程师、机械工程师）	需要在医疗设备领域工作的培训和证书，主要集中于医疗设备的维护，有时集中于管理职位
技术员	生物医学设备技术人员	主要集中在专业医疗设备维修和维护
	其他相关领域（如电子或医疗技术专家）多阶技术员	不复杂设备的预防维护和维修。接受高风险医疗设备的专业培训是很重要的
服务提供者	工程师或技术人员	提供无法在房间完成的维护。他们是面向产品的并在某一领域专业化

在许多国家缺乏合格的临床工程师和生物医学设备技术人员。一个长期的解决方案是发展教育基础设施，这样就可以在国家或地区创造合格的技术人员。把国家或地区内的大学包含在人力资源计划中是一个好主意，因为他们可以开发正式的学位课程并为技术人员提供持续教育。在短期内需要从其他学科招募工程师和技术人员，如前所述，为他们提供医疗技术相关的培训。

医疗保健组织的大小、维护管理中医疗设备的数量和类型、当地市场发现的技能和组织的财务能力是识别工程师和技术人员的正确混合的基础。几乎所有维护管理都会发现有必要补充内部人员与外部服务提供者（供应商／制造商的服务代表或第三方的服务代表）。这样的提供者将完成内部员工不能完成的设备的 IPM 和 CM。此外，最先进医疗设备的维修工作仅由集中在一个技术或小组技术的训练有素的专家完成。这些外部供应商应该在内部生物医学设备技术人员的监管下操作以达到服务管理、成本控制的目的，并有机会越来越熟悉其他设备。

由一些低层次的普通员工来进行较低技术的工作是可以接受的，但是大部分的维护人员将需要进行电子培训，对测试设备的功能、医疗设备的电子校准和操作原则的概念有所了解以便有效地完成这项工作。此外,对高层次技术人员的投资最终可能使得临床工程部门对最高水平的实验室、手术和成像设备提供内部服务。一般来说,更多的工作由内部技术人员完成可以帮助限制医院医疗设备维护的总成本。得到良好培训的合格的生物医学设备技术人员可以承担更多的责任,雇佣这样的人员可以降低医院设备维护的成本。

在有大量资源可用于支持技术人员的地方,通常一个技术人员可能负责几百医疗设备的维护。然而,在没有这样的资源支持的国家,每个技术人员负责的设备数量会大大减少,特别是在实施卫生技术管理程序的早期阶段。随着时间的推移,性能改进的努力将提高个体人员的生产力。然而,应该小心避免技术人员在新程序开始时就负担过重。

2. 管理人员　工程管理人员具有维护管理的领导权。与医院行政部门协同,他们制定部门政策、提供预算建议、监督技术人员、安排培训、为部门活动设置优先级并管理整个规划。这个位置上的人员的背景可能包括技术学位(两年)并拥有多年医疗设备服务的经验,但更好的结合将是具有四年的工程学位并熟悉医疗环境和医疗技术的人员。管理人员也可以由业务和技术培训相结合。他们可能是有管理和监督的额外培训与经验的工程师或技术人员。临床工程小组所需的管理人员的数量取决于小组的规模和结构,并主要取决于为每一个监管者和管理者维护一个合适的"控制范围"。

第三节　预防性维护

预防性维护又称为事前维修,是通过有计划地对设备进行周期性的检查与维修,将潜在故障消灭在萌芽阶段。开展预防性维护不仅可以降低医疗设备的故障维修费用,对保障医疗工作的质量和安全异常重要。本节介绍预防性维护的级别、内容、计划、实施及效果评价。

一、预防性维护的级别及内容

(一)预防性维护的级别

医疗机构的医疗设备预防性维护通常由三级维护保养模式实施完成,俗称为三级保养体系,即日常保养、一级保养和二级保养,各级维护保养级别如下:

1. 日常保养　其内容主要包括对设备进行除尘、清洁、消毒和基本参数校正。这项工作是设备预防性维护工作的基础,应由操作使用人员来完成,一般每天进行,或至少每周应进行1次。临床工程部门对设备使用科室的日常保养记录要定期检查。

2. 一级保养　根据设备的性能要求,参照使用说明书或维护手册,对设备消耗性材料进行定期更换,以及对容易发生故障的部件进行定期检查。这项工作一般以操作使用人员为主,但在初始阶段应在临床工程技术人员的指导下进行,待操作使用人员能够独立操作后,再由其单独完成。

3. 二级保养　是指根据医疗设备故障发生的频率和特点,按计划定期对设备进行全面的功能检查、电气安全检查、性能测试和校准,以及对设备易损部件进行更换和故障重点部件进行拆卸检查,通过更换、调试、加油、自检以及安全防护等技术手段,使设备符合出厂时的技术参数和性能指标要求。这项工作技术要求较高,执行时需严格参照相关操作规程进行,通常由医院临床工程技术人员完成,必要时可由设备厂方工程师协助完成。

(二)预防性维护的内容

医疗机构中医疗设备品种繁多,不同类别的设备功能、结构、原理、电路设计和使用方法不尽相同,其预防性维护的内容也不完全相同,但一般内容大致相同,主要有以下几个部分:

1. 外观检查　检查设备各按钮、开关、旋钮有无松动及错位,插头插座有无氧化、锈蚀或接触不良,电源线有无老化,散热风扇排风是否正常,各种连接线的连接和管道连接是否正确。

2. 清洁保养　对设备表面和内部的电气部分、机械部分进行清洁,包括清洁过滤网及有关管道,对设备有关插头插座进行清洁,防止接触不良,对必要的机械部分进行加油润滑。

3. 易损件的更换　对已达使用寿命、性能下降且不合要求以及设备说明书中规定要求定期更换的配件进行及时更换。对设备内置电池电量不足的情况要督促有关人员进行充电。

4. 功能检查　设备通电检查各指示灯、指示器是否正常,进入各功能设置模式,通过调节、设置相关开关和按钮,检查设备各项功能是否正常。同时,通过模拟测试,检查设备各项报警功能是否能正常触发。

5. 性能测试及校准　检测设备各输出量值误差是否超出相关标准要求,并对超出标准范围的量值参数参照说明书步骤进行必要的调整和校准,以保证设备各项技术指标达到标准,确保仪器在医疗诊断与治疗中的质量。

6. 安全检查　包括电气安全检查和机械检查。电气安全检查包括:检查各种引线、插头、连接器等有无破损,接地线是否牢固,接地阻抗、绝缘阻抗和漏电流是否在标准范围内;机械检查包括:检查机械组件是否牢固,运转是否正常,各连接部件有无松动、脱落或破裂现象。

二、预防性维护的计划

在开始对旧设备或新设备计划 IPM 程序时,最好采用最保守的方法,即按照制造商维护手册里的内容对设备进行 IPM,包括是否将其纳入 IPM 计划、进行 IPM 的频率及内容。直到对设备足够熟悉、积累了足够的设备经验后,再结合自身的监管环境、物理环境、用户培训水平、设备可靠性、使用频率、设备正常使用中的磨损和技术人员的数量和类型，对IPM 程序中包含的设备、维护的频率、需要置换的零件等内容进行改变。可以根据几种设备优先级的判断方式来对以上内容进行确定。

（一）基于风险的优先级

该方法是根据造成患者伤害的程度进行优先级排序，根据优先级对设备进行分类，确定是否进行 IPM。在过去的 20 年里，医疗机构评审委员会（the Joint Commission for the Accreditation of Healthcare Organizations）开发了一种基于风险的区分医疗设备 IPM 优先级的方法。以 Fennigkoh 和 Smith 的模型为例对基于风险的优先级方法进行说明。该模型是通过把设备功能、临床应用风险和维护需求分类，每个设备类型被分配数值。每个子组的数值相加并加上或减去基于设备故障历史的因素可得设备管理（EM）值：

$$EM = 功能 + 应用 + 维护 + 历史$$

1. 设备功能（表 6-3）

表 6-3　按照设备功能将设备分为治疗、诊断、分析和杂项设备

分类	功能描述	分数
治疗	生命保障	10
	手术和重症监护	9
	物理疗法和治疗	8
诊断	外科和重症监护监控	7
	其他生理监测和诊断	6
分析	分析实验室	5
	实验室配套设备	4
	计算机和相关	3
其他	病人相关和其他	2

2. 临床应用相关的物理风险（表 6-4）

表 6-4　潜在的病人或设备使用过程中的风险

使用风险的描述	分数
潜在的病人死亡	5
潜在的病人或操作员受伤	4
不恰当的治疗或误诊	3
设备损害	2
没有显著识别的风险	1

3. 维护需求（表 6-5）

4. 设备事件历史　当评估设备类型时有关服务历史的任何可用信息都可以被考虑用来确定 EM 值（表 6-6）。

表 6-5　制造商描述或通过经验所需的维护的水平和频率

维护需求	分数
广泛：所需常规校准和部件更换	5
高于平均	4
平均：性能验证和安全测试	3
低于平均	2
最小：视觉检查	1

表 6-6　设备历史故障事件

一般设备故障	因素
重要：每 6 个月有 1 次以上	+2
中等：每 6～9 个月 1 次	+1
平均：每 9～18 个月 1 次	0
最小：每 18～30 个月 1 次	−1
不重要：在过去 30 个月不到 1 次	−2

将每类设备的以上各因素的数值相加，得出设备 EM 值。根据 EM 值确定纳入 IPM 程序计划的设备及其频率（表 6-7）。

表 6-7　不同设备 EM 值计算及分类

设备	设备功能	临床应用	维护需求	事件历史	EM	分类	检查频率
麻醉机	10	5	5	0	20	1	T
吸引器	8	5	4	−1	16	1	S
关节镜手术仪器	9	4	2	−2	13	1	A
吸乳器	3	4	3	−2	8	N	—
骨锯	9	4	2	−2	3	1	A

分类检查频率：1 = 包括；N = 没有包括；A = 每年度；T = 每年三次；S = 半年度

（二）基于任务的优先级

这种方法基于这样的考虑：哪些设备在为大多数患者提供护理中最为重要？例如，如果医疗机构更关注艾滋病毒携带者和孕妇以及孩子，那么用于这些人群护理的设备优先级最高。

（三）基于维修的优先级

这种方法分析的设备是如果其功能不正常时对患者有重大潜在危害的，以及由于没有受到足够的 IPM 而使功能存在重大潜在障碍的设备，其优先级最高。未因进行 IPM 而获益的设备将被排除在 IPM 程序计划外。

（四）基于资源的优先级

这种方法是使用前面三种优先级模型中的任意一种，确定设备优先级，然后结合员工的知识和特定设备的资源水平，对于高风险的设备中对医院工作至关重要或者重点维护的设备进行优先维护维修，其他具有较低优先级的设备则在资源允许的情况进行维护维修。

三、预防性维护效果评价

在预防性维护程序完成后，需对其进行效果评价，主要有以下几个指标。

（一）指定 IPM 的完成率

IPM 完成率是程序完成的比例。可以在某段任务期结束时测量。较好完成率的目标是 90% 以上。这种测试也可以计算评估每个优先组的完成率。优先级最高的设备应该具有最高的完成率，例如，超过 95%，低优先级组可有较低的目标。这些指标用于衡量 IPM 员工的生产力和效率、技术人员的能力以及人力资源水平。每个技术员的 IPM 完成率必须考虑完成 IPM 程序的预期时间，因此技师不会超负荷或轻负载工作。

（二）设备定位率

设备在检查期未结束之前是不能定位的，被称为设备定位率。这个指标主要用于测量 CMMS 系统资产数据库的准确度。它还是保证库存信息准确性的政策的效力指标，以及临床医生和医疗设备维修部门之间沟通的有效性，尤其是当设备移动、租借或者放入库存时。

（三）IPM 收益

IPM 收益即在执行 IPM 程序时发现影响设备操作或安全的问题的比率（注：不包括不影响功能或安全的外观问题）。这个指标用于测量医疗设备的广义可靠性。设备的某个型号可以用于与另一种型号对比分析可靠性。此外，这还是维护管理有效性的测量方法；如果设备维护良好百分比将降低。或者，如果在检查时发现问题，这些问题是用户本应该发现的，百分比比预期的要高。因此，IPM 收益也可以反映临床医生上报他们发现设备的问题。

（四）IPM 生产率

IPM 员工的生产力和效率是重要的管理测量方法。通过修改部门政策、培训水平、测试设备，形式或程序，可以实现个人或群体生产力的提高。然而，这只有在有针对性的测量活动时才可以管理。

第四节 维修维护

维修维护是复杂性和专业性非常高的技术工作。医疗设备种类繁多，每一类设备的原理、结构都不相同。本节介绍医疗设备故障产生的一般规律及常见原因，普遍存在的故障级别：组件级别、板卡级别、设备或系统级别，维护人员在维修过程中的安全知识与防护。

一、故障规律及原因

产品或产品的一部分不能或将不能完成预定功能的状态称为故障（fault），而把产品终止完成规定功能能力的事件称为失效（failure）。在工程实践特别是产品使用中一般并不严格区分故障和失效，多数场合用故障。

故障有可能导致设备的某些零部件失去原有的精度或性能，影像设备无法正常运行或降低其技术性能，导致设备运行中断或者效率降低，最终影响任务的完成。与故障密不可分的一个概念是可靠性。故障和可靠性是两个对立的概念，设备出现故障就是设备不可靠。

可靠性（reliability）通常是指产品在规定的条件下和规定的时间内完成规定功能的能力。

（一）可靠性的分类

1. 固有可靠性　是设备在设计、制造过程中赋予的，在理想的使用及故障条件下的可靠性，也是可靠性设计基准。具体装备设计、工艺确定后，装备的固有可靠性是固定的。

2. 使用可靠性　是设备在实际使用过程中呈现出来的可靠性，包括设计、安装、质量、环境、使用、维修的综合影响。

（二）故障的分类

1. 按故障的发展过程来区分　设备的故障一般都具有产生和发展的过程，最初的故障一般都不明显，积累到一定程度才会显著地体现出来，根据这种现象，可以按照故障发展的过程可将故障分为功能故障与潜在故障。

（1）功能故障：是指设备无法完成预定功能的事件或状态。功能故障是人们可以明显察觉的故障，功能故障会导致设备无法使用或无法完成某项功能。要确定一个设备的功能故障，就需要掌握设备的全部功能。

（2）潜在故障：指设备即将发生功能故障的可鉴别的状态。潜在故障一般有以下两层含义：一是指设备即将发生功能故障之前的状态，而不是发生功能故障之前的任何时间段内的设备的状态；二是设备的这种状态是经过观察或检测可以被发现的，若经过观察或检测仍然无法发现，则认为该设备不存在潜在故障。图 6-4 给出了设备由潜在故障到功能故障发生的一般过程，称为 P-F 曲线。设备零部件和元器件的疲劳、磨损、烧蚀、老化等故障现象一般都符合这一过程。它反映了设备从潜伏到开始劣化，再到故障可被探测的点"P"，如果未被发现并予以纠正，则设备继续劣化直至达到功能故障点"F"。

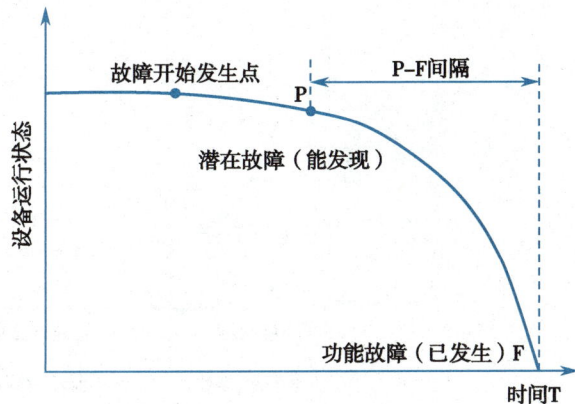

图 6-4　设备 P-F 曲线

2. 按故障的可见性来区分　分为显性功能故障与隐蔽功能故障。

（1）显性功能故障：是指设备发生故障后操作人员能够发现的故障。

（2）隐蔽功能故障：是指操作人员无法察觉功能故障，必须在设备停机后，通过检查或测试才能发现。

3. 按故障的相互关系来区分　分为单个故障与多重故障。

（1）单个故障：一般可分为两类：独立故障和从属故障。独立故障是由部件自身产生的原发性的故障；从属故障是由其他的部件故障引起自身产生的故障，即继发性的故障。

（2）多重故障：是指由若干个连续发生的独立故障组成的故障事件。它导致的后果可能是其中任何一个独立故障所不能引发的。

除以上 3 种分类外，还可以按故障的后果将其分为安全性、任务性和经济性故障三种。

（三）故障规律

故障不仅具有随机性，也具有一定规律，任何一台设备的磨损失效是随使用时间 t 而变化的，典型的设备故障曲线如图 6-5，称为"设备的典型故障曲线"，由于曲线很像浴盆断面轮廓线，因此也称为"浴盆曲线"。

1. 早期故障期　也称为跑台阶段。在开始的第一阶段，属于试运行期或使用初期，故障较多。通过跑台阶段的运行不断排除故障，故障率将不断下降，并趋向稳定。此阶段设备发生的故障为早期故障。此阶段的故障容易查找。造成故障的原因是，元器件未经筛选、制造工艺或包装运输损伤、误操作，设计质量有问题。此阶段的时间长短与产品、系统的设计制造质量密切相关。

早期故障是影响设备可靠性的一个重要因素，使设备的平均无故障时间减少，从设备使用总龄看，此阶段时间不长，但必须认真对待，对于定型产品、批量产品，早期故障期较短。

对于新设备，此阶段的故障形态主要由三个参数决定，即初期故障率、持续时间和期末故障率。随着时间 t 的变化，故障率逐步下降。此阶段可靠度的分布密度函数大体上服从指数分布。

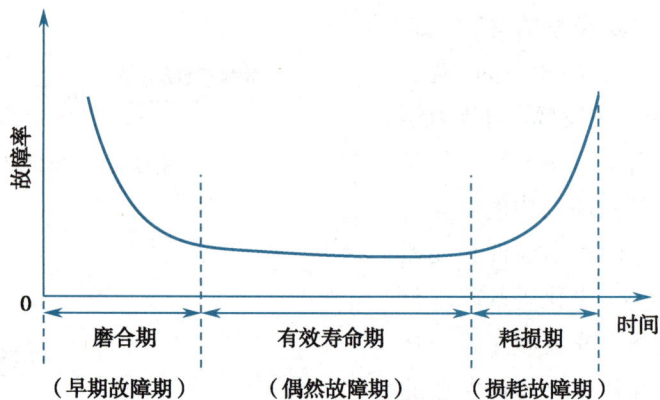

图 6-5　设备的典型故障曲线

2. 偶发故障期　也称为稳定阶段。此阶段设备进入到正常运行工作期的故障特征是故障率比较低，基本上恒定。故障率大致处于一个定值状态。在此时间内，故障的发生与时间无关，是随机突发的，如机械零件、电子电器元件的损坏等。设备故障是由偶发因素造成的，故障的发生是随机的。其与设计、制造质量等因素有关，但与操作、保养有更直接的关系。

这个阶段的时间长短即为设备的有效寿命，一般持续相当长的时间，可能要占设备使用期的一半以上。这阶段持续时间的长短，标志着设备的实际状态。如果持续时间达不到要求，说明设备将不能达到预期的经济目标。

对于偶发故障，一般要对故障特点、类型进行统计分析，基本掌握故障的特点与位置。因此，必须健全设备运行、故障动态和维修保养记录。连续运行的设备，要做好交接班设备运行状态台账、精度检查记录，建立设备检查和生产日志等。

这个阶段的故障少，但诊断查找困难。为了提高设备运行效率，提高生产效益，应当建立完善有效的设备管理制度。

3. 损耗故障期　也称为磨损阶段。经过相当长的偶发故障期后，由于设备元件老化、部件磨损、结构强度疲劳等原因，故障率迅速上升。对于一般的定期报废设备或机构，此时故障率上升很快，设备使用率迅速下降，影响企业效益。

因此，企业要延长设备的寿命，阻止故障率上升，必须通过大修、改造、更换、才能降低故障率。

此阶段故障形态的主要参数为故障上升速度，属于故障率上升型，随时间 t 的变化而上升。

实际上，设备的使用周期中包含了多个浴盆曲线，多个浴盆曲线就是多个大修理（大修）周期，直到设备寿命结束。

实践证明：历次大修后的设备质量和可靠性都难以恢复到设备出厂的水平，原因如下：

（1）大修并没有改变设备的原有设计结构，也没有提高设备的固有可靠度。

（2）大修只是将磨损精度下降的部分进行更新，并没有将磨损零件全部更新，有些无法更新。

（3）就某些型号的设备，使用单位的大修技术远不如制造厂的制造加工技术，设备技术人员可能达不到制造厂的专业水平，还可能缺少专业或专用的装备，因此大修后的可靠度会有所下降。

除了上述的典型故障分布特征外，还有一些故障呈现其他的形式，如图 6-6 所示的 A 型、B 型、C 型、D 性、E 型、F 型。

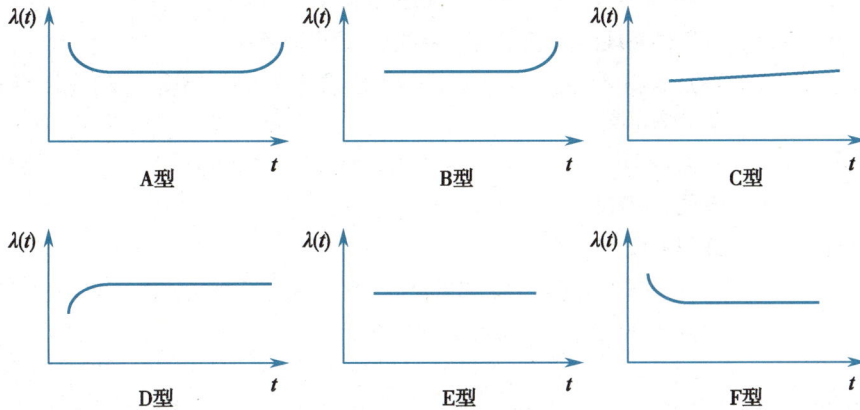

图 6-6　常见故障特征曲线

（四）故障原因

当调查一个无法解释的故障，应适当考虑环境因素。例如，需要电力的医疗设备可能受电力故障的影响。理想情况下，电源的电压稳定（适当值）；没有瞬态失真，如电压峰值、激增或激减；可靠的，只有少量的功率耗损。不幸的是，在许多发展中国家，这种理想特征并不存在。技术人员应该与卫生保健组织中负责电力系统的人员合作，尽快有效解决系统功能有效性。可能包括购买稳压器，安装不间断电源（UPS），使用电涌保护器，避免链接延长线 / 接线板。此外，技术人员应与设备人员合作，确保功能备用发电机就位，并在 10 秒内切换到备用系统。另一种替代方法是选择和购买电池供电设备。当考虑购置新设备时，对于技术人员同样重要的是确保电力系统有效性。如果不能保证，有必要选择不太复杂的和更耐用的设备。

同样，技术人员应该注意医疗设备与其他公用系统之间的相互影响（如医疗气体和真空系统，温度控制和通风系统，供水，信息技术和通信基础设施等）。再次，他们应与组织中其他人合作完善公用系统以支持医疗设备。

物理环境的特殊方面，如高温度和高湿度，会影响用于温带气候或环境控制的设备的设计。维护管理在特定的国家或地区需要根据当地的因素进行调整。

设备年龄和条件也可能与医疗设备故障有关。随着时间的推移，公用系统将退化，可能慢慢变得过载和（或）过时。使用时间较长的旧设施将被修理。然而新设施可能不符合所有适用标准。因此，有必要经常测试公用基础设施，而不是假定其运行适当。

医疗设备全生命周期的各个阶段都有可能出现故障，原因多种多样（表 6-8）。

表6-8　医疗设备全生命周期的各个阶段的故障原因

原因分析	主要内容
设计问题	设计结构、尺寸、配合、材料、功率、精度等不合理
制造问题	制造过程中机加工、铸造、热处理、装配、元器件存在问题
安装问题	基础、安装工艺、水平度等
操作保养不良	不清洁、调整不当、未及时清洗换油,操作不当等
超负荷、使用不合理	加工件超规格,加工件不符合要求,超负荷运转
润滑不良	不及时润滑,油质不合格,油量不足或超量、牌号错误、自动润滑系统不正常、加油点堵塞
修理质量问题	修理、调整、装配及备件、配件不合格,局部改进不合理
自然灾害	暴雨、雷电等
自然磨损劣化	正常磨损,老化等
违规操作	对新设备不熟悉、没有制定操作规程、故意违反规定操作、操作人员不专心
原因不明	当前的技术水平,不能解释的故障原因

产生故障的原因一般有:

1. 人为引起的故障　此类故障一般为使用人员操作不熟悉,没有按程序操作,都是操作使用不当引起的。因此,使用之前要仔细阅读使用说明书和注意事项,才能减少故障的发生。

2. 设备质量缺陷引起的故障　如元器件造成的故障,环境条件使元器件变质引起的故障,装配工艺造成的故障等。由元器件引起的故障一般有:

（1）光学元件:环境条件恶劣,使元件污染,受潮霉变,或振动冲击使之损坏或位置变化。

（2）光电转换器件:使用年久元件老化,噪声变大,性能变差,受强光照射损坏等。

（3）光电耦合器件:一般故障较少,但也有发光二极管烧坏的现象发生。

（4）机械零件:主要是磨损,精度降低,固定不牢、松动或锈蚀,使得结构失效等。

（5）电阻:对一般电阻故障是电流过大烧断或阻值变大;对高阻一般为受潮或污染使阻值变小。

（6）电位器:可变电阻故障主要是滑动触点与阻片间接触不良。

（7）电容器:主要是容量变值,漏电增加。或引线开路,或电容击穿。

（8）电感:主要是电流过大烧断或匝间短路。

（9）二极管、三极管:主要是电流过大烧坏,或电压过高击穿,或管子特性变差。

（10）集成块:主要是长期使用使得性能变差,或电流过大烧坏,电压过高击穿。

（11）显示器件:无论CRT、液晶显示、数码管显示,主要是逐渐老化,使显示性能下降,当然也有灯丝烧断现象,但较少见。

（12）导线和电缆:一般为多年使用老化,绝缘降低、击穿、短路、断线等故障。

（13）气路、液路甬管的故障:一般为管路老化、粘连、破损、磨损或内部积聚附着污物,以致不能使用等故障。

以上是设备出现故障的规律和种类及发生的原因,对设备故障的检查和维修具有一定的辅助作用。但是,要真正着手维修工作,无论对于初学者还是具有一定维修经验的人员,都是一件难度很高的工作。因为设备的种类繁多,它们的工作原理和结构特点都不一样。因此,出现故障的现象及产生的原因很多。即使是同一种设备的同样故障现象,也可以有不同种类的产生原因。

二、医疗设备故障级别

当设备用户报告设备问题时,需要确定设备是否发生故障。正如前面提到的,可能发生在临床工程部门的技术员发现设备没有按照预期执行的 IPM 期间。

为了尽快恢复设备状态,需要有效的故障诊断,验证故障并确定其来源。在某些情况下,技术员会发现是设备本身故障,且必须修理。技术员确定哪些步骤是必要的来纠正问题,并恢复设备的完整功能。技术员启动纠正性维护,自己执行一些步骤,并在必要的时候利用内部专业知识或外部服务供应商。这种纠正维护可以以各种级别完成:

(一)组件级别

组件级别的检修和维修将故障隔离成一个单独的、可替换的部件。对于电气设备、机械设备、电子设备的精细组件(例如电路中的电阻或电容,或保险丝),这通常是最有效的修复方法。然而,对于电子设备,组件级别的维修耗时且困难。现代电子电路板(特别是数字电路板)在组件级别往往无法修复。在这些情况下,需要考虑板卡级别甚至是系统级别的维修。

(二)板卡级别

对于电子设备,常常将故障隔离,确定到某块电路板,置换整个电路板,而不是某个电子元件。

(三)设备或系统级别

在某些情况下,板卡级别检修和维修很难或者非常耗时。在这种情况下,置换整个设备或子系统可能更具成本效益。

对于不同的情况选择一种合适的维护级别非常重要。这关系到财政实效性、物理和人力资源以及特定修复请求的紧迫性。对于高优先级的情况,例如,设备级别维修可能是首选。当时间允许时,板卡或者组件级别维修也是可行的。如果提议使用组件级别维修,可能需要置换组件。对于这种方法,有几个选项可供选择。可以用制造商的专门的部件进行更换,这些部件具有相同或更高规则的通用部件(如保险丝),或者从失去功能的或报废的设备回收(只有在全面风险评估和临床工程经理许可的情况下)。

在某些情况下,技术员发现设备在设计规范范围内运行,设计规范由制造商定义。在这种情况下,有必要与设备用户沟通检查工作环境,确定设备为什么没有按照预期运行。

三、维护人员的安全防护

为了成功有效执行维护管理,需要考虑各种安全问题,如在进行维护时技术人员的安全,维护后用户的安全,以及一般的感染控制。设备维护人员的安全至关重要。因此,需要有锁定/挂牌政策来保护人员免受设备意外激活和能量释放。这一政策确保在电器设备上工作时切断电源。可能会应用一个或多个物理锁保持电源断开("锁定"),保证在修复完成之前不会意外重新连接。如果不能物理锁定电源,应张贴突出标志("标记")。

此外,在执行维护工作之前,工作人员应该意识到可能发生特殊危险的医疗技术如化疗药物和其他来源的化学危害,辐射发光设备和放射性药物的辐射,磁共振成像(MRI)带来的磁场危害,压缩气体钢瓶带来的危害等。培训个人防护装备(PPE)和技术对于技术人员在危险环境中安全地工作至关重要。对于临床工程部门最好是在有危险的维护时有现成的PPE。

维护后,特别是在程序可能影响设备安全性能时,技术人员应确认设备机械和电力使用安全性。尤其注意电力安全,如安全接地电阻和测量泄漏电流,以确保它们在适用范围内(在缺乏电气安全测试设备的情况下,技术人员必须在修复技术上更用心,并进行简单的电气测试,以验证设备完整性)。应建议临床医生检查设备的设置,在用于病人前进行基本操作检查。当不能进行直接沟通时,应在设备上设置一个明显的标志,在临床医生没有检查前不投入使用。

最后,在临床工作时,技术人员应注意他们可能会遇到的感染控制风险(例如,肺结核病人可通过空气传染病源),如果有任何疑问,应问该区域医生。特别是,如果在疑似污染的医疗设备上工作时,他们应该请求临床用户帮助清洁设备,这些临床用户具有潜在污染物和危害的相关知识。此外,技术人员应该意识到他们可能会对患者具有感染危害。例如,具有免疫系统疾病的患者(某些器官移植患者、艾滋病患者或其他患者)或者其他容易感染的患者(如早产儿)很容易受到霉菌和孢子的影响,在临床上避免维护活动。再次,有疑问时,设备维护人员应与临床医生沟通潜在的风险以及管理这些风险的方法。

(张叙天　陈宏文)

思考题

1. 简述医疗设备维护的内容。
2. 简述预防性维护的级别。
3. 简述医疗设备的故障级别。

第七章

医疗器械购置和资产管理

　　医疗器械的购置和资产管理是临床工程的重要内容，现代医院的医疗器械购置与资产管理应以科学管理理论为依据，以遵守法律法规为前提。本章从医疗器械购置与供应管理的基本概念和内涵入手，介绍医疗器械购置与供应管理的主要方法、流程和技术手段，并对医院医疗器械资产管理的内容进行了阐述。

第一节　医疗器械购置和资产管理的内涵

一、购置和资产管理的概念

医疗器械的购置管理是一系列工作。世界卫生组织购置与资源指南中将其定义为：通过购买、聘用、租借、出租或者交换而获取财产、设备、装备、货物、工作或者服务，并且应该采取包括从规划与计划，需求评估，供应商和货物提供者，供应商评价，合同的复审和裁定，签订合同和直到货物交付、合同结束或资产使用生命周期内的合同管理阶段的所有活动。

我国卫生行政部门对医疗卫生机构的医疗器械购置也有相应规范要求。如由原国家卫生部、国家发展和改革委员会、财政部联合颁布的《大型医用设备配置与使用管理办法》及原国家卫生部颁布的《医疗卫生机构医学装备管理办法》《等级医院评审标准实施细则》等文件，均对医疗卫生机构的医疗器械的购置原则进行了规定，要求医疗卫生机构应根据国家相关法规、制度和本机构的规模、功能定位和事业发展规划，科学制订医疗器械发展规划，采购前进行必要的科学论证（单价 50 万元及以上设备购置前应有可行性论证），按法律法规及国家行政部门相关规定执行采购作业。

现代医院的医疗器械供应管理，已不仅是医疗器械的供应、储存和发放，而是以现代"物流学"的理论为依据，以临床需求为导向，以各种现代管理方法为手段，以信息技术为抓手，研究与探讨临床医疗过程中器械与材料流动的规律，提高医疗器械供应管理效率与水平，为医疗质量管理、医疗风险防范、医疗成本控制提供保障。

医疗器械的资产管理也是医疗器械管理的重要内容，包括库存管理，资产处置管理，库存管理包含医疗器械的验收、分类编码、入库、出库、储存、效期等管理内容。资产处置管理指资产占用单位转移、变更，和核销其占有、使用的资产部分或全部所有权、使用权以及改变资产性质或用途的行为。资产处置的方式有调拨、捐赠、报废等。

二、购置和资产管理在医院中的作用

医疗器械不仅仅是医院的运行的物质基础，也是医疗技术的主要组成部分。医疗器械及其技术的发展客观上促进了医学诊疗技术的进步和提升。医疗设备的购置是医院战略规划的重要组成。医疗设备购置项目的选择和优先次序应该以医院的发展战略为导向和标准，建立有组织的、规范的、严格的购置项目选择和优先分级系统。

医疗器械的购置和资产管理是医院运营管理的重要内容，运营管理是对运营过程的计划、组织、实施、控制，医院中运营管理的主要目标是及时、到位、合格、精确。良好的运

营管理可保证医院物资流、资金流、信息流的有序运行。

三、医疗器械购置和资产管理的特点

医疗器械购置和资产管理的特点与医疗器械的特性密切相关。医疗器械的特性是由其应用的特性所决定的。医疗器械应用于医疗专业领域的各个环节，这也决定了医疗器械购置与供应具有极为鲜明的特点。主要有：

（一）专业性

医疗器械是各类医疗技术的载体，医务人员通过应用各类医疗器械得以将大量先进的医疗技术用于患者的诊疗，提高了诊疗质量和效率，减轻了医务人员工作强度，缩短了患者就医时间，改善了患者就医感受，并有可能降低实际诊疗费用。鉴于医疗服务行业的专业性，各种新技术医疗器械的临床应用需要生产供应商与医务人员充分交流与合作。如生产供应商举办各类学术推广与交流活动，而医疗器械产品进入医院后，供应商还需提供技术支持和及时的售后服务。

医疗器械购置的专业性还体现在相当一部分专科医疗器械，由于其技术的复杂性或其使用范围的狭窄性，造成非专业医务人员甚至非本学科医务人员很难准确分析其使用的合理性和必要性。

（二）多样性

注册医疗器械已达数以万计的规格品目。仅依靠传统的人脑和人手方式已无法适应现代医疗器械购置和供应管理工作。必须尽快引入信息技术和物流管理技术及其他现代管理工具，以提高医疗卫生机构购置管理的效率和科学性。

（三）政策性

由于医疗卫生服务属公共服务范畴，大多数国家政府对医疗器械市场进行程度不同的政策管控。在我国，政府部门尽管对医疗器械未进行直接的价格管控，但往往通过采购审批、集中招标、统一医疗服务价格等方式来间接控制医疗器械的购置，此外，政府有关部门通过《招标投标法》《政府采购法》《医疗器械监督管理条例》等法律法规文件也在法律层面对医疗器械的购置和供应管理进行了政策指导，同时也对医疗器械的生产经营进行管理监控，使医疗器械成为一个典型的特许生产经营行业，一定程度上抬高了医疗器械产品的生产经营成本。

（四）稳定性

从医疗服务的特性而言，医疗机构需要稳定的医疗器械供应。由于医疗服务的严谨性和专业性，很难想象医务人员经常更换使用不同品牌或特性的医疗器械来为患者提供同一类医疗服务。因此，医疗器械这种与生俱来的使用黏性使先进入者占有更多的选择优势。但需要注意的是，一部分医疗设备生产供应商为扩大市场份额，往往通过技术手段限定在设备上只能使用自家品牌耗材。尽管这种专机专用耗材的经营方式目前并未在法律层面受到关注和限制，但客观上增加了医疗服务的成本，加重了病人负担，需要在采购医疗设备时多加考虑。

由于医疗服务机构在相当一段时间内都会是市场稀缺资源，总体而言医疗器械市场还是一个买方市场。而级别较高的医疗机构由于医疗器械的使用量巨大，对下级医院及患者具有强大的影响力，往往成为供应商的必争之地，在谈判时占有一定的优势，往往可以获得更优惠的价格或条件。而高级别医院的使用，客观上也因其地位和技术优势对生产供应商的产品起到示范和推广作用。

另一方面，由于医疗器械的专业性、多样性、政策性等特点，优秀的生产供应商由于有良好的管理机制和质量控制体系来保证企业的供货质量和提供更好的客户服务体验，同时满足政府部门的各种监管要求，遵守相关法律法规，这就有可能让优秀供应商的价格高于市场平均价格。

综合以上情况，可以看到医疗器械的购置与资产管理与医院医疗技术发展密切相关，是医院整体运营管理的重要组成部分。顺利完成医疗器械购置和资产管理工作，需要临床工程部门（职能部门）、医疗器械的使用者——医务人员、供应商、生产商密切合作，此外还会受到政府、患者、医保部门等第三方的制约。

四、标准医疗器械购置工作流程及主要环节

世界卫生组织推荐的标准医疗器械购置流程包括计划与需求评估、采购、安装、试运行、监测六大部分，由图7-1可知，采购作业仅是购置工作的一个环节，整个购置流程中更多的是围绕医疗器械开展的技术管理工作。而卫生技术评估和器械评价是优质采购的预先准备步骤，因其重要性，在世界卫生组织推荐的购置流程中被独立分离出来，在本书第三章已独立成章阐述。

与发达国家相比，以往我国大部分医疗卫生机构在整个购置环节中更注重的是采购过程的合法合规，对采购前需求评估，特别是采购后追踪评价等技术管理工作可能并未给予足够重视，而这些工作环节，恰恰是采购工作或是下次采购工作成败的关键。本章将对购置流程的各工作环节依序介绍。

技术评估	器械评价	计划和需求评估	采购	安装	试运行	监测
评审现有报告	市场调查	建立多学科团队制定工作计划	发布招标文件	场所准备	核实文件	器械性能测量
卫生技术评估国际网络机构获得的报告（44）评审	评审现有产品评价	数据采集和定义策略领域	接收和开标	发货前的检查	功能，安全，校准和验收试验	供应商绩效测量
如有需要，向卫生技术评估机构委托评估	市场信息不可得的情况下采用专家意见	制定供应商、数量和技术规范的清单（例如：需求评估）	技术和财务、供应商评价	运输和海关	培训（使用者，维护和定期检查）	技术适宜性评估
	功能和性能报告	成本和场所的技术规范需求	签订合同或订单	存储、运输、配送	登记和移交	成本效益评估
说明：卫生技术评估和器械评价是优质采购的预先准备步骤，尽管它们已经从采购流程中分离出来		资金和预算分析	明确支付计划	接收和检查		预测评审
		明确采购方法		安装和构建		评审采购流程
		计划终止和指标管理		一次性耗材存储		患者安全监测

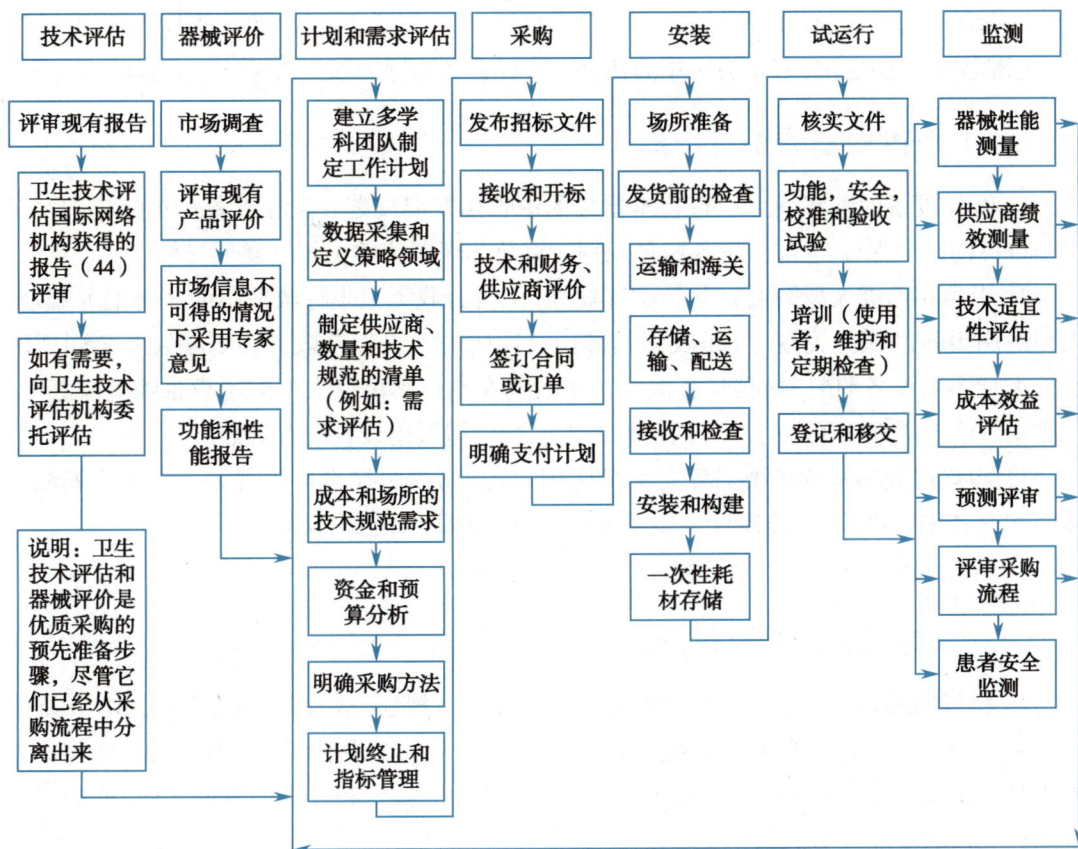

图 7-1 标准医疗器械购置流程

第二节 医疗设备购置规划与计划

医疗器械主要包括医疗设备与医用耗材，医用耗材作为医院日常消耗用品，一般来说不存在中长期购置规划问题，本节主要讨论的主体是医疗设备。医疗设备的购置规划与计划是购置工作的指导和依据。医疗卫生机构应当根据国家相关法规、制度和本机构的规模、功能定位和事业发展规划，科学制订医疗器械发展规划，临床工程管理部门应当根据本机构医疗器械发展规划和年度预算，结合各使用部门器械配置和保障需求，编制年度装备计划和采购实施计划。按规划和计划购置医疗器械，不仅是行政管理部门对医疗卫生机构的要求，也是医疗卫生机构实行科学管理，实现可持续发展的内在动力。

一、医疗设备购置规划的编制

规划是比较长远的分阶段实施的计划。医疗卫生机构医疗设备的配备应当有中长期的规划和年度购置计划。医疗设备的购置规划是在单位的发展目标、整体规划的基础上,结合实际情况制订的三年、五年或十年的计划。医疗设备购置规划应当履行一定程序后生效。

(一)购置规划的编写依据

1. 医疗设备的购置规划应符合本单位的中长期发展规划。医疗设备是医疗机构实现工作目标的重要保证,因此,设备购置规划应充分体现单位的中长期发展目标。

2. 甲类和乙类大型医用设备的购置规划,应符合我国卫生行政部门的区域配置规划。大型医用设备区域配置规划,是我国具体国情决定的。卫生行政部门定期发布全国或区域内大型医用设备的配置规划,各医疗卫生机构在制订本单位大型医用设备购置规划时,应主动了解本周期内卫生行政部门制订的本区域大型医用设备配置规划。

3. 购置规划编写的主要对象是大型医用设备,常规医疗设备的规划一般不需编制具体的购置名称和数量,只需制订主要常规医疗设备的大致配置目标。

4. 购置规划的编写应由医学装备管理委员会组织。

(二)购置规划的编写原则

1. 科学的原则　是指规划购置的设备一定要科学规划,应具备一定超前意识,保证规划购置的设备在实际购置时仍具先进性。购置规划是一个中长期的采购计划,参与规划的人员一定要对相关设备有充分的科学认识,了解主流技术和设备的发展方向,必要时应征求行业内的专业人员的意见和建议。

2. 有效的原则　应确保规划购置的设备符合医院发展要求,能满足临床需要。一个合理有效的设备购置规划,一般要考虑三个方面的问题:一是能满足医院未来发展需要,二是解决医院临床工作的瓶颈,三是突出重点科室的建设。

3. 经济的原则　就是按经济规律办事,从发挥最大经济效益出发,使有限的资金资源得到充分利用,确保购置的设备达到一定的投资效益。要在制订规划时遵循客观规律和价值规律,科学规划,合理配置,量力而行。

(三)卫生行政部门对大型医用设备的配置规划

国家卫生行政部门于 2004 年 12 月 31 日下发《大型医用设备配置与使用管理办法》,确定了甲、乙两类大型医用设备品目,其中资金投入量大、运行成本高、使用技术复杂、对卫生费用增长影响大的甲类大型医用设备,由国务院卫生行政部门进行配置许可管理,购置单位应通过申请,取得国家卫生行政部门的颁发的该设备的《大型医用设备配置许可证》,方可进行购置。品目中其他大型医疗设备为乙类大型医用设备,由省级卫生行政部门进行配置许可管理,购置单位应通过申请,取得省级卫生行政部门的颁发的该设备的《大型医用设备配置许可证》,方可进行购置。

1. 甲类大型医用设备品目

(1) X 线正电子发射计算机断层扫描仪(PET-CT,包括正电子发射型断层仪,即 PET)。

（2）伽马射线立体定位治疗系统（γ 刀）。

（3）医用电子回旋加速治疗系统（MM50）。

（4）质子治疗系统。

（5）X 线立体定向放射治疗系统（英文名为 Cyber knife）。

（6）断层放射治疗系统（英文名为 Tomo therapy）。

（7）306 道脑磁图。

（8）内镜手术器械控制系统（英文名为 da Vnici S）。

（9）正电子发射磁共振成像系统（英文简称 PET-MR，包括一体化和分体式两种类型）。

（10）TrueBeam、TrueBeam STX 型医用直线加速器。

（11）Axesse 型医用直线加速器。

（12）其他未列入管理品目、区域内首次配置的单价在 500 万元以上的医用设备。

2. 乙类大型医用设备品目

（1）X 线电子计算机断层扫描装置（CT）。

（2）医用磁共振成像设备（MRI）。

（3）800mA 以上数字减影血管造影 X 线机（DSA）。

（4）单光子发射型电子计算机断层扫描仪（SPECT）。

（5）医用电子直线加速器（LA）。

3. 大型医用设备区域规划及阶梯配置制度 国家卫生行政部门会同国家发展改革委员会、财政部，依据我国国民经济的发展、医学科学技术的进步，以及社会多层次的需求，定期编制甲类大型医用设备配置规划，提出乙类大型医用设备配置规划指导意见。

省级卫生行政部门会同省级有关部门根据国家卫生行政部门下发的乙类大型医用设备配置规划指导意见，结合本地区卫生资源配置标准，制订乙类大型医用设备配置规划，上报国家卫生行政部门核准后实施。

我国将大型医用设备按高低阶梯分型为科学研究型、临床科研型和临床实用型 3 类。

科学研究型指同类设备中的尖端设备，主要用于领先科学研究和临床新技术开发，配置在省级及以上区域内科研、临床水平居于前列的三级甲等综合或特定专科医院。包括全部甲类大型医用设备，乙类中的 128 排及以上 CT、双源 CT 和能谱成像 CT，3.0T 及以上磁共振成像仪等。

临床研究型指同类设备中能满足特定临床和研究工作需要的先进设备。原则上配置在省级区域内临床、科研水平处于领先的三级甲等医疗机构，以及相关学科临床和科研水平达到三级甲等医疗机构同等水平的医疗机构。如 64 排 CT、1.5T 磁共振成像仪等。

临床实用型指同类设备中能满足日常工作需要，临床上广泛应用，性价比较高的设备。原则上地市级及以下医疗机构，以及首次配置该类设备的医疗机构应配置机型。如 16 排及以下 CT、1.0T 及以下磁共振成像仪等。

各医疗卫生机构制订大型医用设备购置规划时，除了要符合卫生行政部门的规划要求外，还要考虑技术的发展，申请配置要有一定的前瞻性。

4. 大型医用设备配置审批流程 甲类和乙类大型医用设备的配置审批程序均包括申报、受理、论证审批和配置许可证印发等过程。区别在于甲类设备由国家卫生行政部门受理和审批，乙类设备由省级卫生行政部门受理审批。需要注意的是国家卫生行政部门不受理医疗卫生机构自行送达的甲类设备申报材料，医疗卫生机构需通过本地省级卫生行政部门上报。

二、医疗设备的购置计划

购置计划与规划的区别，在于前者是本年度或下一年度的具体采购工作安排，后者一般是三年或五年甚至更长时间的设备配置目标和打算。购置计划在时间和具体内容上有强烈的约束性。

（一）购置计划的编写依据

1. 购置规划 一般情况下，设备购置计划是购置规划的延续和具体化，如果没有特殊原因，应将规划购置的内容逐步转化到年度购置计划中。

2. 临床科室的申请 购置规划的主要对象是大型医用设备，而常规医疗设备的采购都要在年度购置计划中体现，这部分计划的依据主要是来自于各临床科室的申请。

3. 相关职能科室的建议 在实际工作中，有些公共平台设备是临床非常需要，或是部分临床使用设备已老化严重，安全质量无法保证，急需更新，但由于种种原因，并无临床科室书面正式申请。上述情况，临床工程部门应主动与医务部门沟通，建议相关部门提交购置申请。

（二）购置计划编写的注意事项

1. 编写购置计划前应与医院编制预算部门充分沟通，了解清楚医院年度购置预算的额度大致是多少。

2. 对于政府拨款项目，应在购置计划中分列。政府资金项目对项目完成的时间要求较高，如不能按时完成采购，有可能被收回资金，并影响今后政府项目申请。安排大型医用设备购置计划时，应注意卫生行政部门下发的同意配置批复文件的生效时间，同意配置的批复文件有效期一般为两年，医疗卫生机构应在此时间内完成采购工作。

3. 编写年度购置计划时要做到突出重点，综合平衡。医院的资金有限，临床科室的申请往往会超出医院的资金能力，购置计划必须能反映出医院当年的工作重点，在满足各科室临床基本需要的情况下，尽量做到每年解决几个重点问题。

（三）购置计划的编写步骤

1. 通知使用科室，提交下一年度设备需求申请，一般应至少提前数月开始。一般是每年八、九月份即可开始。

2．临床工程部门收集汇总。

3．从职能管理部门的角度进行分析和补充。

4．完成方案初拟，进行预算分析。

5．与预算管理部门进行沟通，与各使用科室协调，对购置计划进行综合平衡，完成购置计划草案。

6．经医学装备管理委员会论证后，报医院领导审批，形成下一年度设备购置计划。

三、购置资金与预算分析

（一）设备购置资金来源

医疗设备购置资金有多种不同的来源和渠道，总体来说资金来源可分为两大类，一是自筹资金，二是政府拨款。自筹资金可来自多种方式，有从自有收入提取，有来自银行贷款，有来自其他渠道融资。政府拨款的形式也有多种，有设备专项拨款，有科研经费等。不同的资金来源，有不同的采购要求。

（二）预算分析

临床工程部门确定医疗设备购置计划草案时，应同时进行预算分析，使购置计划数字化，便于财务部门进行预算编制和预算管理。如果购置计划与财务预算有较大差距，必须进行调整，或提出解决资金的途径和方法。

需要注意的是，购置计划进行预算分析时，除对设备购置价格进行客观的市场调查外，还应考虑购置设备配套条件的费用。

第三节 医疗器械需求评估与采购论证

一、需求申请环节

需求申请主要指临床、医技科室按照本学科发展和业务开展实际情况，提出的医疗器械购置需求。需求申请一般包括：器械名称、所需数量、预估价格、推荐至少三家品牌、技术需求说明、科室人员和环境情况、简单的效益分析。

技术需求说明包括：开展新业务、技术更新、提高服务效率、降低风险、改善临床效果、增加成本效益、标准规范要求、政策性项目、经营策略的改变和满足新目标患者群等。

科室人员和环境情况主要包括本科室专业操作人员资质及设备要求的环境条件情况。

经济效益分析包括投资回收期和寿命周期效益等。

临床工程部门对科室需求申请进行检视、确认后进入需求评估阶段。

二、需求评估环节

需求评估(needs assessment)是世界卫生组织推荐的标准采购流程的重要环节,是指对某种技术可能带来的社会影响进行定性定量的全面研究,从而对其利弊得失作出综合评价的技术。主要是根据医院发展战略,选择哪些优先购买、延后购买和不购买的决策。从定义上看,需求评估是一个确定和解决目前的情况或条件与期望的差距的过程。这是一个战略活动,是指在改善当前性能或纠正不足的计划过程的一部分。具体到我们的医疗器械购置需求来讲,需求评估是鉴定和定义与医疗器械购置的优先需求。一个周密的需求评估包括医疗器械用户的表现、卫生系统功能的背景下服务的传递和服务的优先级的潜在影响。在购置医疗器械之前,要考虑机构的总体目标、现有医疗器械和设施、使用的长期计划、人力资源的发展等方面。

执行需求评估的常规方法是检查已有可利用的医疗器械,再将它与考虑目标群体的特殊需求和情况后,应该使用的进行比较,再看本地和全球认可的标准是什么。之后确定差距,制定整体需求。最后考虑可能的资金和人力资源限制,优先流行病学需求,建立一个优先需求列表。表 7-1 和图 7-2 总结并形象地表现了这个过程。表 7-1 列出了需要问的问题、回答这些问题的资料、用于收集和评估这些资料的可用工具。

表 7-1　常规需求评估方法(过程)

	问题	需要数据	工具	结果
1	在卫生服务方面,我们想要/需要什么?	人口(目标人群区) 卫生服务提供者可用性 流行病学资料	看临床实践指南 问卷调查 保健水平的标准	
2	我们有什么? (当地情况/限制)	卫生服务可用性 医疗器械可用性列表 人力资源可用性	服务可用性调查表 评价手册/工具 存货管理工具 计算机化的维护管理系统(CMMS)	
3	哪一个标准/推荐现存的最佳实践能够运用或调整?	医疗服务的覆盖区的标准/建议 医疗器械的标准/建议 医疗设备运营/维护/管理的人力资源需求的标准/建议	(必要的)医疗器械列表	
4＝3－2	总体差距			列出总体需求
5	我们有什么资金/人力资源?(限制)	• 预算(资本投资和运营) • 人力资源		
6＝4－5	优先需求:			需求优先级列表

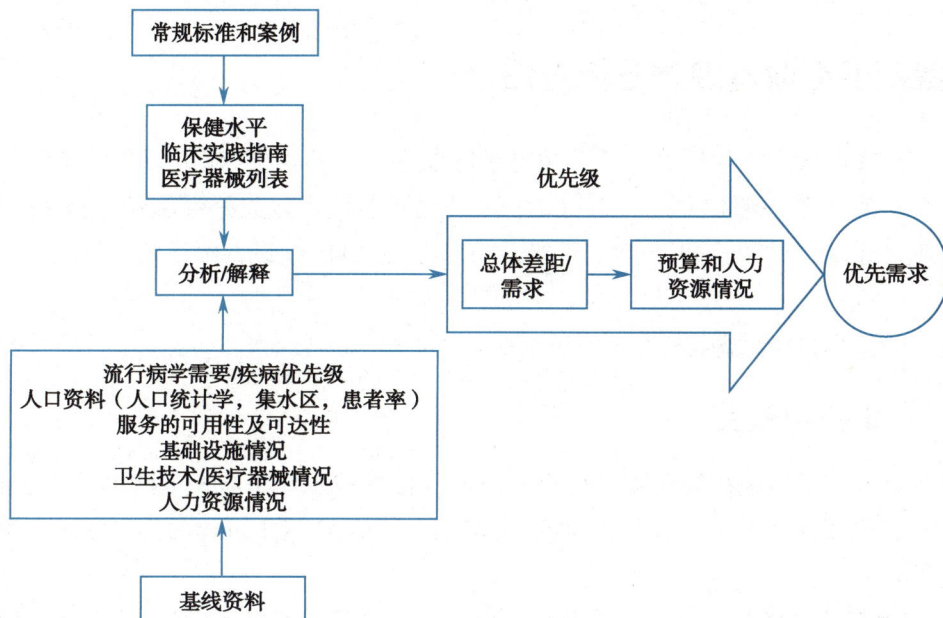

图 7-2　常规需求评估过程

需求评估结果作为医院制订规划、计划及预算的重要依据。

三、采购论证环节

采购论证是指对各种技术实践活动进行分析、比较与评价，选择技术先进、经济合理的最优方案或最适合方案。采购论证主要是根据临床目的、临床目标在考量经济收益条件下确定拟购设备的核心功能、性能和主要技术参数范围。采购论证主要包括临床论证、技术论证和财务论证。

（一）临床论证

临床角度：临床目的、目标临床性能、临床符合度、操作舒适度、培训、操作手册。

（二）技术论证

技术角度：技术性能、临床符合度、设备性质、安全性、可靠性。

（三）财务论证

财务角度：采购前成本、运行中成本、资产处置成本。
采购论证结果作为采购编制技术要求的重要依据。

四、医疗设备成本效益分析方法

使用医疗设备产生的检查治疗费用是医院业务收入的重要来源，设备的购置和利用情况关系到医院的可持续发展。因此，对医疗设备进行成本效益分析预测，是论证设备购置计划适宜性、可行性的重要内容。在当前市场经济形势下，设备经济效益与医院的可持续发展密切相关。

医疗设备的成本效益分析主要有以下两种：

（一）静态分析法

静态分析法是对医疗设备不考虑资金时间价值的技术经济分析方法，由于它方法简单、计算方便、数据直观，得到了卫生行政部门和广大医疗卫生机构的推广使用。静态分析法又包括：

1. 投资回收期法　投资回收期是指收回某项设备投资所需的时间，应用投资回收期法可以根据收回某项设备投资金额所需要的时间来确定方案是否可行。一般投资回收期短，风险程度就小，方案可行性大。

投资回收期计算公式：

$$投资回收期（年）=\frac{初始投资总额}{平均每年净收益}$$

式中，初始投资总额是不计利息的投资总额；平均每年净收益指平均每年现金收入减去营运费用以后的净值。

每年的净收益 = 每年使用该设备的收入金额 − 每年使用该设备增加的营运成本金额

每年使用该设备的收入金额 = 预计每年工作日数 × 预计日工作次数 × 每次收费金额

每年使用该设备增加的运营成本，包括：人员成本、设备消耗电费、设备维修费、消耗材料费、管理费、房屋占用费、配套设备费用、税费等。

2. 投资收益率法　投资收益率是指每年获得的净收入同初始投资总额的比率。根据投资收益率的高低，可以判断论证方案的经济效益。

计算公式为：

$$投资收益率=\frac{年平均净收益}{初始投资总额}\times 100\%$$

投资收益率法的优点是计算方便，缺点是没有考虑资金的时间价值。

（二）动态分析法

动态分析法是考虑资金时间价值的技术分析方法。为了正确计算投资的效益，必须重视对资金时间因素的研究，不同时间，同样的资金具有不同的价值。资金时间价值的计算和比较是以资金利息的计算为基础的,利息包括单利和复利,复利能真正反映资金的时间价值。

常用的动态分析法有:

1. 净现值法 净现值(net present value,简称 NPV)是指一个项目预期实现的现金流入的现值与实施该项计划的现金支出的现值的差额。净现值法就是通过把一项投资的未来净收益,按规定利率折算成现在的价值,再与该投资的现值进行对比,借以评定投资方案是否可行的技术经济方法。一般情况下,净现值为正值的项目投资收益大于资金成本,可以为投资人创造价值,净现值为负值的项目投资收益小于资金成本,会损害投资人的价值。其计算公式为:

$$NPV = \sum \frac{NFC(t)}{(1+k)^t} - I$$

式中:$NFC(t)$ 表示第 t 年的现金净流量;k 表示折现率;I 表示初始投资额,t 是项目预计使用年限。

根据医疗设备的收入和成本特点,采用净现值法分析可以按以下程序进行:

(1)计算设备可用期每年的营业净现金流量(NCF),也称每年的净收益:

NCF = 每年使用该设备的收入金额 - 每年使用该设备增加的营运成本金额。

(2)根据资金利率计算未来净收益的总现值

1)将每年的营业净现金流量折算成现值。如果每年的 NCF 相等,则按年金法折成现值;如果每年的 NCF 不相等,则先对每年的 NCF 进行折现,然后加以合计。

2)计算未来净收益的总现值。

(3)计算净现值:如果 NPV>0,表示方案可行,如果 NPV<0,表示方案不可行。

现将净现值法示例如下:某项目分两年投资,项目可用期预计为三年,各年度投资、成本、收入情况如表 7-2。

表 7-2　项目投资、成本、收入表

	第 1 年	第 2 年	第 3 年	第 4 年	第 5 年
投入	800	600	——	——	——
成本	——	——	1500	1200	1000
收入	——	——	2000	1800	1900

设定折现率(基准收益率),即公式中的 k 为 8%

2009 年,净现值 $= \dfrac{(0-800)}{(1+0.08)} = -740.74$

2010 年,净现值 $= \dfrac{(0-600)}{(1+0.08)^2} = -514.40$

2011 年,净现值 $= \dfrac{(2000-1500)}{(1+0.08)^3} = 396.92$

$$2012 年，净现值 = \frac{(1800 - 1200)}{(1 + 0.08)^4} = 441.02$$

$$2013 年，净现值 = \frac{(1900 - 1000)}{(1 + 0.08)^5} = 615.52$$

$$NPV = -740.74 - 514.40 + 396.92 + 441.02 + 612.52 = 195.32$$

$NPV > 0$，该设备投资方案可行。

通过上述介绍，我们可以认识到净现值法的优点：①净现值对现金流量进行了合理折现，考虑了资金时间价值，增强了投资经济性的评价。②考虑了项目计算期全部的现金流量，体现了流动性与收益性的统一。③考虑了投资风险性，风险大则采用高折现率，风险小则采用低折现率。④净现值能够明确地反映出从事一项投资会使组织增值（或减值）数额大小，正的净现值即表示组织价值的增加值。

净现值法的缺点：①净现值的计算较麻烦，难掌握。②净现金流量的测量和折现率（贴现率）较难确定。③不能从动态角度直接反映投资项目的实际收益水平，不能反映出方案本身的报酬率。④项目投资额不等时，无法准确判断方案的优劣，不能用于独立方案之间的比较。

因此，为解决上述③、④的问题，在净现值法基础上发展了一种新的方法——现值指数法。

2. 现值指数法（present value index，简称 PVI） 是在净现值法的基础上发展起来的，可以作为净现值法的一种补充方法。当对比两个以上投资额不同的方案时，如以各方案的净现值大小来决定取舍，将可能获得不是最优的结论。此时，可采用现值指数（即每单位投资额产生的净收益现值）来辅助评价。现值指数的计算公式是：

$$现值指数 = \frac{项目未来净收益的总现值}{项目初始投资}$$

现值指数表示每单位投资所产生的净收益现值有多少。一个方案的现值指数 >1 为可行，反之不可行。多个方案比较时，按照现值指数的大小排列顺序，比值更高的方案是最优方案。现值指数法比净现值法更为科学，因为它把投资净收益与投资金额联系了起来，反映了投资方案的回报率，这一方法在比较投资额不同的方案时特别有参考意义。因此，现值指数法是一种值得重视的成本效益分析方法。

第四节 采购作业

采购作业在某种程度上属于事务性工作，由于该项工作政策性强，岗位敏感，工作人员需周期性轮岗，一般应由独立设置的采购部门负责此项工作。采购部门一般为招标采购中心或物流中心。

一、采购方式选择与确认

从采购作业性质来分,医疗卫生机构进行医疗器械采购包括政府采购和非政府采购两类。

(一)政府采购

政府采购(government procurement)是指各级国家机关、事业单位和团体组织,使用财政性资金采购依法制定的集中采购目录以内的或者采购限额标准以上的货物、工程和服务的行为。根据《中华人民共和国政府采购法》规定及各地方政府采购管理政策要求,政府集中采购目录之内和采购限额标准之上的项目,应执行政府采购。

政府采购包括集中采购和分散采购两类,集中采购的范围由省级以上人民政府公布的集中采购目录确定。属于中央预算的政府采购项目,其集中采购目录由国务院确定并公布;属于地方预算的政府采购项目,其集中采购目录由省、自治区、直辖市人民政府或者其授权的机构确定并公布。

纳入集中采购目录的政府采购项目,应当实行集中采购。设区的市、自治州以上人民政府根据本级政府采购项目组织集中采购的需要设立集中采购机构。纳入集中采购目录属于通用的政府采购项目的,应当委托集中采购机构代理采购。属于本部门、本系统有特殊要求的项目,应当实行部门集中采购;属于本单位有特殊要求的项目,经省级以上人民政府批准,可以自行采购。

一般情况下,医疗卫生机构采购的甲类大型医用设备和医用耗材实行卫生系统集中采购。

未纳入集中采购目录的政府采购项目,医疗卫生机构可以委托集中采购机构以外的采购代理机构,在委托的范围内办理政府采购事宜。

《中华人民共和国政府采购法》规定,政府采购采用以下方式:

1. 公开招标(open tendering) 是采购人或者采购代理机构通过发布招标公告的方式邀请不特定的法人或者其他组织投标的采购方式。目前,医疗设备大多采用公开招标的方式采购。

2. 邀请招标 是指招标人以投标邀请书的方式邀请三个以上的特定的供应商投标的采购方式。

3. 竞争性谈判(competitive negotiation) 是指采购人或者采购代理机构通过发布公告、从省级以上财政部门建立的供应商库随机抽取或采购人和评审专家分别推荐的方式邀请不少于三家供应商就采购事宜进行谈判的采购方式。竞争性谈判是除公开招标以外医疗设备最常用的采购方式。

4. 单一来源采购(single source procurement) 是指只能从唯一供应商处采购、不可预见的紧急情况、为了保证一致或配套服务从原供应商添购原合同金额 10% 以内的情形的政府采购项目,采购人向特定的一个供应商采购的一种政府采购方式。

5. 询价(request for quotations) 询价采购是指对几个供货商(通常至少三家)的报价进行比较以确保价格具有竞争性的一种采购方式。

6. 国务院政府采购监督管理部门认定的其他采购方式 2014 年 12 月 31 日,财政部针对政府采购的服务项目和其他一些特殊项目,创造性增加了竞争性磋商这一新的非招标采购方式。

竞争性磋商采购方式,是指采购人、政府采购代理机构通过组建竞争性磋商小组(以下简称磋商小组)与符合条件的供应商就采购货物、工程和服务事宜进行磋商,供应商按照磋商文件的要求提交响应文件和报价,采购人从磋商小组评审后提出的候选供应商名单中确定成交供应商的采购方式。

竞争性磋商在医疗卫生机构主要适用于购买服务项目;技术复杂或者性质特殊,不能确定详细规格或者具体要求的项目;市场竞争不充分的科研项目,以及需要扶持的科技成果转化项目。

(二)非政府采购

使用非财政性资金,或是使用财政性资金但在政府集中采购目录之外且在采购限额标准之下的采购项目,由医疗卫生机构自行组织或委托代理机构进行的采购为非政府采购。政府采购限额标准,属于中央预算的政府采购项目,由国务院确定并公布;属于地方预算的政府采购项目,由省、自治区、直辖市人民政府或者其授权的机构确定并公布。

医疗卫生机构非政府采购的作业程序可由医疗卫生机构自行制定,但同样应遵循公正、公平、公开的原则,不得违反国家相关法律法规。一般情况下,采购金额较大非政府采购项目的可以委托代理机构进行采购,采购金额较小项目的可以在医疗卫生机构内部进行采购。

二、常用的政府采购方式

基于医疗卫生机构及医疗设备的特点,医疗设备使用最普遍的采购方式是公开招标和竞争性谈判(含竞争性磋商)。下面对这三种主要的政府采购方式的标准流程进行介绍。

(一)公开招标

《中华人民共和国政府采购法》规定,公开招标应作为政府采购的主要采购形式。采购人采购货物或者服务应当采用公开招标方式的,其具体数额标准,属于中央预算的政府采购项目,由国务院规定;属于地方预算的政府采购项目,由省、自治区、直辖市人民政府规定。

公开招标的具体流程为:

1. 签订采购委托协议 采购人根据采购计划与采购代理机构签订委托协议,委托其办理政府采购公开招标事宜。

2. 编制招标文件　是实施公开招标的首要难点。招标文件应由采购人和采购代理机构共同编制，采购人向采购代理机构提供详细的招标项目需求、技术参数等相关资料，采购代理机构根据相关资料完成招标文件编制。

对于金额较大、专业性强、技术复杂、社会关注度高的采购项目，采购代理机构可将招标文件送专家组审核，邀请专家审核招标文件的商务、技术要求是否存在歧视性或其他不合理条款，是否能满足采购人的合理需求。

对于要求采购进口产品的，还应进行采购进口产品必要性论证。

3. 招标文件公告前审核　采购代理机构完成招标文件编制后，将经采购人确认的招标文件报本项目预算主管财政部门审核，审查招标文件内容有无不符合政策性、公正性、准确性，或带有明显倾向性、排他性。

4. 发布招标公告　招标文件经审核同意后，采购代理机构在省级以上人民政府财政部门指定的政府采购信息发布媒体上发布招标公告。

5. 发售招标文件　采购代理机构按物价部门核定的收费标准发售招标文件。招标文件发出之日起至投标人提交投标文件截止之日止，不得少于二十天。采购代理机构对购买招标文件的供应商相关信息进行登记记录。

6. 招标答疑及修改　采购代理机构根据项目的具体情况，可以组织购买了招标文件的供应商现场考察或召开标前答疑会，对投标人就招标文件提出的疑问进行解答。但不得单独或者分别组织只有一个供应商参加的现场考察。

采购代理机构对已发出的招标文件进行必要澄清或修改的，应当在要求提交投标文件截止时间十五日前，经采购人同意、财政部门审核后，在政府采购信息发布媒体发布更正公告，并以书面形式通知所有招标文件收受人。

7. 投标　投标人按招标文件要求，编制投标文件，在招标文件规定的时间、地点将投标文件送达。

8. 组建评标委员会　采购代理机构在开标前半天或前一天，在相关部门和人员监督下，从政府采购专家库中抽取评审专家，依法组建评标委员会。

评标委员会由采购人代表和有关技术、经济等方面的专家组成，成员人数应当为五人及以上单数。

9. 开标　采购代理机构在招标文件规定的时间、地点组织开标。招标工作人员在开标地点当众拆封投标文件，对投标人名称、投标价格、价格折扣等主要内容进行公开唱标。

10. 评标　采购代理机构组织评标委员会封闭评标。评标委员会对所有合格投标文件的技术、商务、服务部分独立进行评审，根据全体评审专家的评标记录和评分结果，对投标人的评审名次排序，推荐中标候选人，编写评标报告。

11. 定标　采购代理机构在评标结束后五个工作日内将评标报告送采购人，采购人在收到评标报告后五个工作日内，按照评标报告推荐的中标候选人顺序确定中标供应商。

12. 发布中标公告　中标供应商确定后，采购代理机构将中标结果通知所有投标人，并在政府指定的媒体进行公告,公告期不少于三日。

13. 发出中标通知书　发布中标公告后未出现质疑,采购代理机构即可向中标供应商发出中标通知书。

14. 签订合同

(二)竞争性谈判

根据财政部发布的《政府采购非招标采购方式管理办法》第二十七条,符合下列情形之一的采购项目,可以采用竞争性谈判方式采购:

1. 招标后没有供应商投标或者没有合格标的,或者重新招标未能成立的。

2. 技术复杂或者性质特殊,不能确定详细规格或者具体要求的。

3. 非采购人所能预见的原因或者非采购人拖延造成采用招标所需时间不能满足用户紧急需要的。

4. 因艺术品采购、专利、专有技术或者服务的时间、数量事先不能确定等原因不能事先计算出价格总额的。

采用竞争性谈判方式采购,其具体流程为:

1. 签订委托协议　采购人与采购代理机构签订委托协议,委托其办理竞争性谈判采购的事宜。

2. 编制谈判文件　采购人向采购代理机构提供详细的采购项目需求、技术参数等,采购代理机构编制谈判文件。谈判文件应该包括谈判须知、谈判文件递交截止时间、地点、谈判需求、技术要求、谈判顺序确定方法、谈判程序、成交标准等。并载明确定符合采购需求、质量和服务的方法和标准。

3. 谈判文件公告前审核　采购代理机构完成谈判文件编制后,将经采购人确认的谈判文件报本项目预算主管财政部门审核,审查谈判件内容有无不符合政策性、公正性、准确性,或带有明显倾向性、排他性。

4. 发布竞争性谈判公告　谈判文件经审核同意后,采购代理机构在省级以上人民政府财政部门指定的政府采购信息发布媒体上发布竞争性谈判公告。

5. 发出谈判文件　自谈判文件发出之日起至供应商提交首次响应文件截止之日止不得少于三个工作日。

6. 递交响应文件　供应商按照谈判文件要求,编制响应文件,按照谈判文件规定的时间、地点将响应文件密封送达。

7. 组成谈判小组　采购代理机构在监督下从财政部门组建的采购评审专家库随机抽取专家组成谈判小组。谈判小组由采购人代表和技术、经济等方面专家三人及以上单数组成,专家人数不得少于成员总数的三分之二。

8. 谈判准备　采购代理机构按谈判文件规定的时间、地点组织谈判,采购代理机构现场拆封响应文件,谈判前不得公布各响应供应商报价。经谈判小组符合性检查,合格供应商不足三家的,谈判活动终止,重新组织谈判活动。但对于原为公开招标采购项目,招标过程中实质性响应招标文件要求的供应商只有两家,采购人按规定报本级财政部门批准后,可以与该家供应商进行竞争性谈判。

9. 谈判　谈判小组按已确定的程序,分别与单一供应商就符合采购需求、质量和服务等进行谈判,并了解其报价组成情况。谈判可以进行多轮,采购代理机构对谈判过程和谈判内容进行记录,谈判双方对谈判记录签字确认。谈判结束后,所有参加谈判的供应商在规定的时间内提交最后报价,谈判小组应当从质量和服务均能满足采购文件实质性响应要求的供应商中,按照最后报价由低到高顺序,推荐三名及以上成交候选人,编写评审报告。

10. 确定成交供应商　采购代理机构在谈判结束后将评审报告送采购人。采购人收到谈判报告后,从谈判报告推荐的成交候选人中,根据质量和服务均能满足采购文件实质性要求且最后报价最低的原则确定成交供应商,也可以事先授权谈判小组直接确定成交供应商。

11. 发布成交公告　成交供应商确定后,采购代理机构在政府采购指定媒体进行公告,公告期不少于三个工作日。

12. 发出成交通知书　发布成交公告的同时,采购代理机构向成交供应商发出成交通知书。并将成交结果通知所有未成交的响应供应商。

13. 签订合同。

(三)竞争性磋商

根据财政部发布的《政府采购竞争性磋商采购方式管理暂行办法》规定,符合下列情形的项目,可以采用竞争性磋商方式开展采购:

1. 政府购买服务项目。

2. 技术复杂或者性质特殊,不能确定详细规格或者具体要求的。

3. 因艺术品采购、专利、专有技术或者服务的时间、数量事先不能确定等原因不能事先计算出价格总额的。

4. 市场竞争不充分的科研项目,以及需要扶持的科技成果转化项目。

5. 按照招标投标法及其实施条例必须进行招标的工程建设项目以外的工程建设项目。

竞争性磋商与竞争性谈判的工作流程基本相同,两者的根本区别是竞争性谈判是满足采购文件实质性要求且最后报价最低的原则确定成交供应商,而竞争性磋商是采用综合评分法进行评审,以响应文件满足磋商文件全部实质性要求且按评审因素的量化指标评审得分最高的供应商为成交候选供应商。

三、合同签订与管理

(一)合同的定义

《中华人民共和国合同法》(以下简称《合同法》)规定:合同是平等主体的自然人、法人、其他组织之间设立、变更、终止民事权利义务关系的协议。合同有如下法律特征：

1. 合同是平等主体之间的民事法律关系。

2. 合同是多方当事人的法律行为。

3. 合同是从法律上明确当事人特定权利和义务关系的文件。

4. 合同是具有法律效力的协议。

《合同法》规定：当事人订立合同，有书面形式、口头形式和其他形式。根据医疗卫生机构的特点，医疗器械的购置，宜采用书面形式订立合同。

合同的内容由当事人约定，一般包括以下条款：

1. 当事人的名称或者姓名和住所。

2. 标的。

3. 数量。

4. 质量。

5. 价款或者报酬。

6. 履行期限、地点和方式。

7. 违约责任。

8. 解决争议的方法。

各医疗卫生机构可以根据本单位的具体情况，编制自己的标准采购合同模板，提高采购工作效率。

（二）合同签订与前期管理

经过招标或谈判达成一致意见后，就要签订采购合同。尽管《合同法》明确规定了各种合同的条款、格式和内容，采购代理机构也备有标准格式合同，但仍然有一些值得重视和强调的问题，需要相关人员认真推敲，细心斟酌，慎重处理。

1. 合同的合法性 当事人有无签订、履行该合同的权利能力和行为能力；合同内容是否符合国家法律法规、政策和制度规定。如有条件，可由医院法务部门进行法律审查。

2. 合同的严密性 合同应具备的条款是否齐全；当事人双方的权利、义务是否具体、明确；文字表述是否确切无误。

3. 合同的可行性 当事人双方特别是对方是否具备履行合同的能力、条件；预计取得的经济效益和可能承担的风险；合同非正常履行时可能受到的经济损失。

（三）合同执行

合同签订后，要安排专门人员管理履行合同。

1. 合同执行管理人应对合同内容仔细阅读，充分了解合同当事人的责任和权利。

2. 合同具有法律约束力。一切与合同有关的部门、人员都必须本着"重合同、守信誉"的原则。严格执行合同所规定的义务，确保合同的实际履行或全面履行。

3. 合同履行完毕的标准，应以合同条款或法律规定为准。没有合同条款或法律规定的，一般应以物资交清，设备安装调试完成并验收合格、价款结清、无遗留交涉手续为准。

4. 应随时了解、掌握合同的履行情况，发现问题及时处理或汇报。碰到困难的，首先应尽一切努力克服困难，尽力保障合同的履行。如实际履行或适当履行确有人力不可克服的困难而需变更、解除合同时，应在法律规定或合理期限内与对方当事人进行协商。

5. 合同在履行过程发生纠纷的，应按《合同法》等有关法规和医院规定妥善处理。

（四）合同后期管理

医疗设备安装验收完成，履行货款支付，办理设备资产入账后，合同进入后期管理阶段。合同后期管理主要工作是做好：

1. 档案归档 各种合同相关文件材料的收集与保存，具体内容在下一节有单独论述。

2. 质量保证金的支付管理 质量保证金条款是设备采购合同重要内容，为保证采购方的利益，绝大部分采购合同会设定质量保证金条款，留出一定比例的货款延后支付，要求供货方担保在一定期限内保证货物的质量或提供一定时间的保修期服务（一般为货款总额的5%），如供货方在规定的时限内满足合同要求，则应按期支付质量保证金。如供货方出现产品质量问题未及时解决或在保证期内未按合同要求提供承诺的保修服务，采购方可视具体情况不予支付质量保证金或不予全额支付质量保证金。

第五节 资产管理

一、医疗设备安装与验收

医疗设备安装与验收是设备购置合同执行中最后关键环节，也是购置管理与使用管理结合部分的起始环节。做好这两项工作，既对设备的购置工作起到反馈与总结，也为设备今后的使用打下良好的基础。安装与验收一般由供应商、临床工程部门、合同签订部门、使用科室以及资产管理部门共同完成，在实际工作中，安装与验收需交替进行。由于设备安装验收是一项专业技术性工作，临床工程部门在这一过程中将起到主导、把关、协调作用，责任重大。临床工程部门必须高度重视，严格按合同办事，为医院把好关，把合格的设备引入医院，让安全的设备进入临床，发挥其效能，为医院服务，创造效益。

（一）安装验收前期准备

设备的安装验收是需多方合作的工作，临床工程部门和使用科室一定要做好前期准备。

1. 选配合适人员 设备安装一般由供应商或生产厂家负责，医院负责选配人员最主要的工作是负责设备验收。一般常规设备的验收可作为日常技术工作，安排临床工程技术人员、采购人员、使用科室人员共同验收即可。若为大型或贵重医疗设备，可由医院分管领导或主管部门统一组织，包括管理人员、临床工程人员、使用人员、其他相关工作人员组成安装验收小组，分工协作，做好安装验收工作。

2. 熟悉采购合同和设备相关技术资料　负责安装验收的临床工程人员应熟悉设备的各项技术性能，特别是安装条件及配套要求，按安装验收规程制订验收程序与技术验收方案，对国家规定需提供第三方机构检测报告，并由有关监督执法部门进行许可管理的放射设备、压力容器等，应提前与有关部门联系，做好技术检测准备。

3. 认真做好机房场地准备　机房场地条件对设备的正常安装验收关系非常重大。机房场地条件包括机房面积、布局、空间、承重、通道、装修、温度、湿度、通风、排风、进水、排水、电源、接地、防护、网络、周边环境等方面。需要做辐射防护的机房，应在机房正式施工前将机房防护设计方案和拟安装设备的技术参数报送相关监督管理部门进行审查，通过后，再进行施工。对于安装工期较长和附件、配件较多的大型设备，还应考虑安装附件的存放问题，做好安全保卫工作。

4. 规范建立有关规章制度　各医疗卫生机构应根据各自实际情况建立规范的设备安装验收制度和程序，规范制订安装验收表单。

（二）到货验收

设备安装验收分为两个阶段，第一阶段的验收称为到货验收，指对设备按到货自然状态进行检查。主要是检查设备的包装及外观的完好程度，核对到货数量及零配件、消耗品、资料的数量，查看相关手续是否完整齐全。

到货验收时应与供应商共同清点核对，根据订货合同核对其标签、货号、货箱件数、收货单位名称、品名、外包装是否相符。

开箱清点是到货验收的重要环节，要根据装箱单和合同认真核对货物，数量以订货合同为准。开箱时一般由卖方、买方到场共同开箱，如为需商检的进口产品，应通知商检部门到场。

到货验收发现问题应做好现场记录，双方签字确认，必要时拍照或录像取证，此时的现场签字记录及拍照录像证据将作为向厂家或第三方索赔的依据，务必做好证据保全。发现重大问题应立即上报，与供方协商解决方案。

（三）安装和调试

到货验收是设备安装验收的第一个环节，安装与调试则是第二个环节，在这个环节中，临床工程部门同样起主导和协调作用。在这一阶段，对临床工程技术人员有如下要求：

1. 认真做好安装准备　临床工程部门根据设备厂家提供的要求，指导协调各个部门完成场地条件准备工作，场地条件包括：

（1）一般条件：场地面积、机房高度、地面承重、安装通道、温度、湿度、通风排风、供电接地、防尘防震、照明装修等。

（2）特殊条件：辐射防护、电磁屏蔽、生物安全、多路供电、特殊供气等。

完成场地准备前,应提前数日通知设备厂家安装人员做好进场安装调试计划。对安装调试过程中遇到的场地安装条件方面的问题,医工部门应主动参与、积极协调,抓紧处理。

2. 配合安装工作 在安装阶段,以厂家工程师操作为主,院方临床工程技术人员主要负责提供安装条件,检查安装程序,监督施工安全。不主动参与安装操作,如确需医院人员协助,应听从厂家工程师指导,以免发生事故出现纠纷。

安装过程中,院方临床工程技术人员要随时监督检查安装质量,对安装过程进行记录,登记主机、部件编号,检查是否新品,严格要求按规范和技术文件要求安装,对不明白的地方应随时询问清楚,对精密仪器设备更要严格监督检查,尽可能消除各种隐患,为长期稳定运行打下基础。

对于软件的安装要虚心向厂家工程师请教,努力掌握软件安装和设置方法,保存好安装软件和系统备份。

3. 全程参与调试 院方临床工程技术人员应全程参与调试工作,第一步先跟着厂家工程师的工作过程"走"一遍,这个过程要做到"观察、学习、提问、思考",观察厂家工程师的调试方法和调试结果,学习厂家工程师的调试技术,对不清楚有疑问的内容积极提问,思考安装调试方法的原理,为今后自行开展设备调试做好技术准备;第二步可在厂家工程师的指导下独立操作调试一遍或几遍,提高实际操作能力。

(四)使用验收(准入验收)

设备经过到货验收、安装、调试后,即可进行功能和性能检测及必要的安全性检测。功能、性能及安全性检测指标来自采购合同、招标文件、设备技术手册及相关国家标准,当然,对所有的功能、性能和安全指标进行检测,既不可能也无必要,只需对重要的和主要的指标检测即可。

检测方法包括设备自带自检软件,国家或相关部门制定的检测方法,临床验证等。设备自检软件针对性强、操作简便,是设备验收时性能检测的重要手段。国家和相关部门制定的检测方法是权威方法,但由于对检测条件和检测工具有较高要求,在现场往往不易实施,有可能的话,可以邀请第三方机构或有条件的兄弟单位协助检测,有条件的三级医院可以考虑配备监护仪、心电图机等常规医疗设备的质量检测仪器,便于自行开展这类设备的使用验收检测和日常质量控制工作。对于部分影像、放射、放疗设备,国家有关部门要求医院提供第三方检测机构出具的设备性能和辐射安全合格检测报告,临床工程部门应按相关规定邀请第三方机构进行检测,如有问题,应立即整改,直至检测合格,出具报告。

对于医疗设备常规的电气安全性指标,有条件的医疗机构可以配备必要检测仪器,自行开展检测重要的电气安全指标检测工作。

除了设备功能、性能、安全指标的检测外,使用和维护培训也是使用验收的重要内容。一般情况下,合同或招标文件中会有关于使用培训的具体要求,但往往会忽略设备维护或技术培训。临床工程人员应高度重视这一问题,争取厂家工程师的支持和配合,为今后设备的维护保障打好基础。

完成上述检测和培训工作后,填写好单位自定标准格式《医疗设备安装使用验收单》,双方签字确认即完成使用验收工作。但也有部分医疗设备由于需对设备稳定性进行验证,或是因为成本核算方面的原因,允许使用科室试用一段时间,未发现问题才完成使用验收确认。需要指出的是,使用未完成验收设备为病人进行诊断和治疗,是存在一定的法律隐患的,一旦病人与医院发生纠纷,医院有可能陷入难以自证清白的困境。因此,临床工程部门应努力坚持原则,完成使用验收才允许设备进入临床使用。即使使用科室坚持试用,也应让设备厂家工程师和医院临床工程技术人员先完成验收确认,尽可能回避法律风险。

二、资产管理与处置

(一)设备建账归档

完成设备验收后应尽快将设备纳入资产账目,并收集设备的各种资料,建立设备档案。

1. 设备建账 应当以新修订的《全国卫生行业医疗器械、仪器设备(商品、物资)分类与代码》为依据,以《医疗器械分类代码目录》作为补充,同时建立总账和分账,使用计算机软件系统进行管理。对于单价1500元以上的医疗设备,均应纳入固定资产账目。

2. 设备建档 归档的资料应包括申购资料、技术资料和管理资料等。

(1)申购资料:包括整个购置流程发生的各种文件资料,如申请报告、论证报告、配置批复文件、招标资料、采购合同、进口报关证明、商检证明,还有生产商、供应商的资质证书等。

(2)技术资料:包括使用说明书、技术说明书、设备图纸、软件安装盘、设备安装方案、机房布置图等。

(3)管理资料:包括设备验收报告、操作规程、发票、入库单、出库单以及设备使用中发生的使用、维修、资产管理、人员培训、质量管理记录等。

(二)设备购置的追踪与评价

医疗设备完成采购作业,经过验收进入临床使用后,应进行购置后期的追踪与评价工作,以使医院的有限资源得到最大化利用,实现医疗设备的性能最大化、效率最大化,技术配置最优化。对购入设备进行追踪与评价,也是对采购工作的反馈与检测。追踪与评价的结果对下一步的设备购置有重要的指导意义。

1. 临床效能评估 对医疗设备系统而言,其效能评定是很复杂的,既可以评价其完成预定任务的好坏,也可以评价其自身功能发挥的好坏程度,还可以评价其实际效能发挥的好坏。

一般情况下,可按照购置前论证的临床使用预期目标、适用范围、预估患者数量、设备工作效率等方面内容,统计对比设备临床实际应用的数据,对其中的差距作进一步分析。

2. 经济效益的评估 根据医疗设备实际使用情况,核算设备产生的直接经济效益,对比预期的经济效益,对两者的差距作进一步分析,从而得出评估意见。

3. 供应商的评估 不论是医疗设备供应商还是医用耗材供应商,均应进行评估。

设备购置后期的追踪与评价一直是各医疗卫生机构未予足够重视的工作,如何建立科学的购置追踪评估体系和方法,如何将评估结果反馈至采购前论证并加以运用,还需要通过更多的应用积极探索、积累经验。

(三)医用耗材(medical supplies)管理

1. 医用耗材的定义 医用耗材是指医院在开展医疗服务过程中经常使用的一次性卫生材料、人体植入物和消毒后可重复使用且易消耗的医疗器械。医用耗材品种型号繁多,使用量大,管理复杂,是医院开展日常医疗、护理工作的物质基础。

2. 医用耗材管理的内容 医用耗材按价值分可分为高值耗材、低值耗材和其他一次性耗材。按作用分可分为医疗类、护理类、辅助类。而按《医疗器械分类目录》的分类方法,从6801的基础外科手术器械到6866的医用高分子材料及制品,均有医用耗材。由此可见,医用耗材种类之多,见于医院的每一个医疗、护理和辅助工作环节,因此医用耗材的管理已不仅仅是对物资的管理,它几乎涉及医院的每一个人员、每一个场所。

医用耗材最简化的物流程序是:合格耗材→医院人员→患者,即合格的医用耗材经过医院工作人员之手,为患者提供服务。一个完整的医用耗材管理流程包括采购管理、库房管理、使用管理、废弃处理管理。采购管理在前面章节已有详细介绍,此处从验收环节开始阐述。

(1)库房管理:医用耗材的库房管理是确保医用耗材质量的关键环节,管理人员应注重医用耗材库房管理的三个部分:入库管理、出库管理、效期管理。

1)入库管理:医用耗材到货后,库管人员必须根据合同或采购计划清单等单据,对实物进行严格认真查对和验收。查对名称、型号、规格、数量、生产单位、供货单位、包装、消毒标识、有效期等内容。对用于人体的一次性耗材,要求提供检验合格证明,方可接受入库。

2)出库管理:医用耗材入库后,库管人员应及时通知使用科室领取医用耗材。库管人员根据发货单据,对所发物品进行认真查对和清点,特别注意查对消毒效期。

3)效期管理:合格的医用耗材是生产厂家按规定标准和程序生产的,产品的消毒效果有规定的期限。对入库的医用耗材进行严格的效期管理是保证医疗安全的重要工作。库管人员应将医用耗材效期输入耗材管理系统,通过现代信息技术的智能提醒和支持,防止人为的疏漏。对效期已过或临近效期的医用耗材,必须及时进行换货或销毁处理。使用科室的使用人员。在使用用于人体的一次性耗材前,也应认真检查耗材包装上标注的有效期,如效期已过,必须返回库房换货或销毁。

(2)使用管理:医用耗材发放到使用科室后,库管人员必须跟踪使用管理和效期管理,及时了解医用耗材的使用效果,听取科室和患者的意见。同时,为防止一次性耗材的重复使用和环境污染,应按规定的要求,对使用过的一次性耗材,及时进行废物处理和环保处理。

（四）资产处置

1. 资产处置的定义　资产处置，是指资产占用单位转移、变更和核销其占有、使用的资产部分或全部所有权、使用权，以及改变资产性质或用途的行为。

资产处置的主要方式有：调拨、变卖、报损、报废以及将非经营性资产转为经营性资产等。

2. 医疗设备的处置方式　医疗设备资产作为医院医疗、教学、科研的重要物质基础，必须重视其管理和处置工作，才能保证医疗设备发挥较高的经济和社会效益。医疗设备处置的主要方式包括：

（1）无偿调拨：是指在不改变资产性质的前提下，以无偿转让的方式变更资产的占有权、使用权。无偿调拨一般发生在同一资产隶属单位中，资产划转双方协商一致的情况下进行。

无偿调拨的医疗设备主要包括：在某科室长期闲置不用、低效运转、超标准配置的设备；因科室撤销、合并、分立而移交的设备；隶属关系改变，上划、下划的设备；其他需要调拨（划转）的设备。

（2）捐赠：对外捐赠是指医疗卫生机构按照《中华人民共和国公益事业捐赠法》，自愿无偿地将有权处置的合法财产赠给受赠人的行为。

对外捐赠资产金额达到一定标准，应报上级部门批准。

（3）出售、出让、转入和置换：出售、出让、转入是指变更资产所有权、使用权并取得相应收益的处置行为。置换是指与其他单位以非货币资产为主要形式进行的交换。这种交换不涉及或只涉及少量的货币。

（4）报废报损：报废是指按有关规定或经有关部门、专家鉴定，对不能继续使用的资产，进行产权注销的处置行为。

报损是指由于发生呆账损失、非正常损失等原因，按有关规定对资产损失进行产权注销的资产处置行为。

《医疗器械使用质量监督管理办法》规定：医疗器械使用单位之间转让在用医疗器械，转让方应当确保所转让的医疗器械安全、有效，并提供产品合法证明文件。

转让双方应当签订协议，移交产品说明书、使用和维修记录档案复印件等资料，并经有资质的检验机构检验合格后方可转让。受让方应当参照本《办法》第八条关于进货查验的规定进行查验，符合要求后方可使用。

不得转让未依法注册或者备案、无合格证明文件或者检验不合格，以及过期、失效、淘汰的医疗器械。

我们在进行医疗设备的调拨、捐赠、出售、出让、转入、置换时，要特别注意执行上述规定。

3. 医疗设备处置的审批流程

（1）报废、报损处置的审批流程：医疗设备系固定资产，因此，医疗设备的报废报损需按固定资产的报废流程审批。随着国家对国有资产管理的重视,已基本终止了医疗卫生机构自行审批报废医疗设备的权力,医疗卫生机构申请报废医疗设备,需报上级部门审批。各地国有资产的管理规定有所不同,原则上是一定金额以下的医疗设备报废由卫生行政部门审批,达到一定金额后,则需由省级财政部门审批。

规范的设备报废审批流程对国有资产的流失起到了一定的遏制作用。但由于审批流程的复杂和冗长,也在一定程度上减缓了医疗卫生机构设备更新的速度和进展。如何优化报废设备审批流程,仍值得思考和探索。

(2)调拨处置的审批流程:设备调拨应当按以下程序办理。

1)本机构内使用科室间的调拨:按本单位规定由本单位职能部门审批办理。

2)跨部门资产调拨:划出方与接收方协调一致,分别报主管部门审核同意,由划出方主管部门报财政管理部门审批。

3)跨级次资产的调拨:上级单位国有资产调拨给下级单位或下级单位调拨资产给上级单位的,均应报地方财政部门审批。

4)突发公共卫生事件和重大自然灾害等应急情况下的资产调拨:可先行调拨,后补办手续。

4. 医疗设备报废的技术鉴定标准　我国对医疗设备报废年限尚未有限定标准,主要通过技术鉴定的方法判断设备是否达到报废的条件,因此,制定好设备报废的技术鉴定标准对规范医疗设备的报废有重要的现实意义。一般情况下,对报废设备可设定如下标准:

(1)设备性能老化,严重影响医疗安全和质量,又无改造价值的。

(2)功能和技术落后,在医疗技术上已淘汰的。

(3)严重污染环境,不符合环保要求,无改造价值的。

(4)严重损坏无法修复,或基础元件严重损坏,虽经修理无法达到原技术指标的。

(5)零部件缺乏,或机型已淘汰,性能低劣又不能降级使用的。

(6)设备使用超过折旧期,使用中损耗过高,效率低,经济效益差。

(7)维修费用过高(超过原值50%)。

(8)设计不合理,工艺不过关,质量极差又无法改装利用的。

(9)计量、质量检测不合格,又不能修复的。

5. 报废设备的处理　已完成审批的报废设备可按规定进行处理,获得一定的处置收益,处置收益应纳入单位财务收入。具体的处理形式有:拍卖,拆除零件利用,上交指定的回收公司。

经资产管理部门同意,对于已完成报废审批普通医疗设备,可公开拍卖给物资回收公司,拍卖所得纳入财务收入。

对于可利用报废设备,可由技术人员拆除其可用零配件,用于修理其他的医疗设备,但拆下的零配件应进行登记管理。

部分报废设备,流入社会后有可能造成一定污染或危害的,如钴60治疗机、伽马刀、后装治疗机等,应严格按规定由指定的回收公司或单位回收进行无害处理。

三、医疗器械信息管理系统

医疗器械的现代化程度是医疗、教学、科研工作的最基本要素之一，也是不断提高医学科学水平的基本条件。医疗设备从规划、计划、申购、论证、审批到招标、采购、安装、验收、入库、维修、保养、使用、评估、调拨、报废的全生命周期，医用耗材在医院中整个流转过程，都产生了大量的信息。如何将这些信息管理好，并进行有机的联系，并作科学分析，从而帮助管理人员进行有条不紊的管理，支持决策人员做好科学决策，是一个现代化、智能化设备信息管理系统必须解决的问题。

（一）医疗器械的分类与编码

对医疗器械进行科学合理的分类和编码是做好医疗器械信息管理的前提和基础。我国物品分类编码标准起步较晚，至今仍未统一。国内许多行业部门都先后编制了行业内执行的物资分类编码标准。涉及医疗器械分类的主要有：

1. 原卫生部发布的《全国卫生行业医疗器械、仪器设备（商品、物资）分类与代码》（WS/T 118—1999） 该分类标准由原卫生部、国家中医药局、总后卫生部等部门，在国家统计局、国家技术监督局和国家标准化与信息分类编码研究所指导下完成编制并颁布，1999年进行修订颁布了第2版，2008年又再次修订。

2. 原国家食品药品监督管理局发布的《医疗器械分类代码目录》 该分类目录制定的依据是《医疗器械监督管理条例》，贯彻了《医疗器械监督管理条例》确定的医疗器械产品分类原则，以《医疗器械分类规则》指导《医疗器械分类代码目录》的制定和确定新的产品注册类别，我国实行的医疗器械分类方法是分类规则指导下的目录分类制，分类规则和分类目录并存。

《医疗器械分类代码目录》按《全国卫生行业医疗器械、仪器设备（商品、物资）分类与代码》标准要求进行编排。该分类规则与 WS/T 118—1999 分类规则基本一致，但也有一定区别，其采用边注册边分类的方法。

3. 财政部发布的《固定资产分类与代码标准》（GB/T 14885—2010）。

这三个标准中，《全国卫生行业医疗器械、仪器设备（商品、物资）分类与代码》和《医疗器械分类代码目录》分类规则基本一致，做到从医院管理角度出发，基本涵盖了医院使用的医疗器械，尤其是《医疗器械分类代码目录》，采用边注册边分类的方法，凡有注册的医疗器械均有分类，实用性和对应性较强。而且其注册证号中隐含的信息，可以方便管理人员对属性不易确定的医疗器械进行分类编号。而《固定资产分类与代码标准》涉及面广，且只针对固定资产，无法体现和满足医疗器械三级分类管理的核心要求。因此，这一分类标准并不适合医疗卫生机构对医疗器械分类编码管理。但现实情况是医疗卫生机构大多是公立机构，其设备资产属国有资产。随着政府部门对国有资产管理日益重视，地方财政管理部门经常要求医疗卫生机构提供各种医疗设备资产报表，这类统计报表多是依据《固定资产分类与代码标准》制订，如医疗卫生机构对设备采用卫生行业的标准分类，就很难准确完成财政部门的报表。这就要求医疗卫生机构进行设备资产分类编码时，要充分考虑各种现实情况，依靠现代信息技术，建立一套能兼容多种分类编码标准的管理系统，满足多方面的管理要求。

（二）医疗器械的信息

在医疗器械的全生命周期，可分为三个时期，即前期、中期、后期，每一阶段都包含大量的信息。

1. 前期信息

（1）计划信息：中长期规划、年度购置计划、预算计划、资金来源等。

（2）合同信息：合同号、采购货物名称、品牌、型号、数量、价格、生产商、供应商、订货日期、付款方式、售后服务条件等。

（3）管理信息：报审材料、审批批文、注册证号等。

（4）验货信息：报关税单、商检报告、验收单据、安装调试文件、设备编号、耗材追溯条码等。

2. 中期信息

（1）出入库信息：建账信息、分类代码、耗材效期等。

（2）使用信息：使用记录、操作规程、使用状态、使用人员等。

（3）质控信息：计量情况、检测情况。

（4）维修信息：维修记录、维修费用、保养情况等。

（5）效益信息：诊疗人次、收入支出、科研成果、教学任务等。

3. 后期信息

（1）调剂信息：条件标准、审批权限、调剂原则等。

（2）报废信息：条件标准、审批权限、资产处置、财务处理等。

（三）医疗器械的信息管理系统

建立医疗器械信息管理系统，就是要对所需要的信息进行一系列的加工活动，通常可分为收集、存储、传递、交换、处理、检索和转换等七个部分。

1. 信息的收集　是指原始信息的收集与输入。它要求全面合理、真实详尽，并保持信息的连续性。

2. 信息的存储　对收集的原始信息和处理后的信息进行安全可靠的保存。

3. 信息的传递　通过有线或无线的通信网络，可以将信息传递至指定的位置。

4. 信息的交换　通过软件的接口程序，可以将不同管理系统的信息进行交换，以方便对信息进行处理。

5. 信息的检索　利用数据库技术，查询需要的信息。

6. 信息的处理　通过一定的信息交换，对原始的信息进行高级的加工计算，为管理工作提供新的信息。

7. 信息的转换 是信息处理的高级形式。它将信息从一种形态转换为另一种形态。

（四）现代医疗器械信息管理系统的作用

现代医疗器械信息管理系统已不仅仅是一个简单的计算机管理设备和耗材账目的工具。一个完整的现代医疗器械信息管理系统，已经将现代管理方法、现代计算机技术、自动控制技术、现代通信技术、智能识别技术、数据库技术等多种技术融于一体，它具备如下作用：

1. 提高管理水平 现代医疗器械信息管理系统可以为医疗器械的全生命周期管理提供全面的质量与安全管理手段，可以实现管理工作程序化、管理业务规范化、技术数据标准化、信息传递自动化、数据分析智能化。

2. 提高工作效率 现代医疗器械信息管理系统通过条码扫描、智能识别、计算机自动处理、自动化传送、无线通信等手段，可以大幅降低工作人员工作强度，极大提高工作效率。

3. 辅助领导决策 现代医疗器械信息管理系统中的自动信息处理功能和智能数据分析功能，可以为医院领导提供全面的决策辅助数据和信息。

4. 降低运营成本 现代医疗器械信息管理系统通过完善的智能管理手段，可以杜绝各种管理漏洞，减少不必要的损耗和浪费；可以最大限度减少手工操作，减少人员费用；还可以最大程度消除医疗器械管理过程中产生的大量纸质单据和保管成本。

（五）现代医疗器械信息管理系统的组成内容

一套完整的现代医疗器械信息管理系统涉及医院医疗设备、高值耗材（植入、介入）和普通耗材等的全流程终身管理。在管理方面，涵盖了设备的计划、申请、购置论证、审批、谈判、审计、采购、验收、领用、固定资产管理、计量管理、维护维修、合同证照、效益分析以及报废全流程的管理，还涵盖了医用耗材的全流程可追溯管理。其功能模块包括：

1. 医疗设备管理功能

（1）设备分类档案：医疗器械分类编码（68码）、各区域财政部编码、院内编码。

（2）设备申购管理：年度计划、申请、审批、招标、合同、档案、采购验收等。

（3）设备资产管理：资产卡片、条码、分户电子账、转科、报废、折旧、盘点等。

（4）设备维修管理：科室报修、维修处理、验收、维修费用统计、工作量统计、维修故障统计。

（5）设备保养管理：保养计划制订、保养计划实施、工作提醒、费用及工作量统计。

（6）质量控制：计量合格记录、计量档案查询、设备巡检、急救设备管理、不良事件上报。

（7）效益分析：单机效益分析、科室效益分析、各类分析对比图。

（8）工作提醒平台：合同及付款提醒、报修及保养提醒、计量到期提醒。

2. 普通医用耗材管理功能

（1）耗材档案管理：基础档案管理、价格管理、供应商"三证"管理。

（2）科室申领：耗材准入、科室库存查询、科室申请、科室领用。

（3）采购计划制订：手工制订计划、自动汇总科室申请、库存上下限自动订货。

（4）采购订单管理：人工下单、自动下单、订单状态查询。

（5）采购验收：验收入库、供货商供货查询、应付款查询。

（6）科室领用：科室领用、科室使用、各科室领用记录。

（7）库存管理：多级仓库库存管理、科室库存管理。

（8）耗材收费：系统通过软件接口通信的方式，自动将使用耗材的相关价格信息传输交换到 HIS 系统和收费系统，实现自动计费。

（9）工作提醒平台：库存预警、有效期预警、证件到期提醒、换证。

（10）溯源管理：确保用于病人的耗材可追溯来源。

3. 高值耗材管理功能　除常规耗材管理功能外，还应增加特殊要求。

（1）高值耗材准入管理。

（2）高值耗材编码：针对已经准入和审批的高值耗材，系统自动产生一个唯一的高值耗材编码，通过此编码可以唯一识别任一进入医院的高值耗材。

（3）中高值耗材跟台使用管理：对手术现场选择使用的高值耗材，及时进行入账处理。

（4）高值耗材追溯管理：经使用的高值耗材，能按供应商、生产商、耗材名称、使用日期、批号、病人姓名、住院号等灵活查询耗材从生产源头到使用后的所有信息，实现追溯管理。

4. 供应商及合同管理

（1）供应商基础资料管理：详细记录供应商相关资料，对供应商进行分类管理。

（2）供应商供货管理：通过系统能对供应商曾经提供的医疗器械进行记录、查询和管理，有助于更好地管理供应商。

（3）合同管理：存储合同相关信息，如供货商品、设备名称、品牌、价格、日期，同时能上传合同附件或扫描件。

（4）供货商证照管理。

（5）到期提醒平台：合同到期提醒、证照到期提醒、供应商付款提醒。

（储晓阳　蒋红兵）

思考题

1. 医疗器械购置和供应有何特点？其标准流程包括哪些环节？

2. 需求评估与采购论证有何区别与联系？

3. 简述净现值分析法的概念与原理。

4. 常用的政府采购方式有哪些？其有何区别与联系？

5. 现代医疗器械信息管理系统应包含哪些功能模块？

第八章
临床工程人员教育培训与职业发展

临床工程人员是卫生技术人员的重要组成部分。大力开展临床工程人员教育培训，逐步建立临床工程就业准入制度和推行规范统一的专业技术资格制度，是提高临床工程人员整体素质和完善队伍结构的基础与关键，是提高临床工程学科服务水平的重要途径。本章概述临床工程人员分类、职责与队伍数量与结构，从院校教育、毕业后教育和继续教育三个互相连接的教育阶段介绍临床工程人才培养、职业资格及专业技术资格发展现状。

第一节 临床工程人员概述

一、临床工程人员分类

临床工程人员的范畴可以分为广义和狭义两种，广义的临床工程人员是指一定社会组织范围内人口总量中蕴含的具有从事临床工程劳动能力的人员数量，包括正在医疗机构从事临床工程工作的人员，各大专院校生物医学工程和医疗器械工程专业的在校学生，在医疗器械制造销售企业从事工程技术支持服务的工程师及其他潜在的临床工程人员。应用较为广泛的狭义的临床工程人员是指具备一定的学历或职称，在各级医疗卫生机构临床工程部门（医学工程科、医疗设备科及医疗器械科等），从事医疗器械工程技术支持和管理工作的人员总和。狭义范畴的临床工程人员按工作职责，主要应包括 6 类人员：临床工程部门负责人及行政助理；医疗器械工程技术支持人员；医疗器械管理人员；档案信息管理人员；经济管理人员；科研与教育培训人员。

二、临床工程人员职责

虽然自 20 世纪 60 年代起，临床工程概念引入医疗照护体系中的起始原因是为解决医疗设备在临床诊疗使用中的安全问题，但随着工程技术的渐趋成熟，除了设备使用的安全问题之外，有关医疗照护产业对于服务品质及经营绩效的逐渐重视与外部经济效益的压力，使得临床工程领域逐渐被管理层期待能在技术管理层面有所发挥，甚至参与技术政策规划以及风险管理层次，而并非仅仅是作为医疗器械维修之初级工程技术服务的提供者。当前临床工程人员的职责有：

（1）按照卫生行业标准 WS/T 118—1999《全国卫生行业医疗器械、仪器设备（商品、物资）分类与代码》范围要求，负责医院医疗器械管理。

（2）按照原卫生部卫规财发〔2011〕24 号《医疗卫生机构医学装备管理办法》要求，负责医院医疗器械的装备管理。

（3）按照原卫生部卫医管发〔2010〕4 号《医疗器械临床使用安全管理规范》要求，负责医院医疗器械使用安全管理。

（4）医院医疗器械的可用性技术管理，包括人因工程、临床验证、临床使用前培训和人机环境的可用性测试等。

（5）医院医疗器械的可靠性技术管理，包括安装验收、预防性维护、使用环境评估和故障维修等。

（6）医院医疗器械的物流技术管理，包括新产品准入、合格供方遴选、物流信息、财务信息、使用评估、终末控制、供应链管理。

（7）医院医疗器械的购置管理，包括需求申请与确认、技术评估、预算管理、政府采购流程、采购论证、采购作业。

（8）医疗器械的质量管理，包括准入、使用前、维修后和周期性的质量检测和校准、计量管理、使用质量分析、临床应用效果评价等。

（9）医疗器械的风险管理，包括风险分析与分级管理、不良事件监测与报告、危害报告管理、意外事件调查、临床科室风险教育培训等。

（10）医疗器械的安全管理，包括特种设备管理，急救设备的应急调配，重点设备巡查工作等。

（11）掌握国家与行业的法规、规范、标准与准则，及时收集整理政策信息，制定相应的管理措施。

（12）制订医院中长期医疗器械及其技术的需求与规划，包括购置前评估论证、购置后成本效益分析、技术应用分析等。

（13）负责医院质量管理体系中医疗器械的管理与考核内容，指导临床科室对医疗器械的合理使用与日常维护，定期进行监督与考核。

（14）医疗器械新技术或新设备引进初期的协助推广，承担适合医疗实际需求的创新技术研究与开发，参与新技术与新医疗器械临床试验，建立科技档案，承担高等院校的专业教育等。

（15）参与全院行政管理相关委员会的医疗技术管理活动。

三、临床工程人员数量与结构

规模适当和结构合理的专业人才队伍是学科建设发展的基础和关键因素。国家卫生和计划生育委员会〔2011〕15 号发布的《医药卫生中长期人才发展规划（2011—2020 年）》，对未来 10 年中国医药卫生人才发展战略做出了全面规划和部署，明确提出了临床工程队伍的人才的培养、专业技术水平的提升、管理队伍的职业化、医疗器械监管的专业技术队伍以及人才的合理配置等要求，作为人才强卫战略的重要组成部分，临床工程人才问题得到了进一步重视。

近年来，我国临床工程发展呈现出迅速、积极的态势，大批具有生物医学工程或相关专业背景知识的高学历（如博士、硕士研究生）技术人才充实到临床工程学科队伍，多种形式的临床工程继续教育和培训项目的开展，使我国临床工程从业人员结构得到了较大的优化，人员素质得到了一定的提高；部分从事临床工程专业的专家或技术骨干进入到医院管理决策层，并成为医院临床工程学科的带头人。但医疗卫生机构临床工程部门人员数量相对不足，素质明显偏低，结构比例失衡等问题仍较为普遍。下面根据 2014 年国家卫生和计划生育委员会医院管理研究所与中华医学会医学工程学分会联合对全国医院医学装备管理现状抽样调查结果的人才数据部分，对我国医疗卫生机构临床工程人员数量与结构情况做简要描述。

（一）人员数量

临床工程部门人员规模主要集中在 4～30 人之间，其中 4～10 人分布量为 32.3%，11～20 人分布量为 38.3%，21～30 人分布量为 17.4%；部门人员总体平均数为 8.9 人；平均每百张床位配备 1.2 名临床工程人员；62.0% 的被调查医院临床工程部门人员占医院员工总数比例为 1% 及以下。在人员数量方面，根据 2009 年 ECRI 研究院对美国和加拿大若干家医院进行的床位数与临床工程人员配置调查结果显示，这些医院平均每百张床位配备 2～3 名临床工程人员，2008 年，Binseng Wang 等对美国 253 家医院调查结果显示，每百张床位平均配备 2.5 名临床工程人员。

（二）学历结构

学历以本科为主，只有 8.1% 临床工程部门专业人员具有博士和硕士研究生学历，而大专及大专以下的低学历人数比例为 48.1%，学历结构呈"宝塔形"。而根据 2007 年国际医学和生物工程联合会（International Federation for Medicine and Biological Engineering，IFBME）调查显示，美国医院临床工程部门人员分为临床工程师和生物医学设备技师两类，其中临床工程师 70% 具有研究生学历，26% 为大学本科学历；我国医院临床工程人员中高学历人才明显不足，低学历人员比例太高，在创新、科研方面都将受到制约。

（三）专业结构

临床工程部门专业人员专业结构组成庞杂，具有生物医学工程专业知识背景的人数较少，占比仅为 21.9%，相关的电子、机械及计算机专业占 28.8%，其他各种不同专业人员占多数。

（四）职称结构

职称构成目前以初中级为主，高级职称占 11.3%，中级职称占 30%，初级及以下职称占 58.7%；高级职称人数比重最少，初级及以下职称人数最多，故此职称结构从高到低呈"三角形"。

（五）岗位结构

承担主要临床工程安全与质量保障工作的工程技术岗位占 48.4%，管理岗位占 21.8%，其他岗位占 29.8%。

第二节 临床工程人员配置

一、临床工程人员配置的概念

临床工程人员配置是指在一定组织中，为了实现临床工程人员在数量、质量与结构等方面的优化，提高工作效率，而进行的科学、合理的配置管理过程。临床工程人员合理配置是医疗卫生机构提高临床诊疗质量和实现患者安全目标的主要保障之一，对提高整个医疗卫生人力资源的利用效率起着重要的作用。

二、临床工程人员配置研究现状

目前医疗机构临床工程人员配置方法研究主要可以分为两大类，即比例配置法和工作量测算配置法。

（一）以卫生人员数量按比例配置

原卫生部于 1989 年颁布了《综合医院分级管理标准（试行草案）》，其中规定我国三级安全与质量保证综合医院工程技术人员（技师、工程师）占卫生技术人员总数的比例应不低于 1%。2011 版《三级综合医院评审标准和实施细则》中明确，地方医院全院工程技术人员占全院技术人员的比例不低于 1%，部队医院评审标准中则为不低于 2%。袁丹江等推荐医务技术人员与医疗设备管理工程技术人员的比例，可根据医疗机构的规模等级按 100∶1.5 至 100∶2.5 编配。

（二）以开放床位数量按比例配置

2011 年修订出版的《医院管理学——医学装备管理分册》中就医学装备管理人力资源配备论述中，建议床位数与装备技术管理人员的比例为 30∶1 至 20∶1。郑焜等在对浙江省医学工程部门医工人员和相关任务的基线调查以及工作实际的分析基础上，并参考国内外相关情况，提出每百张床位至少配备 1 名相关技术人员（不包括医疗器械物流管理技术人员）。Binseng Wang 等在 2008 年对美国 253 家医院调查结果显示，每百张床位平均配备约 2.5 名医学工程人员，Gray Evans 等以此为基准数据，进一步考虑不同科室床位设备配备的差异性，为不同科室每百张床位赋予不同的人员配置权重因子，其中重症监护室权重因子采用调查基准设置为 2.5，手术室权重因子最高为 3.25，CT、MRI 室权重因子最低为 1.5，综合得出医疗机构临床工程部门所应配置临床工程人员数量总和。2015 年北京市卫计委发布的《北京市二级及以上医疗机构医疗器械管理部门职能设置与人员配备指导意见》规定二级医疗机构医疗器械管理部门的人员数量与实际开放床位数量比例应不低于 2∶100，其中工程技术人员数量与实际开放床位数量比例应不低于 1∶100；部门人员中具有高等院校全日制本科毕业以上学历的，应不低于 20%，具有中高级以上专业技术职务任职资格的，应不低于 20%。三级医疗机构医疗器械管理部门的人员数量与实际开放床位数量比例应不低于 2.5∶100，其中工程技术人员数量与实际开放床位数量比例应不低于 1.2∶100；部门人员中具有高等院校全日制本科毕业以上学历的，应不低于 60%，具有中高级专业技术职务任职资格的，应不低于 60%；其中具有高级专业技术职务任职资格的，应不低于 10%。

（三）以医疗设备数量按比例配置

Frize 通过对欧洲和美国共计 500 家医疗机构的临床工程部门人员配置情况进行调查，研究发现被调查机构临床工程人员配置数量与开放床位数、设备数量及设备总值金额的相关系数分别为 0.51、0.59 和 0.72，推断认为设备总值金额及数量是优化临床工程人员配置的适宜参数。归纳提出每 400 台/件设备或总值金额 100 万～150 万美元的设备配备一名全职临床工程人员。ArifSubhan 等则报道推荐每位临床工程人员应负责 750～1250 台/件设备的维修和预防性维护工作。James Wear 在直观考虑设备数量与保障工作量关系基础上，同样给出按医疗设备数量按比例配置临床工程人员的经验法则，即为 400 台（件）设备配备工程技术人员一名。

（四）以医疗设备总值金额按比例配置

谢松城等提出临床工程人员配置的阶梯模型，即以设备资产总值 1000 万元为基数，编配 4 名临床工程专业人员。设备总值每递增 1000 万～1500 万元再添加 1 名；或每增加一台大型设备，如 MRI、CT，增加一名技术人员。《医院管理学——医学装备管理分册》中按医学装备总值金额编配临床工程人员的方案为，以装备总值金额 8000 万元为基数编配 8 名装备技术管理人员，装备总值每递增 1500 万元增加 1 名装备技术管理人员。郑蕴欣等以2006—2008 年上海地区部分医院医疗设备总值金额、年度维修费用及维修人员配置情况的调研结果为基础数据，综合分析提出每千万医疗设备资产最佳人员配置的参考值为 0.34 人。

（五）以临床工程部门工作量测算配置

临床工程部门的工作量测算是以按需设岗为原则，以工作时间为主要测量维度，科学地测量医疗设备保障工作量、运用公式计算、合理配置临床工程人员的方法。

Lamberti 等以医院临床工程部门所开展的工作项目为切入点，测算其所需配备人员的具体数量。他们列出包括故障维修、预防性维护、验收检测、研究发展等在内的 15 项临床工程活动，然后选取区域内一定量的临床工程专家进行意见咨询，得到每项临床工程活动的工作量系数，单位为小时每台件设备。每年每项临床活动工作量参考公式为：工时 = 每项活动工作量系数 × 设备数量，然后根据临床工程人员年度有效工作时间确定应该配备的临床工程人员数量。

Irnich 给出的临床工程部门人员配置测算公式见式（8-1）：

$$N = \sum_{i=1}^{n} \frac{T_i \times R_i}{E_i \times WH_T} \tag{8-1}$$

式中，N 为所需配置临床工程人员数量，i 表示设备种类系数，T_i 为年度保障所需时间，R_i 是该类设备院内保障百分比，E_i 为效率系数，WH_T 为临床工程人员年度有效工作时间。

Subhan 给出的描述性测算理论公式见式（8-2）：

$$N = \frac{n \times T}{H} \tag{8-2}$$

式中，N 为临床工程人员数，n 表示机构医疗设备总数，T 是平均每台设备维护、维修及其他临床工程保障工作所需时间总和，H 为每位临床工程人员工作时数。

临床工程工作量测算法则采用科学的工时测算方法，能够根据不同设备对临床工程技术支持和管理工作的需求测算部门真正的工作量，然后从完成这些工作量所需要的总时间上推导出需要编配的人数。这种方法相对精确，具有较高的可信度和说服力，但由于过于理论化，实际操作较为困难。比例配置法多数是以局部调查统计数据作为标杆，参照实际情况提出的宏观经验法则，因为临床工程人员的工作量大致和医院的设备数或床位数等成正比，其优点是简明易懂，方便执行，但是医疗机构统一按照某种比例法配置临床工程人员，而不考虑机构之间床位使用率变化、维修模式选择及设备购置成交价格差异等各种影响因素，必然会造成工作量与人力配置的不均衡，所以该种方法的微观合理性与准确性仍有待进一步研究改进。此外，还应根据不同的工作岗位，按技术人员的学历、职称等分层次配置，以适合实际工作的需要。

第三节 临床工程人员教育培训

人才教育培训是一个终身连续的过程，可分为三个性质不同又相互连接的阶段，即院校教育、毕业后教育和继续教育。虽然三者目标、特点和性质各不相同，但其终极目标是一致的，就是培养出合格的行业人员。院校教育着重奠定基本知识与技能；规范化着重于培育实践应用能力；继续医学教育着重于知识更新，终生保质。

一、院校教育

院校教育是指对学生实施系统的初等教育、中等教育、高等教育的总称，毕业后获得相应的学位或学历证书。

在我国，涉及生物医学工程专业最早的是中专教育和大专教育。1960 年成立的北京商学院就有医疗器械系，1960 年由原卫生部创办的上海医疗器械高等专科学校是当时全国唯一一所独立设置的专门培养医疗器械类高技能人才的全日制普通高等职业院校。真正的生物医学工程学科始于 20 世纪 70 年代末。1977 年原浙江大学设立国内第一个生物医学工程专业，1978 年国家科委成立了生物医学工程学科专业组，西安交通大学、清华大学等陆续建立生物医学工程专业并开始招生，从此生物医学工程作为一门独立的学科在我国很快地发展起来，以后从重点高校开始辐射，发展速度非常快，截至 2015 年，已有 150 余所各类院校设有生物医学工程专业，30 多所高校获准设立生物医学工程一级学科博士点，其中有 8 所大学拥有生物医学工程国家重点学科。

我国生物医学工程教育课程一般包括理工科的公共知识、工程类核心课程、生物医学类基本知识、部分人文与社会科学知识、工程类选修课程。医学院校开设的医学基础课的比例略高于理工院校。

清华大学生物医学工程与仪器专业本科生课程结构如下：数理化基础 26%；社会与人文 10%；外语 10.6%；校系任选课 6%；电工电子及计算机 23%（从电子实验平台、电路原理、数字电子技术、模拟电子技术、电磁场、计算机网络、控制电机、微机原理中选）；生物医学与仪器 5%（从解剖生理学、生物医学电子学、医疗电子仪器、康复工程、运动信息检测中选）；系统及信息类 8.4%（从自动控制原理、现代控制理论、医学信号处理、信号与系统、生物系统仿真、通信及信息技术中选）；专业课类 8%（从医学图像处理、医学模式识别、生物医学传感器、定量生理学中选）；体育 4.2%。

临床工程是生物医学工程学的二级学科。少数院校多年来坚持培养临床工程专科生；首都医科大学于 2014 年设立临床工程学学系；华中科技大学同济医学院附属协和医院生物医学工程研究室已成为临床工程博士培养点；内蒙古医科大学于 2015 年开展生物医学工程专业临床工程方向本科生的招生培养；但临床工程尚未作为独立学科走上大学讲堂。

对于临床工程知识体系和课程设置尚无统一推荐，实践各不相同。

在美国，很多大学、学院和技术学校提供生物医学仪器技术培训，培养了大批临床工程人员，以康涅狄格大学为例，临床工程专业课程设置时在生物医学工程课程基础上加设临床工程课程，分别为临床工程基础：技术 & 设备管理、质量管理、风险管理、伦理学、行政管理、安全管理；人因失误 & 医疗器械事故：人因失误、人因设计、FDA & 医疗设备、根因分析、失效模式与效应分析；医院工程问题：网络、PACS、远程医疗、电磁干扰 / 频率管理、暖通空调、院内感染控制、医疗建筑设计。

日本于 1987 年颁布《临床工学技士法》，1988 年开始实施。按照《临床工学技士法》的规定，培养临床工程技术人才的学校大致有大学、短期大学和专门学校三类，学制 3～4 年，各类学校共计 49 所。上述培养教育单位规定了统一的教育大纲，课程包括三部分：科学思考的基本人文课程；人体的构造和功能、临床工学必需的医学基础、临床工学必需的理工学基础、临床工学必需的医疗信息技术和系统工程的基础；医用生物体工学、医用机器学、人体功能代行技术学、医用安全管理学、相关临床医学、临床实习。

此外，一些临床工程国际学术组织推出的职业认证考试是从当前实际应用出发，符合实际需要，内容很值得参考。

美国临床工程学会临床工程师认证考试要点包括管理、技术评估、法规／质量控制、维修及系统思维、风险管理、教育、产品开发及其他。

德国生物医学工程学会临床工程师认证理论知识考核要点包括医学类的生理学、解剖学、卫生学与急救医学；技术类的生物材料和人工器官、临床剂量测定和放疗计划制订、辐射防护、临床检验与分析、生物信号处理、生物电医学与医学计量、影像学、医学计算机、统计方法、生物力学、组织与法律、医学工程与医学中的安全技术与质量保证、临床试验及医疗器械依法审批。

通过大量的理论移植、学科融合和实践经验总结，将更多具有普遍性、基础性和规律性的东西提炼出来，浓缩起来。组织临床工程行业及高等院校相关专家，进一步编写完善临床工程技术系列教材，包括专业所需的基本理论、基本知识、基本技能，研究和构建临床工程的基础理论体系，形成临床工程方法学。逐步将临床工程纳入医学研究和教育计划，各类院校要设立临床工程专业、课程、学位使得临床工程人才培养走上正轨，从而有计划地培养输送人才。

二、毕业后教育

毕业后教育是整个教育体系中的一个重要阶段，是继基础教育后以发展各种能力为目标的教育阶段，具体要求是结合岗位工作需要，加强专业培训，充实专业知识，培养独立从事相关工作的能力，是学历教育过渡到继续教育的桥梁。

目前，我国毕业后医学教育主要有住院医师规范化培训、全科医师规范化培训以及近几年开展的专科医师培训三种形式。

（一）临床住院医师规范化培训

临床住院医师规范化培训是对医学本科毕业后从事临床工作的住院医师进行的一种培训制度，培训内容包括政治思想、职业道德、临床实践、专业理论知识和外语，业务培训以临床实践为主。主要参照国家卫生计生委 2014 年颁布的《住院医师规范化培训管理办法（试行）》来实行。

（二）全科医师规范化培训

全科医师规范化培训是对医学专业本科毕业后拟从事社区卫生服务工作的医师进行的一种培训制度。培训内容包括政治思想、职业道德、计算机和包含理论学习、医院轮转、社区实践的业务培训。主要参照原卫生部于 1999 年颁布的《全科医师规范化培训试行办法》来实行。

（三）专科医师培训

专科医师培训开展较晚，于 2006 年方开始试点工作。培训对象为具有医学专业本科以上学历,拟从事临床医疗工作的人员以及已从事临床医疗工作并取得执业医师资格证书,要求参加培训的人员。培训内容包括有关法律法规、循证医学、临床思维与人际沟通、重点传染病防治知识及临床实践。主要参照原卫生部毕业后医学教育委员会于2007年印发的《专科医师培训基地标准(试行)》和《专科医师培训标准(试行)》来实行。

我国目前毕业后医学教育已试点实施多年并逐步迈入正规,而临床工程人员规范化培训工作还处于探索阶段。未来,应将临床工程人员毕业后教育纳入中国医师协会培训体系,在目前已成立中国医师协会临床工程师分会基础上,制定《临床工程人员规范化培训大纲》,明确培训对象、目标方法内容及考核标准;在目前已经开展临床工程工作并取得较好效果,具有较好的工作基础和环境条件,具有符合带教要求的师资力量的医院设置临床工程培训试点基地,如国家卫生计生委医院管理研究所临床工程研究基地,总结交流培训经验,逐步扩大试点推动临床工程人才培养工作的健康发展,促进临床工程制度的建立与完善。

三、继续教育

继续教育是继毕业后教育之后,以学习新理论、新知识、新技术和新方法为主的一种终身性教育,注意先进性、针对性和实用性,重视从业人员创造力的开发和创造性思维。

随着医学技术手段的不断革新和飞速发展,广大临床工程人员积极通过多种途径参加继续教育活动,以适应新技术、新领域、新设备不断创新对其知识更新的要求。但是临床工程技术人员的继续教育工作明显落后,临床工程继续教育项目一般或较少,未能完全满足部门人员需求。此外,根据对近三年来国家继续医学教育委员会每年批准的继续教育项目数量统计,临床工程技术类的培训项目虽逐年有所增加,但占项目总量的比重依然不足1%。长此以往,其结果必然造成临床工程人才队伍的素质水平和现实要求差距越来越大。

未来,应将临床工程知识与技能普及教育纳入中华医学会医疗行业继续教育计划,分层级制定考核标准,开展达标培训与考核。支持各类研讨班、培训班网络教学课程,开展全员临床工程技术应用普及教育,为各类卫生机构多层次、大范围、大批量培养实用型临床工程人才。

第四节 临床工程人员职业发展

一、职业资格

职业资格认证是为完成特定目标和任务,对劳动者从事某一职业所提出的必备的学识、技术和能力的基本要求。职业资格包括从业资格和执业资格。从业资格是指从事某一专业学识、技术和能力的起点标准。执业资格是指政府对某些责任较大，社会通用性强，关系公共利益的专业实行准入控制，是依法独立开业或从事某一特定专业学识、技术和能力的必备标准。

美国在20世纪70年代初便实行了"临床工程师资格认证"制度，日本也于1987年颁布了"临床工程技士法"，德国以及我国台湾地区等纷纷推行临床工程师职业资格认证，授权具备本专业学术条件的非官方、非营利性学术组织实施考核，进行资格认证工作，实行临床工程人员职业准入。

目前我国尚无"临床工程师法"，也没有建立完善的"临床工程师资格认证"制度。鉴于相对薄弱的从业管理，严重制约临床工程人员职能发挥，中国医师协会临床工程师分会、中华医学会医学工程学分会及中国生物医学工程学会临床医学工程分会等联合，就开展临床工程人员培训和认证工作准备了相关实施方案，并向行政主管部门申请授权，现已面向全国开展认证考试。

（一）国际临床工程师技术水平考试

1. 报考规定　考试施行之初，要求申请参加技术水平考试的人员必须具有生物医学工程专业本科及以上学历，从事医疗器械一线工作满5年，并且具有一定管理经验的工程师，对象面较窄，后来条件略有变化。

2. 报名方法　由报考者本人参照报考规定提出申请，并经所在单位审核同意后，携带有关证明材料办理报名手续。

3. 考试形式　参照ACCE美国临床工程师认证标准，聘请了长期从事临床工程认证的美国资深专家在考前进行全程英文培训授课，培训的内容代表了国际临床工程发展的最新水平。考试分为笔试和口试两个阶段，试题全部来源于美国临床工程师认证考试题库。其中笔试为100道全英文四选一选择题，口语为多选一英语问题阐述。

4. 考试要点　认证考试要点包括管理、技术评估、法规/质量控制、维修及系统思维、风险管理、教育、产品开发及其他。

考试始于2005年，截至2016年，11年间共主办"国际临床工程师技术资质培训与技术水平考试"8次，累计273人通过了这项考试。

（二）临床工程师注册认证考试

2012年，经国家卫计委批准，中华医学会医学工程学分会在南京举办首届全国临床医学工程注册工程师水平考试试点工作，并准备在随后3～5年内在全国铺开，全面推行临床医学工程注册工程师准入制度。2016年，中国医师协会临床工程师分会、中华医学会医学工程学分会和中国生物医学工程学会临床医学工程分会等联合出台了《临床工程师注册认证考试暂行办法》，进一步规范了临床工程师执业必备专业知识与技能的评价。

1. 报考规定　凡具有生物医学工程专业教育背景，具有一年工作经历，可以申请参加注册工程师资格考试。

2. **报名方法**　申请参加注册工程师资格考试的人员，到省、自治区和直辖市的省/区/市医师协会临床工程师分会、省/区/市医学会医学工程学分会、省/区/市生物医学工程学会等学会进行报名，由各省/市分会进行人员资格审核。

3. **考试形式**　临床工程师注册认证资格考试分为基础理论考试和技能操作考试。基础理论考试采用网上考试，考试合格发理论考试合格证明，该证明在一定时间（2年）内有效；考生持理论考试合格证明参加技能操作考试，技能操作考试由各技能操作考试基地承担，技能操作考试合格，发注册考试认证资格证书。

4. **考试要点**　基础理论考试知识内容包括医学基础、计算机基础、网络基础、物理学基础、专业英语、电工学、医用电子学、数据库系统、医疗设备的管理与维修、医疗设备相关法律法规、医疗设备工作原理与维修，风险管理、计量与质控知识等；技能操作考试内容包括操作设置、质量检测、PM和维修等。

5. **专业类别**　基础理论考试不分专业类别，技能操作考试分为12大类：医学装备管理、医学影像设备（含核医学、普通放射学）、医学检验及实验室设备、放疗设备、超声设备、呼吸麻醉设备、电生理设备、血液透析设备、内镜设备、感控设备、医疗信息系统（含医用软件）、综合类设备等。

二、专业技术资格

专业技术资格又称为职称，是专业技术人员的专业技术水平、能力，以及成就的等级称号，是反映专业技术人员的技术水平、工作能力的标志。

1999年国家颁布了《中华人民共和国职业分类大典》，其中职业分类第二类为专业技术人员，定义了2—05（GBM 1—9）卫生专业技术人员，设置了9类卫生专业技术人员，包括医师、医技、药剂、护理等人员，对未明确职业描述的卫生专业技术人员纳入2—05—99（GBM 1—99）其他卫生专业技术人员，临床工程专业技术人员属于这类范畴。

2000年，原人事部、原卫生部下发《关于加强卫生专业技术职务评聘工作的通知》（人发〔2000〕114号），要求逐步建立政府宏观管理、个人自主申请、社会合理评价、单位自主聘任的管理体制；逐步推行卫生专业技术资格考试制度。随后，原卫生部相继下发了《关于印发〈临床医学专业技术资格考试暂行规定〉的通知》（卫人发〔2000〕462号）和《关于〈预防医学、全科医学、药学、护理、其他卫生技术等专业技术资格考试暂行规定〉及〈临床医学、预防医学、全科医学、药学、护理、其他卫生专业技术资格考试实施办法〉的通知》（卫人发〔2001〕164号），进一步明确了卫生专业技术资格考试相关报名政策及考试相关规定。

《实施办法》中明确了，临床医学、预防医学、全科医学、药学、护理、其他卫生技术（以下简称"技术"）专业技术资格考试在原卫生部、人事部的统一领导下进行。根据《暂行规定》的要求，两部门成立"卫生专业技术资格考试专家委员会"（委员会分设临床医学、预防医学、全科医学、药学、护理和技术等专业组）和"卫生专业技术资格考试办公室"，办公室设在原卫生部人事司。具体考务工作委托原卫生部人才交流服务中心实施。

2009年，原卫生部人才交流服务中心下发了《卫生部人才交流服务中心关于2009年度卫生专业人才评价考试考务工作计划的通知》(卫人才发〔2009〕第137号)，开考临床医学工程技术、卫生管理、公共卫生管理、医院管理4个全国统一组织考试专业(部分省份开考)，考试合格者由省人事厅颁发全省统一的合格证书。

2015年，根据人力资源和社会保障部办公厅、卫计委办公厅《关于卫生专业技术资格考试工作有关问题的通知》等有关文件精神，临床医学工程专业初、中级技术资格实行各省统一的考试评价制度。考试原则上每年进行一次，与全国卫生专业技术资格考试一并组织实施。考试考务的有关工作在卫计委人才交流服务中心指导下进行。对未列入《卫生专业技术资格考试专业目录》的专业，仍由各地人力资源社会保障、卫生计生部门根据本地区实际情况，继续采取评审或自行组织考试等办法确认其初、中级专业技术职务的任职资格。

2015年，卫计委人才交流服务中心下发了《国家卫生计生委人才交流服务中心关于2015年度卫生人才评价考试考务工作安排的通知》(卫人才发〔2014〕132号)，要求新疆兵团，内蒙古、上海、江苏、福建、江西、四川、西藏、陕西、甘肃、贵州、宁夏等省市区开考卫生人才评价考试专业，包括临床医学工程技术(初级、中级)，卫生管理(初级)，公共卫生管理(中级)，医学管理(中级)。

2015年，根据《关于加强卫生专业技术职务评聘工作的通知》(人发〔2000〕114号)，卫生系列医、药、护、技各专业的中、初级专业技术资格逐步实行以考代评和与职业准入制度并轨的考试制度，高级专业技术资格采取考试和评审结合的办法取得，江苏、内蒙古自治区、贵州、上海等地相继开展临床医学工程高级职称的考试和评审，标志着我国临床医学工程专业初、中、高级职称纳入卫生专业技术资格系列中。

目前，国家对临床医学工程专业技术资格在政策层面上已经确定，部分省份已经实施。但大部分省份没有纳入卫生系列，还在延续电子工程系列、医药工程系列、高校教学系列、研究机构研究系列等。其他各省应尽快跟当地人力资源和卫生行政主管部门有效对接，推动当地临床工程人员的专业技术资格走上规范的道路。

(郑蕴欣　蒋红兵)

思考题

1. 临床工程人员的概念是什么？
2. 简述临床工程人员配置的方法。
3. 毕业后医学教育的主要形式是什么？
4. 简述我国临床工程人员职业资格现状。

第九章

临床工程与信息技术

本章主要介绍医疗信息技术、医疗器械运营信息管理和维护管理，以及医疗器械技术与信息技术融合等方面的知识。从院内信息系统开始阐述，到医疗器械的运营信息介绍，逐步到临床工程部门医疗器械具体的管理和维护内容及方法，系统介绍了信息技术与临床工程之间的息息联系。最后介绍目前较新较热的技术融合概念和方法，以实际例子说明今后医疗器械信息技术发展的趋势。

第一节 信息技术

一、临床工程与信息技术概述

信息技术（information technology，IT）是在信息科学的基本原理和方法的指导下扩展人类信息功能的技术。一般说来，信息技术是以电子计算机和现代通信为主要手段实现信息的获取、加工、传递和利用等功能的技术总和。以人的信息功能为例：人的感觉器官承担信息获取功能，神经网络承担信息传递功能，思维器官承担信息认知功能和信息再生功能，效应器官承担信息执行功能。按扩展人的信息器官功能分类，信息技术可分为以下几方面技术：

（1）传感技术：信息的采集技术，对应于人的感觉器官。传感技术的作用是扩展人获取信息的感觉器官功能。它包括信息识别、信息提取、信息检测等技术。它几乎可以扩展人类所有感觉器官的传感功能。信息识别包括文字识别、语音识别和图形识别等。通常是采用一种叫做"模式识别"的方法。传感技术、测量技术与通信技术相结合而产生的遥感技术，更使人感知信息的能力得到进一步的加强。

（2）通信技术：信息的传递技术，对应于人的神经系统的功能。通信技术的主要功能是实现信息快速、可靠、安全的转移。各种通信技术都属于这个范畴。广播技术也是一种传递信息的技术。由于存储、记录可以看成是从"现在"向"未来"或从"过去"向"现在"传递信息的一种活动，因而也可将它看做是信息传递技术的一种。

（3）计算机技术：信息的处理和存储技术，对应于人的思维器官。计算机信息处理技术主要包括对信息的编码、压缩、加密和再生等技术。计算机存储技术主要包括着眼于计算机存储器的读写速度、存储容量及稳定性的内存储技术和外存储技术。

（4）控制技术：信息的使用技术，对应于人的效应器官。控制技术，即信息施用技术，是信息过程的最后环节。它包括调控技术、显示技术等。

由上可见，传感技术、通信技术、计算机技术和控制技术是信息技术的四大基本技术，其主要支柱是通信（communication）技术、计算机（computer）技术和控制（control）技术，即"3C"技术。

信息技术是实现信息化的核心手段。信息技术是一门多学科交叉综合的技术，计算机技术、通信技术和多媒体技术、网络技术互相渗透、互相作用、互相融合，将形成以智能多媒体信息服务为特征的时空的大规模信息网。信息科学、生命科学和材料科学一起构成了当代三种前沿科学，信息技术是当代世界范围内新技术革命的核心。信息科学和技术是现代科学技术的先导，是人类进行高效率、高效益、高速度社会活动的理论、方法与技术，是国家现代化的一个重要标志。

随着信息技术和网络技术的快速发展,医疗器械网络化趋势日渐明显,越来越多的医疗器械以有线或无线的方式接入网络系统,并以此来完成信息的采集、传输、存储、交换和应用,通过技术融合为临床提供诊疗方案。同时,网络环境下的医疗器械应用,产生了新的安全性和风险问题,如医疗器械的网络安全问题已经列入美国紧急医疗研究机构(Emergency Care Research Institute,ECRI)发布的十大医疗技术风险之一。因此,医疗器械的集成网络系统从设计、实施、运行、维护都必须有严格的监督和管理。这给政府、企业、医疗机构都带来新的挑战,对医学工程和信息部门更是提出了新的要求和变革。医疗器械接入 IT 网络时需要重点考虑患者安全、医疗器械的可靠性、传输的有效性、数据与系统安全以及互操作性等。

二、临床信息系统

临床信息系统的主要目标是支持医院医护人员的临床活动,收集和处理病人的临床医疗信息,丰富和积累临床医学知识,并提供临床咨询、辅助诊疗、辅助临床决策,提高医护人员的工作效率,为病人提供更多、更快、更好的服务。如医嘱处理系统、病人床边系统、医生工作站系统、实验室系统、药物咨询系统等就属于临床信息系统(clinical information system,CIS)范围。临床信息系统 CIS 相对于医院信息系统(hospital information system,HIS)而言,是两个不同的概念。HIS 是以处理人、财、物等信息为主的管理系统,CIS 是以处理临床信息为主的管理系统,它是面向临床医疗管理的,是以病人为中心,以基于医学知识的医疗过程处理为基本管理单元,以医院的医务人员为服务对象。

我国医疗 IT 网络的建设起步较晚,但发展速度很快。临床工程部门的医疗器械信息管理系统建设仍处于发展阶段,对于医疗器械技术与信息技术的融合已经开始认识其重要性,并开始借鉴国外的标准和经验做法,但相关法律、法规、标准、规范的建立与国外有较大差距。国外已经出台了一系列有关医疗器械和 IT 技术的标准,但是标准仍在不断开发和完善中,如 IHE_PCD 标准。此外,标准的实践、推广也是未来的方向之一。

医疗健康信息集成规范(IHE)是基于现有的 HL7、DICOM 等标准,通过制定技术框架来对流程进行规范化和对现有标准的使用进行约束,促进医疗信息系统之间的互联互通、互操作。病人床边医疗设备(IHE-PCD domain,PCD)是 IHE 中专门解决病人监护设备与信息系统之间的信息集成问题的一个领域,通过制定技术框架为医疗信息系统与医疗器械之间的互操作提供一个通用的解决方案。PCD 技术框架规范了通信场景,以及设备与设备数据接收单元之间的流程,使设备数据得到有效安全的交换,有助于提高医疗质量。该技术框架得到越来越多厂商关注,在产品设计中应用 IHE-PCD 的集成模式解决医疗仪器的信息集成问题。

国家卫生标准委员会信息标准专业委员会等组织制定了《远程医疗服务基本数据集(征求意见稿)》《远程医疗设备及统一通讯交互规范(征求意见稿)》《区域卫生信息平台交互规范(征求意见稿)》《医院信息平台交互规范(征求意见稿)》等标准或规范,主要面向于医疗机构间医疗信息间的交互，目前与医疗设备有关的标准仍处于实践中。

IHE 中国由中华放射学会、中国生物医学工程学会、中国医院协会、中国医疗器械行业协会、中国医学装备协会和中国标准化研究院联合共同倡议发起，以期构建一个平台，推动国内的 IHE 活动，以医疗设备供应商为主要的对象，开展医学装备互联互通测试，对其产品进行测试认证工作。采用符合 IHE-C 认证规范的产品，可以大大降低医疗系统的集成难度和复杂度，使医疗信息充分共享，可以提高医疗效率，减少医疗差错，提高医疗质量，降低医疗成本。截至 2014 年，已累计完成放射学、IT 基础框架 10 个领域，百余家企业上千个功能角色的测试认证工作。

三、医疗器械软件

医疗器械软件（以下简称为"软件"）包括独立软件和软件组件：①独立软件：本身作为医疗器械或其附件的软件；②软件组件：作为医疗器械或其部件、附件组成的软件。

独立软件需要同时满足以下三个条件：具有一个或多个医疗用途，无须医疗器械硬件即可完成自身预期用途，运行于通用计算平台。独立软件包括通用型软件和专用型软件，其中通用型软件基于通用接口与多个医疗器械产品联合使用，如 PACS、中央监护软件等；而专用型软件与特定医疗器械产品联合使用，如 Holter 数据分析软件、眼科显微镜图像处理软件等。

软件组件需要同时满足以下两个条件：具有一个或多个医疗用途，控制（驱动）医疗器械硬件或运行于医用计算平台。软件组件包括嵌入式软件和控制型软件，其中嵌入式软件（即固件）运行于医用计算平台，控制（驱动）医疗器械硬件（可兼有处理功能），如心电图机所含软件、脑电图机所含软件等；而控制型软件运行于通用计算平台，控制（驱动）医疗器械硬件（可兼有处理功能），如 CT 图像采集工作站软件、MRI 图像采集工作站软件等。

第二节 医疗器械信息运营管理系统

一、医疗器械运营信息及其运营管理系统概述

医疗器械运营过程中，全生命周期各环节产生的信息称为医疗器械运营信息，包括医疗设备及医用耗材运营信息，需要借助信息管理系统来实现全流程功能一体化管理。医疗器械信息运营管理系统包括医疗设备运营管理系统与医用耗材运营管理系统。

医疗设备运营管理系统主要完成医院大型设备和其他重要设备的录入、编辑、查询功能，跟踪固定资产增加、调整、维修、使用、账目减少过程，实现医疗设备全生命周期管理，同时提供相关的管理功能。在设备维修方面，提供维修情况记录和维修费用管理功能，以

及设备完好情况和使用登记管理功能。完善的医疗设备运营管理系统还应包括医疗设备效能分析系统、供应商分析评价系统等功能。

医用耗材运营管理系统包括采购计划单自动获取或录入、采购计划单编辑查询功能；专购品请购单编辑查询功能；入库单自动获取或录入、入库单编辑查询功能；出库单自动获取或录入、出库单编辑查询功能；调拨单自动获取或录入、调拨单编辑查询功能；库存量查询打印功能；移库功能；库存管理舍入误差处理功能；库存分类汇总打印功能；科室领用汇总打印功能；出入库情况汇总打印功能；采购结算统计打印功能；物资管理月报、年报报表打印功能；物资管理字典维护功能；系统初始化管理功能；用户权限管理功能。

二、医疗设备运营管理系统

医院的医疗器械是现代化程度的重要标志，是医疗、科研、教学工作最基本要素，也是不断提高医学技术水平的基本条件。医疗设备信息化管理的目的主要是为医院医疗设备管理部门日常管理服务。由于医疗设备的广泛性、新颖性和复杂性，医疗设备管理的规范化、实用性、可靠性愈来愈受到重视。医院医疗设备信息化管理系统的建立将极大地提高医院医疗器械管理水平。因此，医院医疗设备信息化管理系统的建设已成为现代化医院管理的一个重要领域。

医疗设备运营管理系统的主要功能包括购置准入环节的信息化管理、使用环节的信息化管理、保障环节的信息化管理。该系统启用医院固定资产流程化管理，过程化监控医疗设备的预算、申请、采购、合同、安装、验收、培训、使用、维护、维修、质控、计量、报废等各环节，实现对医疗设备全生命周期进行精细化、过程化、动态化管理。具体有以下功能模块：

（一）预算及采购申请管理模块

当前医疗设备购置普遍存在着预算编制不细、编制方法不科学等问题。盲目采购既造成了医疗资源的浪费，又阻碍了医院的发展。借助信息系统实现科学预算管理是现代医院运营管理的重要措施之一。科室可通过预算管理系统，填报科室年度预算，经医院审核讨论后确定最终预算内容。同时，可通过采购申请管理模块，实现科室网上填报医疗设备采购申请，经系统自动判断采购申请是否预算内设备，实现医院全面预算管理。

（二）合同证照管理模块

信息系统可配合扫描设备或高拍仪，对医院设备采购中需要进行原件留存的合同和证照进行文字信息及图形化储存，并可随时进行查询与调阅。同时，系统可以根据预设条件，形成功能强大的提醒平台，进行证照到期提醒、合同到期提醒、付款提醒、计量提醒、有效期提醒、维修保养提醒、库存预警提醒。同时可以按照要求，进行通知短信的自动发送。

（三）安装及验收管理模块

系统可管理固定资产到货后的安装记录工作，提供安装时间、安装科室、安装地点等信息的录入及查询等功能。医疗设备验收分为商务验收和功能验收两部分。系统可记录商务验收过程，开箱验收时需严格按合同及配置清单核对设备品名、规格、型号、数量、技术资料、中文标示等，对所有与合同不符的情况，应做记录，并要求销售公司按合同执行，否则不予验收。功能验收指经过一段时间的设备使用，使用科室认可医疗设备功能具备正常临床使用的验收条件，可在系统中记录状态为功能验收通过。一般合同中约定将功能验收作为完成付款的条件。

（四）维护及保养管理模块

系统可提供维修工单及保养记录录入功能，准确记录设备维修保养情况，包括时间、实施人、故障情况、是否产生费用等信息。除医疗设备管理部门外，系统可以向全院各科室开放，通过院内局域网，科室可以通过管理系统进行设备的报修，系统可以根据预先的设定，进行维修工程师的自动派工，并通过系统进行通知或短信告知，也可以根据需要进行手动派工。维修结束后，系统可以记录维修结果自动更新设备状态，并进行维修记录查询。科室可以进行满意度评价。

（五）医疗设备计量管理模块

信息系统可实现医疗设备首次计量和日常计量管理功能，可提供医疗设备检测计量管理，包括登记计量结果、制订计量计划，数据统计并提供检测周期实时预警等功能。

（六）医疗设备质控管理模块

医疗设备质量及在应用中所出具的数据准确可靠与否，已成为影响临床对患者疾病诊断和治疗的重要因素，医学装备管理质量的高低已成为影响医疗质量的重要环节。为了保障医疗设备质量，消除医疗事故隐患，现在，质控工作已成为当前医疗管理中备受关注的领域之一。医疗设备质控信息化管理模块能够构建医疗设备质控安全运行管理体系，实现医学工程技术人员设置医疗设备的质控周期，对质控工作所采集数据的录入、分析和统计，而且还可以方便临床科室的医护人员随时调取设备的质控结果，了解本科室设备的待用状态。

（七）信息预警管理模块

信息预警管理应具备强大的提醒平台，不仅可以在系统内进行提醒，而且可以根据预先设置，通过短信的方式对管理人员进行相关提醒。提醒平台所能实现的功能包括：合同到期提醒、证照到期提醒、库存预警、设备维修维护提醒、计量到期提醒、质控预警等。

（八）医疗设备档案管理模块

通过建立医疗仪器设备的完全电子档案，覆盖医疗仪器设备的整个生命周期，实现对全院医疗设备从购买、到货、安装验收、使用、计量、维修保养，直至报废的全周期档案管理。通过构建完全电子档案，可以便捷地检索、统计设备的档案资料，全面了解和掌握全局，为日后的设备更新购置提供数据支持和依据。可以达到规范管理、精确检索、效益分析、创优评级、质量控制、减少事务性工作时间的效果。

（九）单机效能分析管理模块

通过标准的数据接口，与医院不同信息系统之间进行互联互通，实现及时准确的自动获取各类单机效能基础数据，用于分析各类医疗设备使用及效益数据信息，为医院提升医疗设备效益提供可靠的分析基础。

（十）医疗设备移动端应用模块

信息系统移动应用是利用局域网、条码和射频等技术，它可以将信息统计延伸到工作现场。工程师利用平板电脑、PDA 等移动工具，可以在现场对关心的设备条形码标识进行扫描查询，收集资产数据信息。

（十一）医疗设备报废管理模块

当使用期满并且丧失效能、性能严重落后不能满足当时需求、由于各种原因造成损失且无法修理或无修理价值的医疗设备，应申请报废，并及时填写报废信息，等待有关部门审批。信息系统可实现记录并查询报废信息，并实现报废审批流程，包括固定资产名称、规格型号、生产厂家、购入时间、报废数量、规定使用年限、购价总值、实际使用年限、资产编号、设备制造号、报废原因、技术鉴定小组意见、资产管理部门意见、国资办意见、院领导批示、备注、申报科室、资产管理员等信息。医疗设备的报废审批信息化管理系统减少了人力资源的浪费，提高了报废审批的速度，更好地服务于临床。

总之，医疗设备管理部门以医疗设备的需求、采购、安装验收、日常维护、维修和报废等作为医疗设备全生命周期中的各个阶段，通过信息化手段和唯一性标识，为医疗设备建立固定资产档案，实时监测医疗设备状态和效益，为医院精细化管理提供翔实可靠的数据保障。借助医疗设备运营管理系统可实现医疗设备全生命周期信息化管理，提高医院医疗设备管理水平。

三、医用耗材的运营管理系统

医用耗材的管理水平直接影响医院的医疗质量。为了更好地对医用耗材的使用流程进行监管，基于供应链管理的思想，应该建立医用耗材运营管理系统，通过自动识别和信息技术的结合对各环节实现信息化动态跟踪,促进物资流、资金流和信息流的整合,并实现对医用耗材科学、有效、全程的监控与管理,使医用耗材管理趋于精细化、科学化,达到方便临床使用、加强管理和提高效益、保证耗材安全使用的目的。

按照《医疗器械监督管理条例》等相关法律、法规要求,对医用耗材的管理、监督采用科学与严谨的管理方式,需要规范医用耗材各流通环节,加强医用耗材集中采购与监督,同时,在医院耗材的管理模式、运行机制和服务理念上进行改革与调整,保证医疗安全和质量,规范医用耗材的招标、采购、运输、储存、配送、消耗、结算、双向追溯、召回和行政监督等各个环节,医用耗材运营管理系统在整个医用耗材管理环节起着重要的作用。

医用耗材运营管理系统是一个医用管理医用耗材的基础系统,主要完成医用耗材使用过程中各个环节数据的记录,医用耗材成本的核算,医用耗材使用分析等所有涉及医用耗材管理的活动,以实现对医用耗材进行统筹管理的目的。

医用耗材运营系统的设计应研究医用耗材本行业的特点和各种系统操作人员对系统的使用要求,提出合理的设计风格,保证系统的好用性、易用性、美观性、友好性。特别是着重解决那些复杂的,工作量大,容易出错的环节,例如:订货、盘点、出入库登记、计划管理等。运用和采用如 RFID、二维和一维码等自动识别技术可以有效提高医用耗材管理水平和工作效率。

(一)医用耗材运营系统中自动识别技术的应用

自动识别技术就是应用一定的识别装置,通过被识别物品和识别装置之间的接近活动,自动地获取被识别物品的相关信息,并提供给后台的计算机处理系统来完成相关后续处理的一种技术。这种技术在医用器械领域的应用处于起步阶段。由于国内没有形成对医用耗材行业的条形码标准,特别是考虑到部分产品需要实行严格的批号(序列号)追踪管理,所采用的条形码是否能符合这样的规范,并且具有一定通用性就成为了一个重要问题。通过自动识别解析系统可以提高录入效率,降低录入错误,并且简化了耗材管理人员的工作流程。

按照应用领域和具体特征的分类标准,自动识别技术包括条码识别技术、生物识别技术、图像识别技术、磁卡识别技术、IC 卡识别技术、光学字符识别技术(OCR)、射频识别技术(RFID)等七种技术。其中,条码识别技术在医用耗材运营管理系统广泛使用。

条形码技术在生活中无处不在,是实现医院耗材精益化管理的重要手段。国内很多企业对产品已经实现了条形码化的管理,在生产、销售和库存管理中都采用条形码的技术。它是指计算机需要的数据通过条形码的形式进行存储,这种方式可以通过计算机进行自动识别,从而省去了人工步骤,提高了识别的效率和准确度。

条形码简称条码,现在分为一维码和二维码,是将信息存储在由多个空白和黑条之间,这些黑条和空白按照一定的规律进行排列,从而传达了不同的信息。

在医疗器械领域,条形码技术的使用体现在唯一器械标识的使用。唯一器械标识(unique device identification,UDI)是对医疗器械在其整个生命周期赋予的身份标识,是其在产品供应链中的唯一"身份证"。UDI 是通过一串数字或数字字符的组合实现的，需要标准的编码体系予以支持。目前，国际上普遍应用的编码体系有 GS1 编码标准体系和 HIBC 编码体系。

全球统一标识系统 GS1（globe standard 1）是一种开放的、多环节、多领域应用的全球统一商务语言，由国际物品编码协会制定，是服务于物流、供应链管理的开放的标准体系，目前在全球 150 多个国家（地区）的一百多万家企业得到广泛应用。GS1 系统以商品条码系统为核心，包含编码体系、数据载体、电子数据交换等内容。GS1 系统以商品条码系统为核心，包含编码体系、数据载体、电子数据交换等内容。

HIBC（health industry barcode）是美国在医疗领域应用的编码标准，是一种对医疗保健产品进行唯一标识的经过压缩的数据结构。HIBC 可以在全球范围内唯一地标识医疗行业的产品质量、批次、序列号和效期。它有两种结构形式，即主结构代码和次结构代码。其主结构代码标识部分包括公司 ID、包装索引和产品代码，次结构代码包括可变的追溯码如过期时间、产品序列号 / 批号、可选择标示的系统标识产品数量等。

（二）医用耗材运营管理系统的功能

医院的医用耗材运营管理系统主要实现以下一些功能：

1. 物流管理功能　医用耗材运营管理系统提供包括医用耗材采购、入库、出库、库存盘点等全过程的物流功能。

2. 统计分析功能　系统应可实现医用耗材使用过程中的数据分析功能，包括采购、使用量分析，供应商应付情况分析等。

3. 数据交换功能　系统可实现与其他系统的数据交换，实现医院内的相关数据共享，以供相关人员全面掌握医用耗材使用情况。

4. 植入类医用耗材的追溯功能　根据药监局的规定，凡是发生高值耗材不良反应或是医疗事故的，应在 24 小时内报当地药品监督管理局及有关部门。系统应记录植入类耗材的病人信息，一旦发生不良事件，只需在系统中查询使用的条码或病人姓名，即可调出病历中的植入耗材清单，追溯到生产厂家、生产日期、产品批号、供货商、进货日期等原始数据。这既可以对厂家的召回做出快速反应，也为医疗机构的准确举证提供了法律依据。

（三）医用耗材运营管理系统的几大模块

医用耗材运营管理系统包括以下几大模块：

1. 准入模块　医用耗材采购前应对制造商、供应商进行严格的筛选。供货单位必须持有医疗器械经营许可证、营业执照、医疗器械生产企业许可证和医疗器械注册证。其产品必须与《医疗器械经营许可证》中的范围相符。每个产品都应取得《中华人民共和国医疗器械注册证》。所有耗材初次使用前都需要相关科室进行书面申请，经相关科室批准后即可进入医学装备管理委员会审批程序。医学装备管理委员会审批通过后，耗材管理部门方可进行采购。

医用耗材运营管理系统中的准入模块,可以实现医院医用耗材的申请,各部门的网上审批,审批进展的查询,审批结果的公示等功能。

2. 入出库、库存管理、请领模块　医用耗运营管理系统记录耗材的采购信息,主要包括产品名称、规格型号、品牌、单价、生产厂商、供应商、批号有效期等基础信息。

医用耗材从采购入库、在库管理到出库发放,管理人员通过运营系统记录耗材的整个流转过程,并实现对医用耗材的全流程、实时动态的监管。

医用耗材网上请领是指各临床科室指定人员通过临床终端,登陆医院网站上的医用耗材网上请领窗口。填写相关请领信息,系统在耗材仓库终端自动生成申领请求,库管人员通过审核、配发、上账等流程完成一个发放过程。通过全院医用耗材网上请领,不仅有效提高了耗材购置的计划性,相关人员也可以对科室的需求做出及时快速响应,减少了信息传递过程中错误发生的概率。

系统对医用耗材管理部门做好全院临床科室耗材供应、有效保障医疗安全等起到关键作用。

3. 统计分析模块　作为医用耗材采购部门,必须从提升管理效益,提高医院器械管理精细化角度思考问题,特别是关注新型医用耗材的运用给医疗服务的质量及安全带来的影响。所以医用耗材的应用分析是医用耗材管理的核心。医用耗材系统应提供耗材的使用情况及成本效益分析功能,加强对医用耗材购置、使用的卫生经济分析与评价。

卫生经济分析与评价是应用一定的技术经济分析和评价方法,对卫生规划的制定、实施过程或产生的效果,从成本和效果两个方面进行科学分析,为政府或卫生部门从决策到实施方案,提出决策和评价的依据,减少以致避免可能造成的损失或浪费,使有限的卫生资源得到合理的配置和有效的利用。

医用耗材统计分析模块主要包括医用耗材与医疗收费的管理研究、医用耗材使用量智能分析、科室医用耗材智能成本分析、医用耗材使用安全风险分析。

4. 档案管理及资质预警模块　通过建立医用的完全电子档案,覆盖医用耗材的整个使用阶段,实现对医用耗材从申请、审批、购入到发放的全过程档案管理。通过构建完全电子档案,可以便捷地检索、统计耗材的档案资料,全面了解和掌握全局,可以达到规范管理、精确检索、质量控制的效果。

信息预警模块可以实现医用耗材的库存短缺预警、库存耗材有效期预警以及供应商的资质预警、材料的证件预警等。

5. 植入类医用耗材的追溯管理模块　植入类耗材是指种植、埋藏、固定于机体受损或病变部位,支持、修复、替代其功能的一些特殊医疗器械。医用植入类耗材是直接接入或导入人体 30 天以上甚至终生的时间,其安全性质量与人身安全直接相关。因此,植入类耗材的管理是各个医疗机构医疗器械管理的重点,需要对产品的采购到植入人体后的溯源全过程进行监控管理。

植入类医用耗材由于其"三高"(高科技、高价格、高风险)特点,必须保证最严格的管理方法。如何做好日常的证照审查,产品风险管理,及时准确的使用记录,保证问题产品能快速准确追溯召回是一个重要的课题。

植入类医用耗材的追溯管理是医用耗材运营管理系统中的一个重要环节，建立并整理了所有植入性产品数据库，数据库包括各类证照以及产品资料，利用该数据库，可以实现对产品合法性验证，同时利用自动识别解析技术，将植入类医用耗材条形码中的信息提取解析，然后与数据库中的数据比对，实现了智能化的证照比对和植入物使用登记。通过系统设定了未经事先合法性验证的产品无法进行术后登记和录入的权限，保证了所有使用的产品均经过了合法性验证。通过在手术室中设立的手麻系统，在术中及时将病人信息（从 HIS 中获取）、植入物产品信息（通过条形码从数据库中获得）和追溯信息（从条形码中解析获得），大大提高了数据录入的准确性，也保证了植入类医用耗材的可追溯性。

四、医疗设备维护管理系统

对于医院庞大的医疗设备群，有大量的医疗设备维护和服务信息，医疗设备维护管理系统是维护管理医疗设备的重要工具。本节主要介绍医疗设备维护管理系统的核心功能及多种模式。

医疗设备维护管理系统通过信息化手段加强对医疗设备的日常维护，通过计算机信息管理系统，辅助医院医疗设备日常维护管理。医疗设备维护管理系统可有效提高医院医疗设备维护效率，提升医院的医疗设备维护管理效益。

1. 医疗设备维修管理模块　当设备出现故障时，科室使用人员可通过信息系统提交设备维修申请，记录设备使用科室、设备编号、故障原因、报修人、报修时间等信息，对设备进行故障登记。网上报修后医学工程处工程技术组系统内会自动弹出报修单，除显示报修信息外，系统中还可查询故障设备的设备名称、采购金额、生产厂家及是否在保修期等卡片基本信息。并可实现自动或手动安排工程师进行检修。系统的设备报修提醒功能支持手机短信直接发送给维修工程师。

在设备维修工单管理平台中，系统可按照维修处理状态进行分类显示，如报修中、维修中（院内、院外维修）、已维修完毕待验收。同时，特种设备、急救类、生命支持类、设备分类、分科室有详细的资料，每项维修记录有详细的流程步骤，记录设备维修过程中的相关信息，包含维修人、维修工时、总费用、是否有更换相关配件等。设备维修完成后，由科室使用人员进行验收并进行满意度评价。

2. 医疗设备维护保养管理模块　信息系统可根据医疗设备的风险级别，设置一级、二级保养，并确定保养项目，可直接选择周期性的保养级别。根据医疗设备管理要求不同，针对高风险设备，或医院设定的需要保养的设备，制订定期（按月，按季度）的日常保养计划。可通过系统查询设备历次保养记录，包括设备维护保养的项目、维护人、日期、费用、是否更换配件等信息。系统可进行预警提醒，可设置保养预警提示的时间，并可设置发送短信给相应的工程师。

3. 安全监测及不良事件处理上报模块　系统支持设备巡查记录的功能，对生命支持类、急救类、植入类、灭菌类的设备使用安全监测和报告处理,使用安全监测的巡查表有记录可以查询,并形成安全事件报告,可追溯分析,针对不良事件形成记录并结合医院的要求实现上报。

4. 医疗设备维护管理查询统计模块　信息系统可对设备的维修进度进行查询和监控,有效减少因维修搁置给医院带来的损失,并可提供按日期、科室、设备等条件查询和统计维护和维修记录功能,查询结果中包含设备名称、维修费用、停机时间等信息,同时支持明细统计,并能打印出维修明细报表和分类统计报表。可按科室、设备类别、时间段等条件分析统计设备的故障发生频率等管理指标,按故障率进行统计分析,对故障率较高的设备进行特殊说明和处理,针对不良事件形成记录。

5. 常见故障问题分类及处理建议库模块　信息系统可实现将常见的医疗设备故障分类,并建立常见问题说明及处理建议,各使用科室报修时,无须烦琐手工录入,同时,维修人员在处理问题时,可参考问题处理建议库。

6. 基于移动技术的医疗设备维护管理系统　医疗设备维修管理系统虽然已经建设,但由于很多维护服务工作是在科室进行的,导致许多数据是在工作完成后再进行补录,无法完成对设备进行全生命周期及维修过程的实时客观记录。通过掌上电脑(personal digital assistant,PDA)等移动终端设备可实时完成医院医疗设备的维修登记,可使用条码扫描仪扫描固定资产上的条码对设备进行盘点、维修、保养、强检以及同步数据的操作,从而查询到该固定资产的详细信息,并将其运行情况记录移动终端中。无线射频识别技术(radio frequency identification,RFID)是一种利用射频方式进行非接触双向通信以达到识别并交换数据的一种自动识别技术。采用 RFID 技术的电子标签和手持机读写系统取代传统的手工记账和粘贴式设备标签,实现了医疗设备维护信息系统的完整记录和及时更新。基于 RFID 定位技术的医疗设备维护管理系统,可以实现医疗设备自动实时跟踪定位,有效提高维护管理水平和效率。将先进的移动技术应用到医疗设备维护系统中,有助于实现医疗设备的动态管理、效益分析以及工作效率的提高。

五、医疗器械信息系统与医院信息系统之间的关系

数字化医院网络已从简单的数据业务应用逐步发展到数据、语音、视讯等业务统一承载,部署简单的医院网络系统已经无法满足新业务的要求;数字化医院临床诊疗信息单的实时快速传输要求计算机网络能够稳定高效的运行,要求具备出色的网络服务质量实现迅速的响应;医疗业务之间的高度依赖性也要求网络具有高宽带、高可靠、高扩展性和足够的冗余能力。因此建设安全稳定的医院网络有利于提高医院的整体工作效率,有利于提高医疗质量与保障医疗安全,更好地为患者提高诊疗服务。

信息孤岛是指相互之间在功能上不关联互助、信息不共享互换以及信息与业务流程和应用相互脱节的信息系统状态,临床工程与信息技术的融合中存在两个层次的信息孤岛问题:

1. 医疗器械信息管理系统各功能模块之间 由于医疗器械信息管理系统中各功能模块建立应用的顺序不同、未能统一规划建设、软件厂商方案不同、不同时期技术水平的差异等诸多因素，导致系统各功能模块之间的系统构架、数据格式、协议标准、网络环境都存在很大的差异。系统功能与功能之间各自独立，无法实现或者只能部分实现数据共享与对接；数据格式、协议和标准不统一，移植操作烦琐且缺乏安全性；不同功能的应用基于不同的软件平台，医学工程人员操作复杂，效率低下；物理网络互联程度低，系统功能之间访问受限。如医疗设备的维修数据，数据可能分布于医院、第三方和厂家手中，无法进行全信息的共享。

2. 医疗器械、医疗器械信息管理系统与医院信息系统三者之间 医疗设备的使用状态、医用耗材使用情况、成本效益分析的基础数据处于和临床信息系统脱离的状态。医疗器械信息管理系统与医院信息系统互联互通程度低，成为信息孤岛，医疗器械的相关管理信息数据与医疗器械临床使用数据之间无法共享，难以实现数据的统一分析。医疗器械信息管理系统对医疗器械进行实时监控的缺失，也造成信息孤岛问题。

第三节 医疗器械技术与信息技术的融合

一、技术融合框架

随着医疗器械技术与信息技术的不断进步，孤立的发展已经不能满足新形势下医疗卫生保健的需求，越来越多的医疗服务需要将医疗器械技术与信息技术相互融合起来，发挥更大的技术能量。遵循良好设计规范，符合现行主流标准的医疗器械技术与信息技术融合方案，具有规范的数据接口和高效的数据交互效率，有更好的互操作性和互联互通性，安全性和可靠性也较高。医疗器械与医疗器械软件一起构成医疗器械系统，由 CMMS 对其进行信息化管理并遵循相关数据集的规范。医疗器械系统通过开放、标准的集成框架（如 IHE 等）与临床信息系统和远程医疗信息系统集成，信息数据通过网络环境相互交换，在确保其安全性和有效的条件下，实现医疗 IT 网络内各元素的互操作性和互联互通性。医疗器械技术与信息技术的融合促进了医疗安全（图 9-1）。

二、技术融合的意义

信息技术和医疗服务的深度融合是不可逆转的大趋势。国家对信息化在医疗卫生领域的应用提出了明确的要求。未来国家卫计委将编制"十三五"时期医疗卫生规划，明确"十三五"时期信息技术和医疗服务深度融合的重点方向、重点领域、重大项目工程和主要任务目标，进一步推动以需求为导向的相关医疗卫生事业的发展。医疗器械技术和信息

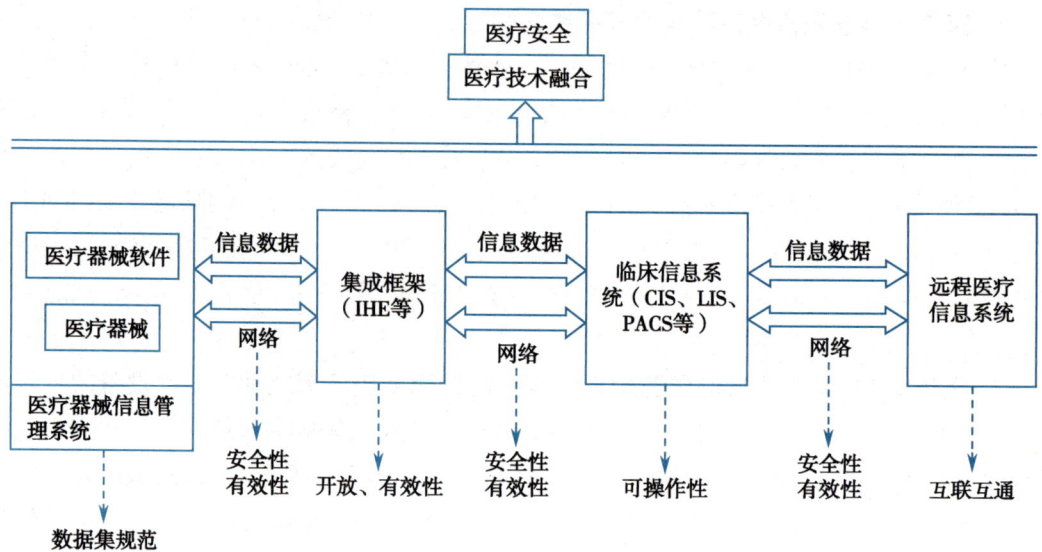

图 9-1　临床工程与信息技术融合框架图

技术的融合是医疗卫生体制改革、医疗卫生资源配置、医疗卫生体系建设良好发展前景的基础。

（一）有利于建立医疗信息系统接口和平台

医疗器械与医院信息系统的互联，促使监管机构建立更加完善的医疗器械信息接口标准化和规范化的准入制度，有利于提高医疗器械信息交换的可用性。

（二）提升治疗能力、缩短住院时间

医疗机构内部的医疗器械互联，集工作效益、管理和质量于一体，有助于医院内部各部门之间密切配合，信息交流的畅通，提高临床医师效率，节省各环节手工录入信息时间，提升医疗机构诊断和救治能力，有利于缩短患者的住院时间，节约医疗资源。

（三）降低医疗成本、减少不良事件

建立标准化的、具有互操作性的医疗 IT 网络能够减少护士书写文档的时间、能够使医护人员更多地关注患者并提供更多的医疗服务，从而间接降低了医院劳动力成本；能够减少因额外建立和配置系统信息共享而花费的重要时间与成本；能够提高医疗工作的效率，降低医疗风险，减少安全不良事件，提升医疗质量。最近的研究指出，实施部署标准化的、具有互操作性的医疗 IT 网络能够带来每年 300 亿～400 亿美元的财政节省（图 9-2）。

（四）便于临床数据的存储和查阅

医疗器械与医疗信息系统的互联，便于临床数据的收集、存储和查阅，提升医护人员数据分析和科研能力。

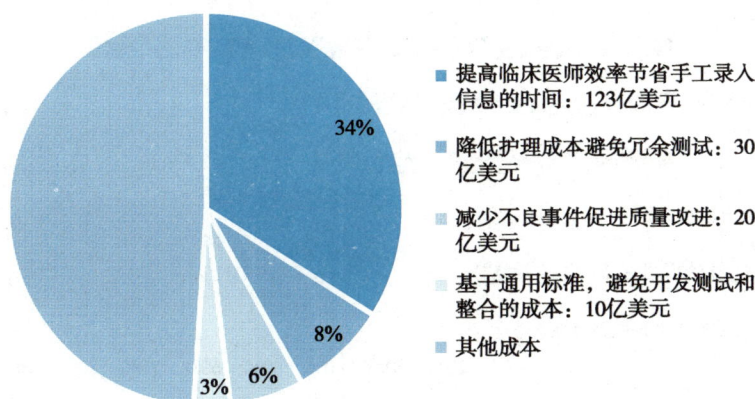

图 9-2　医疗器械互操作性带来的收益

三、技术融合的风险

（一）患者安全

据报道，医疗不良事件依然频发，相对于过去并没有明显的改善，而且可能更严重，因为在自愿报告机制方面存在较大缺陷。互操作性是首要性的，因为它关系着患者安全。正确的互操作性能够带来积极的患者治疗、医疗效率和决策；错误的互操作性则会导致不良事件和风险，更糟糕的话，会导致前所未有的后果。

（二）网络风险

医疗 IT 网络技术在不断创新和加速发展，医疗器械互操作性不断增多，但是信息通信技术的安全改革和引入远远落后于医疗 IT 网络技术的创新，这种不平衡或差距代表了一种巨大的公共健康风险。其中主要的风险包括以下几种。

1. 患者隐私安全　医疗器械接入 IT 网络后，患者信息数据的共享必然伴随着患者隐私泄露的风险，如健康隐私数据泄露，导致冒充病人获取管制药物等。

2. 网络攻击　其带来的网络环境安全问题会直接影响到医疗 IT 网络的安全，甚至造成网络瘫痪，从而造成医疗事故。如远程重置血液存储医疗用冰箱的恒温设定导致血荒，延误重急症患者的输血治疗。心脏起搏器、胰岛素注射泵和血糖监测仪等重要生命支持器械遭入侵而被暂停或参数被修改，造成患者死亡。

3. 数据传输风险　医疗 IT 网络中海量的医疗信息数据传输、存储和应用，带来数据时效性、可靠性和安全性方面的风险。如在紧急时刻使医疗设备突然蓝屏、重启甚至是完全删除预先设定好的参数，延误重急症患者治疗。对"医疗器械集成 IT 网络后可能带来的新技术风险"的调查显示，超过 70% 的被调查者担心数据的丢失，46% 的被调查者担心不恰当的数据交换（图 9-3）。

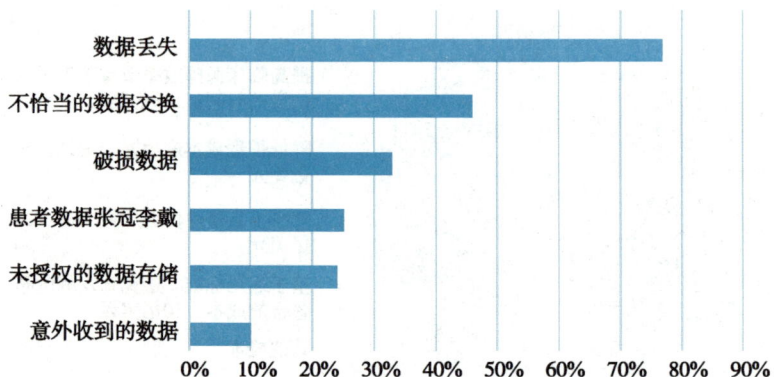

图 9-3 医疗器械集成 IT 网络后可能带来的新技术风险调查

（三）医疗器械软件风险

医疗器械软件是无形产品开发和使用过程，人为因素影响无处不在，软件测试由于时间和成本的限制不能穷尽所有情况，所以软件缺陷无法避免和根除。软件风险水平可以根据安全性级别（YY/T 0664）进行区分，软件安全性级别基于软件损害严重度分为以下几种。

A 级：不可能对健康有伤害和损坏。

B 级：可能有不严重的伤害。

C 级：可能死亡或严重伤害。

由于医疗器械软件的特殊性，现有已知方法不能保证任何软件的质量和安全，只有结合风险管理、质量管理的方法和要求才能提高医疗器械软件的质量和安全。

（四）管理模式的挑战

近 10 年以来，医疗器械接入信息网络的模式从独立设备引入工作站开始，发展到系统接入专用网络，最终发展为越来越多的器械和系统接入医院网络的模式。从技术层面看，带来的好处有：集中化管理、功能能力的增强、自我诊断、自我配置、自我修复，但同时也伴随着复杂性增加、大量的单点故障和网络脆弱性等问题。中华医学会专家会员彭明辰教授认为，这种基于信息系统网络环境下的"数字医学技术"平台，可获得"数字"的临床医学信息（如数据、图形、图像），形成医疗机构特有的信息资源。例如现在最为成熟的"数字医学影像技术平台"，在医院网络环境下，从临床成像到影像学诊断，其影像信息流（工作流）已经跨越了传统影像科、临床科室、医学工程部门、信息部门，这些部门为了获取各项影像学检查结果，必然将各自的 IT 系统互联在一个技术平台上，医疗器械从硬件连接转变到数字信息技术的软件连接。若为了保证医疗质量与提高效率，在医疗过程的管理与体制上也要适应新技术，因而出现了由放射、磁共振、核医学科、超声及相关的工程部门组成的影像医学部，从而形成了多学科、专业结合的"云连接"的学科群。

四、融合示例

临床工程是以患者安全为核心,而信息技术是以系统集成为中心,两者在对医疗器械的技术管理中,存在着许多交集。事实上国内外已经有医疗机构将临床工程和 IT 部门整合成一个技术管理部门,来开展相关工作。未来的医疗技术应用过程中,需要临床工程与 IT 专业的人员紧密合作,IT 人员应拓展自己的医疗器械知识,临床工程师也应扩充自己的 IT 网络知识结构,才能更加胜任网络环境下的医疗器械技术管理活动。只有双方人员的共同支持,建立一种有效的合作机制、程序,才能促成医疗器械技术、信息技术的真正融合、管理和应用,达到促进患者安全的目标(图 9-4)。

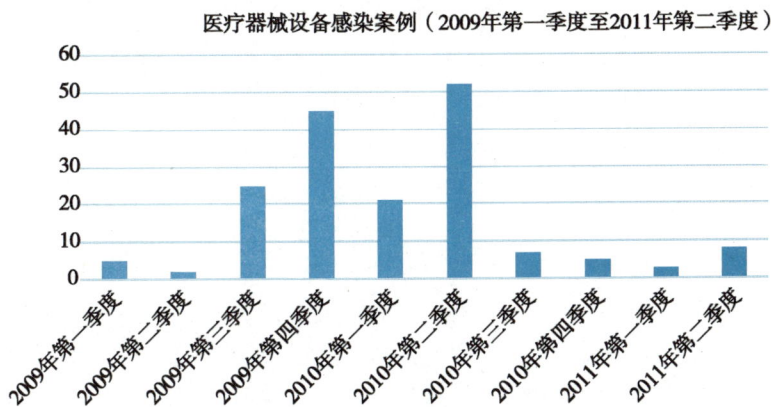

图 9-4　互联网医疗器械不良事件

"患者自控式镇痛泵"治疗技术融合案例:手术后,通常会通过患者自控式镇痛泵来给予镇痛药物,考虑到因某些止痛药可能会引起患者呼吸抑制的因素,同时应该使用脉搏血氧监测仪监护患者的血氧饱和度。一台患者自控式镇痛泵使用标准通信协议(ICE 标准)将药物剂量和给药速率信息无线传输到一个可连接多台设备的 ICE 网络控制器,再由其连接到 ICE 服务器。同样,脉搏血氧仪将血氧饱和度和心率值通过串行 RS-232 接口(ICE 设备接口)发送到同一台 ICE 网络控制器和 ICE 服务器。此外,ICE 服务器上还有来自医院信息系统的一些数据,例如:患者年龄、体重、睡眠呼吸暂停的风险,以及来自计算机处方录入系统的药物处方明细。然后,ICE 服务器就可以利用特定的算法来分析所有患者及设备的信息,判断患者是否有药物过量的潜在可能性。如果计算表明患者可能发生危险,可能会触发两个动作:一是阻止输液泵继续给药,二是启动警报,通知临床医生进行干预。

"人工晶状体植入导航"技术融合案例:首先通过测量仪收集各种生物学数据,比如眼轴值、角膜曲率值、前房深度值、角膜直径,作为无痕标记的参考值,处理后将各种数据导入导航系统。通过鼻侧、颞侧 120° 范围内结膜血管(虹膜、角巩膜)标志进行对应匹配,能够精确定位来确定水平轴、视轴中心,对动眼实施追踪。这样可以通过计算得到精确的切口位置及大小，指导术者的人工晶状体植入，从而减少术源性散光的并发症。数据管理系统可存储术前检查、术中视频、术后随访的信息，进行比对综合分析。

（李忠贤　许　锋）

思考题

1. 简述临床工程和信息技术的关系。
2. 简述医疗设备运营管理系统和医用耗材运营管理系统的特点。
3. 简述医疗器械技术和信息技术融合的优势。

第十章

临床工程与医疗器械创新

医疗器械科技创新，对于推动中国医疗器械产业科学发展，满足人民群众日益增长的健康生活需求，具有非常重要的现实意义。本章从医疗器械创新、医疗器械注册指导原则、创新技术研究与开发、新技术与新设备的协助推广等基本概念及相关关系、作用和意义等基本内涵入手，分析临床工程与医疗器械创新之间密不可分的关系。

第一节 概 述

一、创新

（一）创新

创新包括发明和开发，意味着一个发明仅当被市场接纳，并融入一个技术、程序或组织载体中后才可以成为创新。

全球卫生论坛提出简洁的创新的工作定义："创新包含从新思路的产生到思路转化成有用的东西（卫生服务、产品、方法、管理实践和政策）的整个过程"。

（二）创新的三个维度

1. **创新的类型——什么是新的** 产品、程序、输入、组织、社会。
2. **创新的主体——对谁而言是新的** 个人、团体、组织、企业、社会。
3. **创新的程度——如何新** 市场、技术、组织、环境。

二、医疗器械创新

医疗器械创新是指当市场需求引发医疗器械产品的创新需求，进而从事医疗器械技术创新活动，通过筹集到医疗器械创新所需的资金以及资源后，医疗器械创新经过基础研究、预生产、临床试验、临床试验成功的产品将进行注册、审批并投入大规模的生产，产品投入市场进行销售。

在使用新产品时，新产品可能存在缺陷，可能挖掘出新产品的进一步开发改进的方法，或者有未出现过的新的需求的产生，推进新市场需求的出现，于是新一轮医疗器械创新活动持续进行，推进整个医疗器械行业创新的不断发展。

三、创新医疗器械

美国 FDA 给出的创新医疗器械必须具有真正意义的"先进技术"，该产品的上市有可能使相关的治疗作用产生革命性变化，并因此显著改善患者的生命质量。

我国相关医疗器械监管部门对创新医疗器械产品的具体定义：

（1）申请人经过其技术创新活动，在中国依法拥有产品核心技术发明专利权，或者依法通过受让取得在中国发明专利权或其使用权；或者核心技术发明专利的申请已由国务院专利行政部门公开。

（2）产品主要工作原理作用机制为国内首创，产品性能或者安全性与同类产品比较有根本性改变，技术上处于国际领先水平，并且具有显著的临床应用价值。

（3）申请人已完成产品的前期研究并具有基本定型产品，研究过程真实和受控，研究数据完整和可溯源。

四、医疗器械自主创新的意义

医疗器械产业是 21 世纪的高技术主导产业，对经济发展具有高度带动性，是我国优先发展的战略性产业之一。当前，我国医疗产业发展面临严峻形势，尤其是医疗器械新技术与新产品的自主创新能力与发达国家尚存较大差距。增强自主创新能力，提高医疗器械产品科技含量，加速产品升级换代，是当前我国医疗器械产业发展的当务之急。《中国制造 2025》已明确提出要提高医疗器械的创新能力和产业化水平，重点发展高性能诊疗设备，逐步摆脱高端医疗器械依赖进口的局面。

（一）符合国家重大发展战略

数字诊疗装备是医疗服务体系、公共卫生体系建设中最为重要的基础装备，是引领医学诊疗技术向早期诊断、精确诊断、微创治疗和精准治疗发展的重要支撑，也是催生新一轮健康经济发展的核心引擎，具有高度的战略性、带动性和成长性。从长远看，坚持和发展以临床需求为导向的医疗器械研发创新，有助于综合降低公众的医疗费用，推动先进医疗技术向基层普及，促进医疗质量的提高，同时有助于推动我国新医改战略的实施，有助于缓解"看病难，看病贵"的社会矛盾。

（二）促进民族医疗工业发展

当前，我国 70% 的高端医疗器械市场被发达国家公司占有，国家每年要花费大量资金从国外企业进口 MRI、CT、PET/CT 等高端医疗设备。在中端医疗器械领域，我国 80% 的彩超和生化分析仪、90% 的心电图机市场、80% 的中高档监护仪市场、90% 的高档多道生理记录仪市场以及 60% 睡眠监测仪市场也被外国品牌占据。与之相比，我国医疗器械则主要集中在低技术含量、低附加值的中低端医疗器械，即使有一些中高档国产医疗设备，其中 80%~90% 也为仿制。造成困境的根本原因是自主关键技术的缺乏和缺失。促进临床需求为导向的医疗器械创新，有利于甄选符合临床医疗发展需求的新型医疗器械发展方向，有利于绕开医疗器械国外技术堡垒，突破核心部件与关键技术，对提升我国高端医疗器械的研发能力、技术水平、产业竞争力，对改变我国医疗器械产品集中在中低端产品的现状，打破国外医疗器械产品的市场垄断有重要意义。

（三）符合医疗技术发展的规律

以临床需求为导向，进行医疗器械设计与研发的模式称之为"反向创新"，逐渐受到重视，并成为一种潮流。目前，世界范围内已出现多种以"反向创新"为基础的医疗器械研发项目，可见，需求是医疗器械创新发展的永恒动力，以临床需求为导向的技术创新是根据需求从下往上设计，而不是根据技术从上往下设计。这种方法符合医疗技术发展的客观规律，有利于开发真正合适的、有针对性的、符合成本效益的新技术。

（四）有利于医院临床工程部门成果转化与人才培养

我国医疗器械产业中，医工分离、研用脱节的情况较为普遍。作为生产研发的主体，我国医疗器械生产企业长期处于跟踪模仿阶段，往往忽视了具体的临床需求，使基础研究与临床科研脱节，缺乏实用性新产品与技术的创新能力。众所周知，医学领域的科研成果从知识形态向实物形态转化，需要一个过程，如果科研成果脱离临床实践，就难以转变为实用的诊疗技术。医疗器械作为医学科学的实现方式与载体，其创新发展离不开临床实用的需求和医学科学及工程技术的推动，因此，基于该种环境，可以大力推动医院临床工程部门在临床医疗器械科研成果的转化角色，提高医疗器械科研成果在临床的转化率。

现代医疗器械的发展与物理学、生物化学、医学工程学、信息学等自然科学的发展关系越来越密切，根据欧美等发达国家的经验与发展模式，新一代生物医学工程专业——临床工程逐渐兴起。临床工程技术人员不仅要懂得医疗器械，而且要掌握相关的医学专业知识。一方面，临床工程师了解临床作业环境与医疗器材应用原理；另一方面，临床工程师在临床实践过程中了解医疗技术的使用范围与限制。在临床需求向商品转化时，即医疗产品研发阶段，临床工程师担任着中介的角色，起到衔接医疗器械研究、改进、实用等环节的作用。因此，重视发展临床工程学科，培养相关人才，是提高我国医疗技术自主创新能力及医疗器械产业发展的必然选择，符合我国医学科技发展的战略目标。

第二节 医疗器械注册指导原则

一、医疗器械注册指导原则概述

指导原则的制定是以《医疗器械监督管理条例》和《医疗器械注册管理办法》为依据，按照科学性、前瞻性、可操作性的要求，以满足产品注册审查的实际工作需要为目的。

在中华人民共和国境内销售、使用的医疗器械，应当按照《医疗器械注册管理办法》的规定申请注册或者办理备案。

医疗器械注册是食品药品监督管理部门根据医疗器械注册申请人的申请,依照法定程序,对其拟上市医疗器械的安全性、有效性研究及其结果进行系统评价,以决定是否同意其申请的过程。

医疗器械备案是医疗器械备案人向食品药品监督管理部门提交备案资料,食品药品监督管理部门对提交的备案资料存档备查。

医疗器械注册与备案应当遵循公开、公平、公正的原则。

第一类医疗器械实行备案管理。第二类、第三类医疗器械实行注册管理。

境内第一类医疗器械备案,备案人向设区的市级食品药品监督管理部门提交备案资料。

境内第二类医疗器械由省、自治区、直辖市食品药品监督管理部门审查,批准后发给医疗器械注册证。

境内第三类医疗器械由国家食品药品监督管理总局审查,批准后发给医疗器械注册证。

进口第一类医疗器械备案,备案人向国家食品药品监督管理总局提交备案资料。

进口第二类、第三类医疗器械由国家食品药品监督管理总局审查,批准后发给医疗器械注册证。

香港特别行政区、澳门特别行政区、台湾地区医疗器械的注册、备案,参照进口医疗器械办理。

医疗器械注册人、备案人以自己名义把产品推向市场,对产品负法律责任。

食品药品监督管理部门依法及时公布医疗器械注册、备案相关信息。申请人可以查询审批进度和结果,公众可以查阅审批结果。

国家鼓励医疗器械的研究与创新,对创新医疗器械实行特别审批,促进医疗器械新技术的推广与应用,推动医疗器械产业的发展。

二、技术资料

从 2014 年 6 月 1 日起,修订后的《医疗器械监督管理条例》正式实施。新法规中对于医疗器械注册需要提交的资料中的研究资料的规定,医疗器械注册研究资料要求:

(一)产品性能研究

应当提供产品性能研究资料以及产品技术要求的研究和编制说明,包括功能性、安全性指标(如电气安全与电磁兼容、辐射安全)以及与质量控制相关的其他指标的确定依据,所采用的标准或方法、采用的原因及理论基础。

(二)生物相容性评价研究

应对成品中与患者和使用者直接或间接接触的材料的生物相容性进行评价。生物相容性评价研究资料应当包括:生物相容性评价的依据和方法;产品所用材料的描述及与人体接触的性质;实施或豁免生物学试验的理由和论证;对于现有数据或试验结果的评价。

（三）生物安全性研究

对于含有同种异体材料、动物源性材料或生物活性物质等具有生物安全风险类产品，应当提供相关材料及生物活性物质的生物安全性研究资料。包括说明组织、细胞和材料的获取、加工、保存、测试和处理过程；阐述来源（包括捐献者筛选细节），并描述生产过程中对病毒、其他病原体及免疫源性物质去除或灭活方法的验证试验；工艺验证的简要总结。

（四）灭菌／消毒工艺研究

1. 生产企业灭菌　应明确灭菌工艺（方法和参数）和无菌保证水平（SAL），并提供灭菌确认报告。

2. 终端用户灭菌　应当明确推荐的灭菌工艺（方法和参数）及所推荐的灭菌方法确定的依据；对可耐受两次或多次灭菌的产品，应当提供产品相关推荐的灭菌方法耐受性的研究资料。

3. 残留毒性　如灭菌使用的方法容易出现残留，应当明确残留物信息及采取的处理方法，并提供研究资料。

4. 终端用户消毒　应当明确推荐的消毒工艺（方法和参数）以及所推荐消毒方法确定的依据。

（五）产品有效期和包装研究

1. 有效期的确定　如适用，应当提供产品有效期的验证报告。
2. 对于有限次重复使用的医疗器械，应当提供使用次数验证资料。
3. 包装及包装完整性　在宣称的有效期内以及运输储存条件下，保持包装完整性的依据。

（六）临床前动物试验

如适用，应当包括动物试验研究的目的、结果及记录。

（七）软件研究

含有软件的产品，应当提供一份单独的医疗器械软件描述文档，内容包括基本信息、实现过程和核心算法，详尽程度取决于软件的安全性级别和复杂程度。同时，应当出具关于软件版本命名规则的声明，明确软件版本的全部字段及字段含义，确定软件的完整版本和发行所用的标识版本。

（八）其他资料

证明产品安全性、有效性的其他研究资料。

三、安全风险报告

安全风险分析报告主要包括医疗器械预期用途和与安全性有关特征的判定、危害的判定、估计每个危害处境的风险；对每个已判定的危害处境，评价和决定是否需要降低风险；风险控制措施的实施和验证结果，必要时应引用检测和评价性报告；任何一个或多个剩余风险的可接受性评定等，形成风险管理报告。

（一）安全风险分析报告

首先介绍风险评价人员及背景，包括项目组长，医学角度的医生，技术角度的设计人员，应用角度的、市场角度的相关人员，并提供人员资格证明，如受过的培训资格、职称等级。报告主要包含以下方面内容：

1. 编制依据

（1）相关标准：包括 YY 0316—2003《医疗器械　风险管理对医疗器械的应用》；GB 9706.1—1995《医用电气设备　第一部分：通用安全要求》；IEC 60601—1—4:1996《医用电器设备　第一部分：通用安全要求 4：并行标准：医用可编程电气系统；产品标准及其他》。

（2）产品的有关资料：包括使用说明书；医院使用情况、维修记录、顾客投诉、意外事故记录等；专业文献中的文章和其他信息。

2. 目的和适用范围　报告中对所有的可能危害以及每一个危害产生的原因进行了判定。对于每种危害可能产生损害的严重度和危害的发生概率进行了估计。在某一风险水平不可接受时，采取了降低见的控制措施，同时，对采取风险措施后的剩余风险进行了评价。最后，使所有的剩余风险的水平达到可以接受。

3. 产品描述　产品由概述、原理、用途、适应证、禁忌证、设备几部分组成。

4. 产品预期用途以及与安全有关的特征的判定

（1）产品的预期用途、预期目的是什么？如何使用？

（2）医疗器械是否预期和患者或其他人员接触、如何接触、接触时间长短？

（3）在医疗器械中包含有何种材料和（或）组分或与其共同使用、或与医疗器械接触？

（4）是否有能量给予患者或从患者身上获取？

（5）是否有物质提供给患者或从患者身上提取？

（6）是否由医疗器械处理生物材料然后再次使用？

（7）医疗器械是否以无菌形式提供或准备由使用者灭菌，或用其他微生物控制方法灭菌？

（8）医疗器械是否预期由用户进行常规清洁和消毒？

（9）医疗器械是否预期改善患者的环境？

（10）医疗器械是否进行测量？

（11）医疗器械是否进行分析处理？

（12）医疗器械是否预期和医药或其他医疗技术联合使用？

（13）是否有不希望的能量或物质输出？

（14）医疗器械是否对环境敏感？

（15）医疗器械是否影响环境？

（16）医疗器械是否有基本消耗品或附件？

（17）是否需要维护和校准？

（18）医疗器械是否有软件？

（19）医疗器械是否有储存寿命限制？

（20）是否有延迟和（或）长期使用效应？

（21）医疗器械承受何种机械力？

（22）是什么决定医疗器械的寿命？

（23）医疗器械是否预期一次性使用？

（24）医疗器械是否需要安全的退出运行或处置？

（25）医疗器械的安装或使用是否要求专门的培训？

（26）是否需要建立或引入新的生产过程？

（27）医疗器械的成功使用，是否决定性地取决于人为因素，例如使用者接口？

（28）医疗器械是否预期为移动式或便携式？

（二）危害判定

回答至少包括能量、生物学、环境、使用、维护等五个方面的内容，着重分析危害及其形成的原因，还可根据产品自身的特点进行列举，但要求对照产品预期用途以及与安全有关的特征的判定中的问题对危害进行分类，见表 10-1；先利用专业知识直观地寻找潜在原因，进一步的原因分析则可应用失效模式和效应分析和故障树分析方法。

表 10-1　危害分类表

危害分类	序号	危害	形成因素
能量危害	A1	电能	
	A2	热能	
	A3	机械力	棱角
	A4	电离辐射	
	A5	非电离辐射	红外
	A6	运动部件	
	A7	非预期的运动	
	A8	悬挂质量	仪器自重、携带时滑落对人体的伤害

续表

危害分类	序号	危害	形成因素
能量危害	A9	患者支持器械失效	维持生命相关
	A10	声压	对耳膜的影响
	A11	振动	
	A12	磁场	如磁共振成像 MRI
生物学危害	B1	生物污染	体液接触如手术的自体血液回收
	B2	生物不相容性	
	B3	不正确的配方	化学成分
	B4	毒性	
	B5	变态性反应	
	B6	突变性	
	B7	致畸性	
	B8	致癌性	
	B9	再感染和(或)交叉感染	B 超探头、牙钻、手机等
	B10	热源	
	B11	不能保持卫生安全性	
	B12	降解	塑料
环境危害	C1	电磁场	
	C2	对电磁干扰的敏感性	
	C3	电磁干扰的发射	
	C4	不适当的能量供应	
	C5	不适当的冷却剂供应	
	C6	储存或运行偏离预定的环境条件	温、湿度
	C7	和其他预期使用的医疗器械的不相容性	
	C8	意外的机械破坏	无菌包装
	C9	由于废物和(或)医疗器械处置的污染	
由于不正确的能量和物质输出所产生的危害	D1	电能	保护接地阻抗、连续漏电流、耐压强度
	D2	辐射	
	D3	音量	
	D4	压力	
	D5	医疗气体的供应	
	D6	麻醉剂的供应	

续表

危害分类	序号	危害	形成因素
与医疗器械使用有关的危害	E1	不适当的标记	附件规范、使用前检查规范、操作说明书过于复杂、服务和维护不规范
	E2	不适当的操作说明	
	E3	由不熟练、未经培训的人员使用	
	E4	合理可预见的误用	
	E5	对副作用的警告不充分	
	E6	对一次性使用医疗器械很可能再次使用的危害警告不适当	（风险大时多警示）
	E7	对不正确的测量和其他计量方面的问题	
	E8	与消耗品、附件、其他医疗器械的不相容性	
	E9	锐边或锐角	
不适当、不合适或过于复杂的使用者接口（人、机交流）	F1	错误或判断错误	精神的或身体的
	F2	失误和认知检索错误	
	F3	疏忽和出错	
	F4	违反或缩减说明书、程序等	
	F5	复杂或混淆的控制系统	
	F6	含糊的或不清晰的医疗器械状态	
	F7	设置、测量或其他信息的含糊或不清晰的显示	
	F8	结果的错误再显示	
	F9	视觉、听觉或触觉的不充分	
	F10	动作控制或实际状态信息显示的图像不清	
	F11	与现有设备相比，引起争议的模式或图像	
功能性失效、维护和老化引起的危害	G1	错误的数据转换	
	G2	维护规范缺少或不适当	
	G3	对医疗器械寿命中止缺少适当的决定	
	G4	电气、机械整合的丧失	
	G5	不适当的包装	医疗器械的污染和（或）变质
	G6	再次使用和（或）不适当的再次使用	
	G7	由重复使用造成的功能恶化	例如液、气路的逐渐闭塞、流阻、电导率的变化

（三）风险评价

评价准则（与风险管理计划中相同）

（1）严重度分级（表10-2）：按可能造成伤害的严重程度划分。

表10-2　风险严重度分级表

严重等级	伤害程度	举例说明
1	轻度的	
2	严重的	
3	致命的	
4	灾难的	

（2）发生概率分级（表10-3）：按事件发生的概率（次/年）分。

表10-3　风险发生概率分级表

概率等级	发生概率	举例说明
1	极少发生（10^{-6}）	
2	非常少发生（$10^{-4} \sim 10^{-6}$）	
3	很少发生（$10^{-2} \sim 10^{-4}$）	
4	偶尔发生（$10^{-1} \sim 10^{-2}$）	
5	有时发生（$1 \sim 10^{-1}$）	
6	经常发生（>1）	

（3）风险可接受准则（表10-4）：风险＝严重等级×概率等级。

表10-4　风险可接受准则表

风险大小	可接受性（缩写代号）
0～6	广泛可接受（ACC）
7～11	合理可行（ALARP）
12～24	不容许（NACC）

（4）风险评价表（表10-5）。

表10-5　风险评价表

危害序号	后果	严重等级	概率等级	风险大小	风险可接受性
A1					
A2					

（四）风险控制

通过以上的评价可以看出产品的风险可接受的程度，对处于可广泛接受区的风险无须再采取控制措施，对处于合理可行区和不容许区的风险必须采取进一步的措施进行控制（表10-6）。

表 10-6　风险控制措施

须进行风险控制的危害序号	降低风险采取的相应措施(设计评审、设计验证(需有评审或验证过程的证据)、说明书告知、检验控制、注册标准、包装标识)	严重等级		概率等级		风险大小		信息来源(临床经验、生产、检验记录)
		措施实施前	措施实施后	措施实施前	措施实施后	措施实施前	措施实施后	

（五）剩余风险评价

采取降低风险的措施后，等危害的风险已降到广泛可接受的程度，或等危害的风险降到了合理可接受的程度。若有较大风险的，且又不可降低，须收集和评审有关预期用途、预期目的的医疗受益的资料和文献，以便决定受益是否超过全部剩余风险。

（六）生产后信息

由于产品尚未正式生产，一旦正式生产，如有必要则要再分析、评价、控制。

（七）结论

经过对危害的分析和评价，危害产生的风险均为可接受，因此本产品是安全的。

四、临床验证和临床试验内容

为加强医疗器械临床试验的管理，维护医疗器械临床试验过程中受试者权益，保证医疗器械临床试验过程规范，结果真实、科学、可靠和可追溯，根据《医疗器械监督管理条例》《医疗器械临床试验质量管理规范》(食品药品监管总局会同国家卫生和计划生育委员会制定颁布并于2016年6月1日实施)。《规范》规定临床试验前，申办者应当通过研究者和临床试验机构的医疗器械临床试验管理部门向伦理委员会提交下列文件：临床试验方案；研究者手册；知情同意书文本和其他任何提供给受试者的书面材料；招募受试者和向其宣传的程序性文件；病例报告表文本；自检报告和产品注册检验报告；研究者简历、专业特长、能力、接受培训和其他能够证明其资格的文件；临床试验机构的设施和条件能够满足试验的综述；试验用医疗器械的研制符合适用的医疗器械质量管理体系相关要求的声明；与伦理审查相关的其他文件。

（一）医疗器械临床试验方案内容

医疗器械临床试验内容包括：一般信息；临床试验的背景资料；试验目的；试验设计；安全性评价方法；有效性评价方法；统计学考虑；对临床试验方案修正的规定；对不良事件

和器械缺陷报告的规定；直接访问源数据、文件；临床试验涉及的伦理问题和说明以及知情同意书文本；数据处理与记录保存；财务和保险；试验结果发表约定。上述部分内容可以包括在方案的其他相关文件如研究者手册中。临床试验机构的具体信息、试验结果发表约定、财务和保险可以在试验方案中表述，也可以另行制定协议加以规定。

（二）医疗器械临床评价技术指导原则

1. 编制目的　医疗器械临床评价是指注册申请人通过临床文献资料、临床经验数据、临床试验等信息对产品是否满足使用要求或者适用范围进行确认的过程。本指导原则旨在为注册申请人进行临床评价及食品药品监督管理部门对临床评价资料的审评提供技术指导。

2. 法规依据　包括《医疗器械监督管理条例》（国务院令第 650 号）；《医疗器械注册管理办法》（国家食品药品监督管理总局令第 4 号）；《医疗器械临床试验质量管理规范》（国家食品药品监督管理总局国家卫生和计划生育委员会令第 25 号）。

3. 适用范围　适用于第二类、第三类医疗器械注册申报时的临床评价工作，不适用于按医疗器械管理的体外诊断试剂的临床评价工作。如有针对特定产品的临床评价技术指导原则发布，则相应产品临床评价工作应遵循有关要求。

4. 基本原则　临床评价应全面、客观，应通过临床试验等多种手段收集相应数据，临床评价过程中收集的临床性能和安全性数据、有利的和不利的数据均应纳入分析。临床评价的深度和广度、需要的数据类型和数据量应与产品的设计特征、关键技术、适用范围和风险程度相适应，也应与非临床研究的水平和程度相适应。

临床评价应对产品的适用范围（如适用人群、适用部位、与人体接触方式、适应证、疾病的程度和阶段、使用要求、使用环境等）、使用方法、禁忌证、防范措施、警告等临床使用信息进行确认。

注册申请人通过临床评价应得出以下结论：在正常使用条件下，产品可达到预期性能；与预期受益相比较，产品的风险可接受；产品的临床性能和安全性均有适当的证据支持。

5. 列入《免于进行临床试验的医疗器械目录》产品的临床评价要求　对于列入《免于进行临床试验的医疗器械目录》（以下简称《目录》）产品，注册申请人需提交申报产品相关信息与《目录》所述内容的对比资料和申报产品与已获准境内注册的《目录》中医疗器械的对比说明。

6. 通过同品种医疗器械临床试验或临床使用获得的数据进行分析评价要求

（1）同品种医疗器械定义：同品种医疗器械是指与申报产品在基本原理、结构组成、制造材料（有源类产品为与人体接触部分的制造材料）、生产工艺、性能要求、安全性评价、符合的国家 / 行业标准、预期用途等方面基本等同的已获准境内注册的产品。

申报产品与同品种医疗器械的差异不对产品的安全有效性产生不利影响，可视为基本等同。

（2）同品种医疗器械的判定：注册申请人通过同品种医疗器械临床试验或临床使用获得的数据进行分析评价，证明医疗器械安全、有效的，需首先将申报产品与一个或多个同品种医疗器械进行对比，证明二者之间基本等同。

（3）同品种医疗器械临床试验或临床使用获得的数据的收集：临床试验或临床使用获得的数据（以下简称临床数据）可来自中国境内和（或）境外公开发表的科学文献和合法获得的相应数据，包括临床文献数据、临床经验数据。注册申请人可依据产品的具体情形选择合适的数据来源和收集方法。

7. 医疗器械注册申报资料要求及说明　见表 10-7。

表 10-7　医疗器械注册申报资料要求及说明

申报资料一级标题	申报资料二级标题
1. 申请表	
2. 证明性文件	
3. 医疗器械安全有效基本要求清单	
4. 综述资料	4.1 概述 4.2 产品描述 4.3 型号规格 4.4 包装说明 4.5 适用范围和禁忌证 4.6 参考的同类产品或前代产品的情况（如有） 4.7 其他需说明的内容
5. 研究资料	5.1 产品性能研究 5.2 生物相容性评价研究 5.3 生物安全性研究 5.4 灭菌和消毒工艺研究 5.5 有效期和包装研究 5.6 动物研究 5.7 软件研究 5.8 其他
6. 生产制造信息	6.1 无源产品／有源产品生产过程信息描述 6.2 生产场地
7. 临床评价资料	
8. 产品风险分析资料	
9. 产品技术要求	
10. 产品注册检验报告	10.1 注册检验报告 10.2 预评价意见
11. 说明书和标签样稿	11.1 说明书 11.2 最小销售单元的标签样稿
12. 符合性声明	

五、注册指导原则意义

医疗器械注册管理制度是公共安全管理的重要组成部分和政府公共服务的重要内容。

医疗器械与药品一样是特殊商品，事关公众健康与生命安全，事关民生与社会和谐。医疗器械作为疾病治疗的重要物质基础和经常被动型消费的特点，具有准公共产品的属性，但在现实中它又是通过市场机制提供的工业产品，这些特点决定了不断改革和完善医疗器械注册管理制度具有重要的社会意义和政治价值。

如前所述，目前中国医疗器械注册管理工作存在的薄弱环节，既有基础层面的问题，例如法律体系设置和分级管理方式的变革等；也有操作层面的问题，例如如何科学设置审查标准、提高审查的科学性等。如何围绕保障上市医疗器械产品安全、有效这一核心问题，进一步完善医疗器械注册法规体系，科学设置医疗器械注册程序和要求，提高医疗器械注册审查的科学性、系统性和灵活性，保证注册审查的质量和效率是目前改进和完善中国医疗器械注册管理的紧迫任务。

第三节　创新技术研究与开发

一、创新技术

创新技术是指生产技术的创新，包括开发新技术，或者将已有的技术进行应用创新，可分为独立创新、合作创新、引进再创新三模式。

技术创新和产品创新有密切关系，又有所区别。技术的创新可能带来但未必带来产品的创新，产品的创新可能需要但未必需要技术的创新。一般来说，运用同样的技术可以生产不同的产品，生产同样的产品可以采用不同的技术。产品创新侧重于商业和设计行为，具有成果的特征，因而具有更外在的表现；技术创新具有过程的特征，往往表现得更加内在。产品创新可能包含技术创新的成分，还可能包含商业创新和设计创新的成分。技术创新可能并不带来产品的改变，而仅仅带来成本的降低、效率的提高，例如改善生产工艺、优化作业过程从而减少资源消费、能源消耗、人工耗费或者提高作业速度。另一方面，新技术的诞生，往往可以带来全新的产品，技术研发往往对应于产品或者着眼于产品创新；而新的产品构想，往往需要新的技术才能实现。

二、产学研合作创新

（一）产学研的定义

从字面上解读，产就是企业、学就是高等学校、研就是科研院所，三者用什么样的机制有机地结合在一起，随着国家的改革开放，经济的发展，国家在不同的时期出台了促进科技与经济发展的有关政策和法律法规，有力的鼓励和支持了"产学研"合作，使"产学研"逐步为企业、大学、研究院所认识，被世人所接受。它不仅是有力地推动了大学科研所的改革，仅从教育部门来看对教学、科研、人才培养都起到了重要的作用。同时要强调的是它与企业的结合，对企业的发展提供了人才技术的支撑，有力地促进了科技与经济的密切结合，为解决科学与经济二层皮的问题创造了新的途径。中国"产学研"发展到今天走出了一条具有中国特色的"产学研"合作道路。它主要表现在以市场为导向合作的模式，不断创新、合作的领域和规模不断扩大、合作的层次不断深入取得了显著的经济和社会效益显著。

（二）产学研合作的产生与发展

回顾"产学研"合作这个新生事物已经走过了三十多年，它是同步于我国的改革开放，它的产生是社会经济发展及教育、科技改革的产物。

目前"产学研"合作处于常态发展期。在《国家中长期科学和技术发展规划纲要（2006—2020 年）》中着重提出"要建设以企业为主体，市场为导向，"产学研"相结合的技术创新体系"，加强"产学研"合作是建设创新型国家，增强自主创新能力的必然要求，是深入贯彻落实科学发展观，转变经济发展方式的重要措施。

（三）产学研如何合作创新

建立"产学研"协同创新机制。科技聚合和资本集中是医疗器械产业由大变强的关键，需要国际一流水平的科研团队、产业龙头和高水平项目的风险投资三方对接，才能促成高端医疗器械产生。加强与高水平的科研院所合作，将国家科研项目应用到产业中，形成优势互补，有效利用资源。国内企业间也应加强横向联合，构建知识产权联盟，交叉许可专利，共享专利权等，集各家之长，共同提高行业的整体水平，呼应供给侧改革的国家战略。要大力支持有条件的国内企业走出去参与国际并购，在优势领域迅速缩小与国外的差距，抢占行业领先。除此之外，临床需求是医疗器械创新的最大动力和源泉，从一线临床医务人员和临床工程师那里寻找灵感和突破口也是医疗器械创新研发的重要一环。

三、临床工程在医疗器械创新中的作用

临床人员（包括临床医务人员和临床工程人员）参与医疗器械研发，不仅可以增强在产品开发上的创新力，还有助于加快产品的更新换代。医疗器械产业的重要特点是工程与医学两大领域中技术、人才、资源的有机融合。医疗器械产品创新和更新换代与工程科学和医学的结合是紧密依存的。新型医疗器械的研发离不开临床医务人员的参与，很多医疗器械产品是由临床人员直接发明创造的。临床人员在医疗器械开发以及后期改进阶段均可起到非常重要的作用。临床人员直接参与研发，有助于开发临床急需的、有针对性的新型医疗器械。而在临床调查研究中，临床人员则可以对医疗器械的设计思路、结构原理、加工工艺、质量管理等进行评价，确定器械的应用范围、使用方法、禁忌、安全事项等。因此，临床人员不仅是最终临床试验的担当者，也应该成为新医疗器械知识产权拥有者。

四、我国医疗器械创新契机

（一）多项科技政策，为医疗器械产业创新提供重大机遇

数字诊疗装备的研发及产业化受到了党中央、国务院的高度重视。2009年"新医改"的实施将医疗器械国产化列为重要支撑；2010年，先进医疗设备的研发和产业化列入我国战略性新兴产业的发展重点；2014年国务院发布的健康服务业、养老服务业发展规划也将推进医疗器械产业列为发展重点。习近平总书记2014年明确指出"要加快高端医疗设备国产化进程，降低成本，推动民族品牌企业不断发展"。2015年2月，科技部下发了《数字诊疗装备重点专项实施方案（征求意见稿）》，2015年8月31日，工业和信息化部、国家卫生计生委在京联合召开推进国产医疗设备发展应用座谈会，并签署合作协议。这些一系列科技政策的出台，体现了国家对医疗器械的自主创新和制造前所未有的重视，为医疗器械行业的发展带来重大利好和机遇。为加强示范推广，科技部还会同国家卫生计生委、有关地方政府共同组织实施了"创新医疗器械产品应用示范工程"（简称"十百千万工程"），已在全国7个省市的近千家基层医疗机构示范应用了上万余台（套）价值近5亿元数字化、智能化、网络化的创新医疗器械产品，在促进国产医疗器械的应用普及和推进医疗器械创新企业发展方面也发挥了积极作用。2015年5月8日，国务院正式印发《中国制造2025》，其中提高医疗器械的创新能力和产业化水平，重点发展影像设备、医用机器人等高性能诊疗设备，全降解血管支架等高值医用耗材，可穿戴、远程诊疗等移动医疗产品作为重点发展的十个重点领域之一。

（二）器械监管政策与法规逐步完善

近年来，我国相继发布了一系列的法规和条例对医疗器械监督管理环节进行补充和修订，以改善产业创新政策环境。医疗器械注册审批一方面是保障产品的安全性和有效性的重要措施；另一方面，注册审批的相关政策和审批效率是影响产业创新能力的重要因素，不仅直接决定了产品能否上市、距离上市的时间长短和上市后被市场接受的程度，而且还影响着产品创新的进程。2014年发布的新版《医疗器械监督管理条例》（国务院令650号）将产品注册与备案、医疗器械生产、医疗器械经营与使用、不良事件的处理与医疗器械的召回、监督检查等进行整体规范和指导，有利于发挥市场机制的作用，促进医疗器械新技术的推广和应用，推动医疗器械产业的发展。同时国家食品药品监管总局还颁布了《医疗器械注册管理办法》《关于印发创新医疗器械特别审批程序（试行）的通知》，国家食品药品监督管理总局会同国家卫生和计划生育委员会制定颁布了《医疗器械临床试验质量管理规范》等文件，对于鼓励医疗器械的研究与创新，提高医疗器械注册审评审批效率，促进自主创新医疗器械注册产业发展具有重要意义。

（三）器械产业自主创新不断发展

随着医疗器械产业的发展，我国涌现了一批科技型骨干企业，可以生产47大门类、3500多个品种、12 000余种规格的产品，能够满足我国疾病诊治的基本需求。医疗器械的产业创新能力得到逐渐提升。第一，随着科技部等部门对医疗器械技术及产品研发投入的不断增加，医疗器械领域的科技创新能力逐渐增强，形成了一批具有自主知识产权的关键技术和科研成果；第二，发改委等部委对医疗器械产业化项目的支持和投入，产业的工程技术及产业化能力不断提高；第三，医疗器械产业经过了长期的仿制、跟踪、改进阶段，正在向自主创新方向发展，创新日渐成为我国医疗器械企业生存和发展的命脉，企业创新需求不断增加；第四，一些企业经过长期的发展，已经积累了一定的经济基础，具备了一定的创新经济实力及动力。

（林　强　陈宏文）

思考题

1. 医疗器械创新的定义是什么？
2. 医疗器械注册需要提交的技术资料基本要求有哪些？
3. 医疗器械注册安全风险分析报告要求是什么？
4. 临床验证和临床试验内容（临床评价）基本原则是哪些？
5. 临床工程部门在新技术与新设备的协助推广方面的作用有哪些？

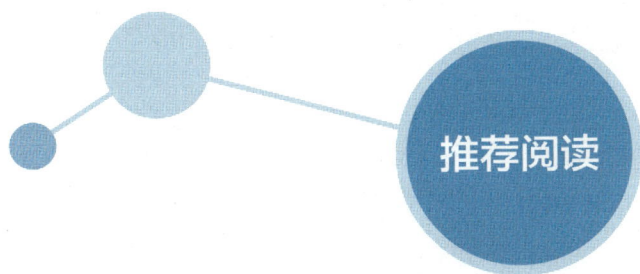

推荐阅读

1. 曹荣桂, 赵自林. 医院管理学医学装备管理分册. 第2版. 北京: 人民卫生出版社, 2011.

2. 周丹. 建立我国临床工程师认证体系的基本设想. 中国医疗设备, 2008(2): 1-2.

3. 姜远海, 彭明辰. 临床医学工程技术. 第2版. 北京: 科学出版社, 2009.

4. 袁丹江. 医院医疗设备管理务实. 北京: 人民卫生出版社, 2011.

5. 美国福禄克公司, 著. 卫生部医院管理研究所, 组织编译. 临床工程指引: 医疗设备质量安全与风险管理手册. 北京: 化学工业出版社, 2014.

6. 李静. 卫生技术评估的基本方法. 中国循证医学杂志, 2003, 3(4): 315-320.

7. 康艳. 卫生技术评估发展现状及未来方向. 医学信息学杂志, 2013, 34(2): 6-9.

8. 陈洁, 于德志, 耿庆山. 卫生技术评估. 北京: 人民卫生出版社, 2013.

9. 唐檬, 耿劲松, 刘文彬, 等. 全球卫生技术评估发展的历史与经验. 中国医院管理, 2014, 34(4): 6-9.

10. 王海银, 何达, 王贤吉, 等. 国内外卫生技术评估应用进展及建议. 中国卫生政策研究, 2014, 7(8): 19-23.

11. 母瑞红, 杨昭鹏. 对我国医疗器械标准化技术组织体系建设的几点思考. 中国药事, 2012, 26(11): 1174-1176.

12. 孙丹峰, 季幼章. 国际标准化组织(ISO)简介. 电源世界, 2013, 11: 56-61.

13. Elsayed A. 可靠性工程. 第2版. 北京: 电子工业出版社, 2013.

14. 左洪福, 蔡景, 吴昊, 等. 航空维修工程学. 第2版. 北京: 科学出版社有限责任公司, 2016.

15. World Health Organization. WHO Medical device technical series: Medical equipment maintenance programme overview, 2011.

16. World Health Organization. WHO Medical device technical series: Computerized maintenance management system, 2011.

17. 国家卫生计生委医院管理研究所, 华医学会医学工程学分会. 中国临床工程发展研究报告(白皮书). 武汉: 湖北科学技术出版社, 2015.

18. Binseng Wang, Richard W. Eliason, Sonny M. Richards, et al. Clinical engineering benchmarking-An analysis of American acute care hospitals. Journal of Clinical Engineering, 2008: 24-37.

19. Saide Jorge Calil, L.N. Nascimento, F.R. Painter. Findings of the worldwide clinical engineering survey conducted by the clinical engineering division of the International Federation for Medicine and Biological Engineering. 11th Mediterranean Conference on Medical and Biomedical Engineering and Computing, 2007, 16: 1085-1088.

20. 高材, 林康平. 生物医学工程导论. 台中: 沧海书局, 2010.

21. 董秀珍, 俞梦孙. 生物医学工程学概论. 北京: 科学出版社, 2013.

22. 冯天亮, 尚文刚. 医院信息系统教程. 北京: 科学出版社, 2012.

23. 信息技术. MBA智能百科. http://wiki.mbalib.com/wiki/%E4%BF%A1%E6%81%AF%E6%8A%80%E6%9C%AF, 2016-11-21.

24. 张福炎. 大学信息技术. 南京: 南京大学出版社, 2010.

25. 姜远海, 彭明辰. 临床医学工程技术. 北京: 科学出版社, 2009.

26. 冯天亮, 尚文刚. 医院信息系统教程. 北京: 科学出版社, 2012.

中英文名词对照索引

10检

供生物医学工程专业（临床工程方向）用

◎ **临床工程管理概论**

临床工程管理概论学习指导与习题集

医疗设备原理与临床应用

医疗设备原理与临床应用学习指导与习题集

医用材料概论

医用材料概论学习指导与习题集

医疗器械技术评价

医疗器械技术评价学习指导与习题集

数字医学概论

数字医学概论学习指导与习题集

医疗设备维护概论

医疗设备维护概论学习指导与习题集

医疗设备质量检测与校准

医疗设备质量检测与校准学习指导与习题集

临床工程技术评估与评价

临床工程技术评估与评价学习指导与习题集

医疗器械技术前沿

医疗器械技术前沿学习指导与习题集

临床工程科研导论

临床工程科研导论学习指导与习题集

A170 0027 2062

激活码

扫描圆标二维码 或登录 **jh.ipmph.com** 享受增值服务

策划编辑　崔曼曼
责任编辑　崔曼曼
封面设计　水长流文化
　　　　　尹　岩
版式设计　李秋斋

人卫智网
www.ipmph.com
医学教育、学术、考试、健康，
购书智慧智能综合服务平台

人卫官网
www.pmph.com
人卫官方资讯发布平台

关注人卫健康
提升健康素养

ISBN 978-7-117-24573-9

9 787117 245739 >

定　价：39.00 元